医学生学习笔记

——病理学

阿虎医考研究中心

主　编　陈　博　吴春虎

编　委（以姓氏笔画为序）

王　昕（中国医学科学院肿瘤医院）

王　亮（北京同仁医院）

王健仰（中国医学科学院肿瘤医院）

李晗歌（北京协和医学院）

吴春虎（阿虎医考研究中心）

陈　博（北京协和医院）

蔺　晨（北京协和医院）

人民卫生出版社

·北　京·

版权所有，侵权必究！

图书在版编目（CIP）数据

病理学 / 陈博,吴春虎主编 . —北京：人民卫生
出版社, 2021.9
（医学生学习笔记）
ISBN 978-7-117-32093-1

Ⅰ. ①病… Ⅱ. ①陈… ②吴… Ⅲ. ①病理学– 医学
院校– 教学参考资料 Ⅳ. ①R36

中国版本图书馆 CIP 数据核字（2021）第 193460 号

人卫智网	**www.ipmph.com**	医学教育、学术、考试、健康， 购书智慧智能综合服务平台
人卫官网	**www.pmph.com**	人卫官方资讯发布平台

医学生学习笔记
——病理学
Yixuesheng Xuexi Biji
——Binglixue

主 编：陈 博 吴春虎
出版发行：人民卫生出版社（中继线 010-59780011）
地 址：北京市朝阳区潘家园南里 19 号
邮 编：100021
E - mail：pmph @ pmph.com
购书热线：010-59787592 010-59787584 010-65264830
印 刷：北京顶佳世纪印刷有限公司
经 销：新华书店
开 本：787 × 1092 1/16 印张：19
字 数：415 千字
版 次：2021 年 9 月第 1 版
印 次：2021 年 10 月第 1 次印刷
标准书号：ISBN 978-7-117-32093-1
定 价：65.00 元
打击盗版举报电话：010-59787491 E-mail：WQ @ pmph.com
质量问题联系电话：010-59787234 E-mail：zhiliang @ pmph.com

前　言

　　医学是保护人类健康的科学。随着现代医学不断发展,对于立志投身于医学事业的医学生提出了更高的要求。"病理学"是临床医学的一门基础学科,如何能够在有限的时间内充分地从书本中汲取知识,融会贯通,以更好地适应医学实践的发展现状,成为医学生面临的一大考验。因此,为了帮助广大医学生更好地理解和掌握病理学的理论知识,我们结合临床的实际需要,集思广益,编写了《医学生学习笔记——病理学》。

　　首先,《医学生学习笔记——病理学》具有高度的实用性。本书以人民卫生出版社出版的临床医学专业规划教材《病理学》(第 9 版)的内容为基础,以力求涵盖所有高频考点为原则,做到删繁就简、重点突出。根据医学生的学习目标,我们在编写本书时统筹规划,合理安排全书的内容,对主要内容进行剖析,并由北京协和医学院毕业的临床一线医生结合临床实践进行重点内容提示,做到图文并茂,以便医学生能更直观、更准确地理解医学知识。

　　其次,《医学生学习笔记——病理学》采用双色印刷,使用不同标记突出显示西医考研和临床执业(助理)医师考试的历年重点内容,且本书有三大编写特色,能帮助医学生轻松、高效地学习。

　　1. 紧贴临床考试。学习是为了更好地实践,医学考试便是医学生进入实践的第一步。在本书编写过程中,对历年的全国硕士研究生入学统一考试和临床执业(助理)医师考试的高频考点进行归纳,对相应内容运用不同的形式进行标注:以蓝色标注研究生考试的历年考点内容,以下划线标注执业医师考试的历年考点内容,把考试内容带入平时的学习中,有助于学生更好地把握学习重点。

　　2. 精选经典试题。医学生应重视基础知识和技能的学习,做到理论和实践良好地结合。为了帮助医学生检验自己阶段性的学习成果,同时熟悉医学研究生入学考试和临床执业(助理)医师考试的考试模式,我们在相应章节的末尾,精心选取了部分具有代表性的题目[注:对应题目分别标有(研)(执)],这些题目从考点设置和出题模式上均十分接近真实考试,同时对有难度的题目进行了详细解析,帮助医学生巩固学习效果。

　　3. 时时温故知新。在相应章节末尾,采用思维导图的形式,对内容进行系统梳理,清晰地呈现重点、难点。医学生借此能够从整体上建立知识框架,不断地"顺藤摸瓜",以达到思维发散、举一反三的目的。

　　总之,《医学生学习笔记——病理学》精选第 9 版《病理学》的核心知识,兼顾了理论性和实践性,在学习中能使读者掌握重点和难点,在学习后帮助读者整理知识要点。希望本书能为医学生充实自己的知识尽一份力量,尤其是成为求学、备考之路的有利助手,帮助医学生坚定地迈向更高的医学殿堂。

本书在编写过程中难免存在疏漏,如果在使用过程中发现问题或错误,敬请读者批评指正。

为了更好地服务本书读者,欢迎各位读者关注"阿虎医考"公众号,将为大家提供更多的免费学习资料。

阿虎医考研究中心

2021 年 7 月

目 录

第一章

细胞和组织的适应与损伤

第一节 适 应

一、概述

1. 正常细胞和组织可以对体内外环境变化等刺激，作出不同的代谢、功能和形态的反应性调整。在生理性负荷过多或过少时，或遇到轻度持续的病理性刺激时，细胞、组织和器官可表现为适应性变化。

2. 若上述刺激超过了细胞、组织和器官的耐受与适应能力，则会出现代谢、功能和形态的损伤性变化。细胞的轻度损伤大部分是可逆的，但严重者可导致细胞不可逆性损伤——细胞死亡。

3. 正常细胞、适应细胞、可逆性损伤细胞和不可逆性损伤细胞在形态学上是一个连续变化的过程（图1-1），在一定条件下可以相互转化，其界限有时不甚清楚。

4. 细胞和由其构成的组织、器官对内外环境中的持续性刺激和各种有害因子产生的非损伤性应答反应，称为适应。

5. 适应在形态学上一般表现为萎缩、肥大、增生和化生，涉及细胞数目、细胞体积或细胞分化的改变。细胞和组织的适应见图1-2。

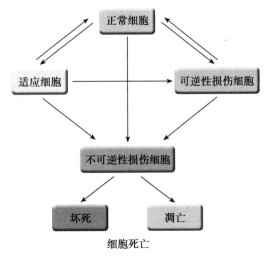

图1-1 正常细胞、适应细胞、可逆性损伤细胞、不可逆性损伤细胞和细胞死亡间的关系

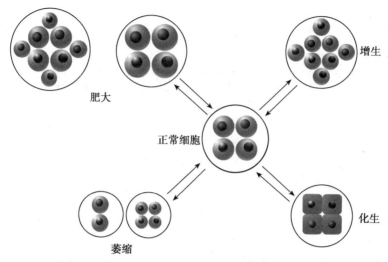

图 1-2　细胞和组织的适应

6. 适应性反应的机制,包括细胞特殊的受体功能上调或下调,细胞或者是合成新的蛋白质,或由合成一种蛋白质向合成另一种蛋白质转换,或某种原有蛋白质产生过多。

7. 适应实质上是细胞生长和分化受到调整的结果,可以认为它们是介于正常与损伤之间的一种状态。细胞通过一系列适应性改变,在内外环境变化中达到代谢、功能和形态结构上新的平衡。一般病因去除后,大多数适应细胞可逐步恢复正常。

二、萎缩

1. 概述　萎缩是指已发育正常的细胞、组织或器官的体积缩小。萎缩时细胞合成代谢降低,能量需求减少,原有功能下降。组织与器官的萎缩,除实质细胞内物质丧失而致体积缩小外,还可伴实质细胞数量的减少。

2. 类型

（1）生理性萎缩:见于胸腺青春期萎缩和生殖系统中卵巢、子宫及睾丸的更年期后萎缩等。大部分生理性萎缩时,细胞数量减少是通过细胞凋亡实现的。

（2）病理性萎缩

1）营养不良性萎缩:①全身营养不良性萎缩,如糖尿病、结核病及肿瘤等慢性消耗性疾病时,由于长期营养不良引起全身肌肉萎缩,称为恶病质。②局部营养不良性萎缩,如脑动脉粥样硬化后,脑组织缺乏足够血液供应引起脑萎缩。

2）压迫性萎缩:因组织与器官长期受压所致。①肝、脑、肺肿瘤推挤压迫,可致邻近正常组织萎缩。②尿路梗阻时肾盂积水,压迫周围肾组织,引起肾皮质、髓质萎缩。③右心功能不全时,肝小叶中央静脉及其周围血窦淤血,也会引起邻近肝细胞因受压而萎缩。

3）失用性萎缩:如四肢骨折后久卧不动,可引起患肢肌肉萎缩和骨质疏松。

4）去神经性萎缩：如脑或脊髓神经损伤可致肌肉萎缩。

5）内分泌性萎缩：如下丘脑－腺垂体缺血坏死等，可导致肾上腺皮质萎缩。

6）老化：神经细胞和心肌细胞的萎缩，是大脑和心脏发生老化的常见原因。

7）损伤性萎缩：如慢性胃炎时胃黏膜萎缩和慢性肠炎时小肠黏膜绒毛萎缩。如阿尔茨海默病（AD）的大脑萎缩，就是因大量神经细胞凋亡所致。

3. 病理变化

（1）萎缩的细胞、组织和器官体积减小，重量减轻，色泽变深。萎缩的细胞、组织和器官功能大多下降。

（2）心肌细胞和肝细胞等萎缩细胞胞质内可出现脂褐素颗粒。

（3）去除病因后，轻度病理性萎缩的细胞有可能恢复常态，但持续性萎缩的细胞最终可死亡（凋亡）。

三、肥大

1. 概述　肥大指由于功能增加，合成代谢旺盛，使细胞、组织或器官体积增大。组织和器官的肥大通常是由于实质细胞的体积增大所致，可伴有实质细胞数量的增加。

2. 类型

（1）按性质分：生理性肥大、病理性肥大。

（2）按原因分：代偿性（或功能性）肥大、内分泌性（或激素性）肥大。

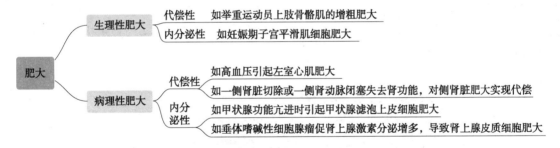

3. 病理变化

（1）肥大的细胞体积增大，细胞核肥大深染，肥大组织与器官体积均匀增大。但细胞肥大产生的功能代偿作用是有限度的。

（2）某些病理情况下，在实质细胞萎缩的同时，间质脂肪细胞却可以增生，以维持组织、器官的原有体积，甚至造成组织和器官的体积增大，此时称为假性肥大。

四、增生

1. 概述　细胞有丝分裂活跃而致组织或器官内细胞数目增多的现象，称为增生，常导致组织或器官的体积增大和功能活跃。增生通常受到增殖基因、凋亡基因、激素和各种肽类生长因子及其受体的精细调控。

2. 类型

（1）按性质分：生理性增生、病理性增生。

（2）按原因分：代偿性（或功能性）增生、内分泌性（或激素性）增生。

3. 病理变化 增生时细胞数量↑，细胞和细胞核形态正常或稍增大。

（1）弥漫性细胞增生：可见增生的组织、器官均匀弥漫性增大。

（2）局限性细胞增生：可在组织器官中形成单发或多发性增生结节。

（3）细胞增生过度失去控制：可能演变成为肿瘤性增生。

4. 增生与肥大的关系

（1）肥大和增生两者常相伴存在。对于细胞分裂增殖能力活跃的组织器官，如子宫、乳腺等，其肥大可以是细胞体积增大（肥大）和细胞数目增多（增生）的共同结果。

（2）对于细胞分裂增殖能力较低的心肌、骨骼肌等，其组织器官的肥大仅因细胞肥大所致。

五、化生

1. 概述 一种分化成熟的细胞类型被另一种分化成熟的细胞类型所取代的过程，称为化生。通常只出现在分裂增殖能力较活跃的细胞类型中。

2. 类型

（1）上皮组织的化生

1）鳞状上皮的化生（鳞化）：最常见。

a. 吸烟者支气管假复层纤毛柱状上皮→鳞状上皮化生（图1-3），与肺鳞状细胞癌有一定关系。

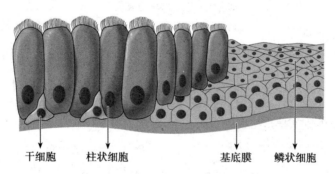

干细胞　　　柱状细胞　　　　　基底膜　　鳞状细胞

图 1-3 柱状上皮的鳞状上皮化生

柱状上皮细胞中的干细胞分裂增殖，分化形成复层鳞状上皮细胞。

b. 涎腺、胰腺、肾盂、膀胱和肝胆发生结石或维生素 A 缺乏时，被覆柱状上皮、立方上皮或尿路上皮→鳞状上皮。

2）柱状上皮的化生：腺上皮组织的化生较常见。

a. 肠上皮化生（肠化）：胃黏膜上皮→含有帕内特细胞或杯状细胞的小肠或大肠黏膜上

皮组织。与胃腺癌的发生有一定关系。

　　b. 假幽门腺化生：胃窦、胃体部腺体→幽门腺。

　　c. 慢性反流性食管炎：食管下段鳞状上皮→胃型或肠型柱状上皮。

　　d. 慢性子宫颈炎：宫颈鳞状上皮→子宫颈管黏膜柱状上皮。

　　（2）间叶组织的化生：间叶组织中幼稚的成纤维细胞在损伤后，可转变为成骨细胞或成软骨细胞，称为骨或软骨化生。

> **ⓘ 提示**
>
> 　　化生通常发生在同源性细胞之间，即上皮细胞之间或间叶细胞之间，一般是由特异性较低的细胞类型来取代特异性较高的细胞类型。

　　3. 意义 利弊兼有。

　　（1）例如呼吸道黏膜柱状上皮化生为鳞状上皮后，由于细胞层次增多变厚，可强化局部抵御外界刺激的能力。但因鳞状上皮表面不具有柱状上皮的纤毛结构，故而减弱了黏膜自净能力。

　　（2）如果引起化生的因素持续存在，则可能引起细胞恶性变。

　　4. 上皮-间质转化 主要指上皮细胞通过特定程序转化为具有间质细胞表型的生物学过程，在胚胎发育、组织重建、慢性炎症、肿瘤生长转移和多种纤维化疾病中发挥重要作用。

> **ⓘ 提示**
>
> 　　化生并不是由原来的成熟细胞直接转变所致，而是该处具有分裂增殖和多向分化能力的干细胞或结缔组织中的未分化间充质细胞发生转分化的结果。

第二节 细胞和组织损伤的原因和机制

一、细胞和组织损伤的原因

　　1. 缺氧 缺血、缺氧是导致细胞和组织损伤的常见原因之一。

　　2. 生物性因素 生物性因素是细胞损伤的最常见原因，包括各种病原生物，如细菌、病毒、立克次体、支原体、螺旋体、真菌、原虫和蠕虫等。

　　3. 物理性因素 当环境中各种物理性因素超过机体生理耐受时，便可致细胞损伤，例如高温、高辐射等。

　　4. 化学性因素 包括外源性物质，如强酸、强碱等，内源性物质，如细胞坏死的分解产物、尿素、自由基等，都可以引起细胞的损伤性变化。药物、卫生制剂等既可治疗和预防某些细胞损伤，也可对细胞产生毒副作用。

5. **营养失衡**　营养物质摄入不足或过多，都可致机体产生相应病变，如维生素 D 缺乏导致佝偻病等。

6. **神经内分泌因素**　如甲状腺功能亢进时，机体细胞和组织对感染、中毒的敏感性增加。

7. **免疫因素**　机体组织细胞对某些抗原刺激反应过度时，可引起变态反应或超敏反应，如支气管哮喘和过敏性休克。免疫缺陷病如艾滋病，可引起淋巴细胞破坏和免疫功能受损。

8. **遗传性缺陷**　①基因突变或染色体畸变。②遗传物质缺陷。

9. **社会心理因素**　冠状动脉粥样硬化性心脏病（简称"冠心病"）、原发性高血压、消化性溃疡甚至某些肿瘤，都与社会心理因素有极其密切的关系，称为心身疾病。对医务工作者来说，还要防止医源性伤害。

ⓘ **提示**

　　损伤的方式和结果，不仅取决于引起损伤因素的性质、持续时间和强度，也取决于受损细胞的种类、所处状态、适应性和遗传性等。

二、细胞和组织损伤的机制

1. **细胞膜的损伤**　早期表现为选择性膜通透性丧失，最终导致明显的细胞膜结构损伤。细胞膜功能的严重紊乱和线粒体膜功能的不能恢复，是细胞不可逆性损伤的特征。

2. **线粒体的损伤**　是细胞不可逆性损伤的重要早期标志。线粒体损伤后，线粒体发生肿胀、空泡化，线粒体嵴变短、稀疏甚至消失，基质内出现含钙无定形致密体。线粒体损伤常伴有线粒体细胞色素 C 向胞质中的渗透，其可启动细胞凋亡。线粒体氧化磷酸化中止后，细胞产生酸中毒，最终导致细胞坏死。

3. **活性氧类物质的损伤**　活性氧类物质（AOS），又称反应性氧类物质，包括处于自由基状态的氧（如超氧自由基 O_2^-、羟自由基 OH·）、次氯酸自由基 OCl_3·、一氧化氮自由基 NO·，以及不属于自由基的过氧化氢 H_2O_2 等。细胞内同时存在生成 AOS 的体系和拮抗其生成的抗氧化剂体系。

4. **胞质内游离钙的损伤**　细胞内钙浓度，往往与细胞结构特别是线粒体的功能损伤程度呈正相关。细胞内高游离 Ca^{2+} 是许多因素损伤细胞的终末环节，并且是细胞死亡最终生物化学和形态学变化的潜在介导者。细胞膜损伤和胞质内游离钙损伤的机制见图 1-4。

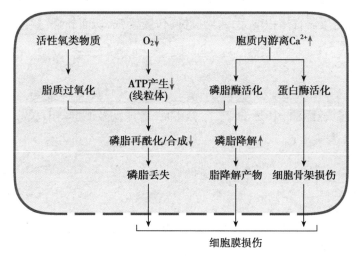

图 1-4　细胞膜损伤和胞质内游离钙损伤的机制

5. **缺血缺氧的损伤**　缺血、缺氧是细胞损伤最常见和最重要的中心环节。

6. **化学性损伤**　化学性损伤可为全身性或局部性,前者如氯化物中毒,后者如接触强酸强碱对皮肤黏膜的损伤。

7. **遗传变异**　化学物质和药物、病毒、射线等,均可损伤核内 DNA,诱发基因突变和染色体畸变,使细胞发生遗传变异。

第三节　细胞可逆性损伤

一、概述

细胞可逆性损伤的形态学变化称变性,是指细胞或细胞间质受损伤后,由于代谢障碍,使细胞内或细胞间质内出现异常物质或正常物质异常蓄积的现象,通常伴有细胞功能低下。去除病因后,细胞水肿、脂肪变等大多数此类损伤可恢复正常。

二、细胞水肿(或水变性)

1. **机制**　细胞水肿时因线粒体受损,ATP 生成减少,细胞膜 Na^+-K^+ 泵功能障碍,导致细胞内 Na^+ 积聚,吸引大量水分子进入细胞,以维持细胞内外离子等渗。之后,无机磷酸盐等代谢产物蓄积,增加渗透压负荷,进一步加重细胞水肿。细胞水肿常见于缺血、缺氧、感染以及中毒时肝、肾、心等器官的实质细胞。

2. **病理变化**

(1)初期,细胞线粒体和内质网等细胞器肿胀,形成光镜下细胞质内的红染细颗粒状物。若水钠进一步积聚,则细胞肿大明显,细胞基质高度疏松呈空泡状,细胞核可肿胀,胞质膜表面出现囊泡,微绒毛变形消失,其极期称为<u>气球样变</u>,如病毒性肝炎时。

（2）肉眼观,受累器官体积增大,边缘圆钝,包膜紧张,切面外翻,颜色变淡。

三、脂肪变

1. 好发部位　<u>肝细胞、心肌细胞、肾小管上皮细胞和骨骼肌细胞等</u>。
2. 病因　与感染、酗酒、中毒、缺氧、营养不良、糖尿病及肥胖等有关。
3. <u>病理变化</u>（表1-1）

表1-1　脂肪变的病理变化

方法	病理变化
肉眼观	轻度脂肪变,受累器官可无明显变化。随病变加重,脂肪变器官体积增大,淡黄色,边缘圆钝,切面呈油腻感
电镜观	细胞质内脂肪成分聚成有膜包绕的脂质,进而融合成脂滴
光镜观	脂肪变的细胞质中出现大小不等的球形脂滴,大者可充满整个细胞而将胞核挤至一侧。在石蜡切片,<u>脂滴呈空泡状</u>;在冷冻切片,苏丹Ⅲ、苏丹Ⅳ等特殊染色可鉴别出脂肪

（1）脂肪变在肝小叶内的分布与病因有一定关系:慢性肝淤血时,脂肪变首先发生于<u>小叶中央区</u>;磷中毒时,以<u>小叶周边带</u>肝细胞受累为著;严重中毒和传染病时,脂肪变则常累及全部肝细胞。

（2）慢性酒精中毒或缺氧可引起心肌脂肪变,常累及左心室内膜下和乳头肌部位。脂肪变心肌呈黄色,与正常心肌的暗红色相间,形成黄红色斑纹,称为<u>虎斑心</u>。有时心外膜增生的脂肪组织可沿间质伸入心肌细胞间,称为心肌脂肪浸润,又称脂肪心,并非心肌细胞脂肪变性。心肌脂肪浸润多见于高度肥胖者或饮啤酒过度者,大多无明显症状,重者可引发猝死。

（3）肾小管上皮细胞也可发生脂肪变,光镜下脂滴主要位于肾近曲小管细胞基底部,为过量重吸收的原尿中的脂蛋白,严重者可累及肾远曲小管细胞。

 提示

　　肝细胞是脂肪代谢的重要场所,最常发生脂肪变。

4. 机制　肝细胞脂肪变的大致机制:①肝细胞质内脂肪酸↑。②甘油三酯合成过多。③脂蛋白、载脂蛋白↓。

　　此外,当动脉粥样硬化或高脂血症时,可在某些非脂肪细胞如巨噬细胞和平滑肌细胞胞质中充有过量的胆固醇和胆固醇酯,可视为特殊类型的细胞内脂质蓄积。此类巨噬细胞显著增多并聚集在皮下组织时,称为黄色瘤。

四、玻璃样变

1. **定义**　细胞内或间质中出现半透明状蛋白质蓄积,称为玻璃样变,或称透明变,HE染色呈嗜伊红均质状。

2. **机制**　可能是由于蛋白质合成的先天遗传障碍或蛋白质折叠的后天缺陷,使一些蛋白质的氨基酸序列和三级结构发生变异,导致变性胶原蛋白、血浆蛋白和免疫球蛋白等的蓄积。

3. **病理变化**

（1）细胞内玻璃样变（表1-2）:通常为均质红染的圆形小体,位于细胞质内。

表 1-2　细胞内玻璃样变

名称	病理变化	典型小体
肾小管上皮细胞	具有吞饮作用的小泡,重吸收原尿中的蛋白质,与溶酶体融合	玻璃样小滴
浆细胞	粗面内质网中免疫球蛋白蓄积	Rusell 小体
肝细胞	酒精性肝病时,细胞中间丝前角蛋白变性	Mallory 小体

（2）纤维结缔组织玻璃样变:见于生理性和病理性结缔组织增生,为纤维组织老化的表现。可见胶原蛋白交联、变性、融合,胶原纤维增粗变宽,其间少有血管和纤维细胞。见于萎缩的子宫和乳腺间质、瘢痕组织、动脉粥样硬化纤维斑块及各种坏死组织的机化等。

（3）细小动脉壁玻璃样变:又称细小动脉硬化,常见于缓进型高血压和糖尿病的肾、脑、脾等脏器的细小动脉壁,因血浆蛋白质渗入和基底膜代谢物质沉积,使细小动脉管壁增厚,管腔狭窄,血压升高,易继发扩张、破裂和出血。

 提示

> 　　玻璃样变是一组形态学上物理性状相同,但其化学成分、发生机制各异的病变。

五、淀粉样变

1. **定义**　淀粉样变是细胞间质内淀粉样蛋白质和黏多糖复合物蓄积。

2. **病理变化**　淀粉样变物质主要沉积于细胞间质、小血管基膜下或沿网状纤维支架分布。HE染色其镜下特点为淡红色均质状物,并显示淀粉样呈色反应:刚果红染色为橘红色,遇碘则为棕褐色,再加稀硫酸便呈蓝色。

3. **分类**

（1）局部性淀粉样变:发生于皮肤、结膜、舌、喉和肺等处,也可见于阿尔茨海默病的脑组织及霍奇金淋巴瘤、多发性骨髓瘤、甲状腺髓样癌等肿瘤的间质内。

（2）全身性淀粉样变

1）原发性：主要来源于血清 α- 免疫球蛋白轻链，累及肝、肾、脾和心等多个器官。

2）继发性：来源不明，主要成分为肝脏合成的非免疫球蛋白（淀粉样相关蛋白），见于老年人和结核病等慢性炎症及某些肿瘤的间质中。

> 淀粉样变也是一类形态学和特殊染色相近，但化学结构和产生机制不同的病变。

六、黏液样变

1. **定义** 细胞间质内黏多糖和蛋白质的蓄积，称为黏液样变。常见于间叶组织肿瘤、动脉粥样硬化斑块、风湿病灶和营养不良的骨髓和脂肪组织等。甲状腺功能低下时可形成黏液水肿。

2. **镜下观** 在疏松的间质内，有多突起的星芒状纤维细胞，散在于灰蓝色黏液基质中。

七、病理性色素沉着

1. **含铁血黄素** 是巨噬细胞吞噬、降解红细胞血红蛋白所产生的铁蛋白微粒聚集体，系 Fe^{3+} 与蛋白质结合而成。镜下呈金黄色或褐色颗粒，可被普鲁士蓝染成蓝色。

（1）含铁血黄素的存在，表明有红细胞的破坏和全身性或局限性含铁物质的剩余。

（2）正常肝、脾、淋巴结和骨髓内可有少量含铁血黄素形成。病理情况下，如陈旧性出血和溶血性疾病时，细胞组织中含铁血黄素蓄积。

2. **脂褐素** 是细胞自噬溶酶体内未被消化的细胞器碎片残体，镜下为黄褐色微细颗粒状，其成分是磷脂和蛋白质的混合物。

（1）正常附睾管上皮细胞、睾丸间质细胞和神经节细胞胞质内可含有少量脂褐素。

（2）在老年人和营养耗竭性患者，萎缩的心肌细胞及肝细胞核周围出现大量脂褐素（是自由基脂质过氧化损伤的标志），故又有消耗性色素之称。当多数细胞含有脂褐素时，常伴更明显的器官萎缩。

3. **黑色素** 其生成受到垂体 ACTH（促肾上腺皮质激素）和 MSH（黑色素细胞刺激素）的促进。除黑色素细胞外，黑色素还可见于皮肤基底部的角质细胞及真皮的巨噬细胞内、某些慢性炎症及色素痣、黑色素瘤、基底细胞癌和 Addison 病患者。

4. **胆红素** 是胆管中的主要色素，主要为血液中红细胞衰老破坏后的产物，它也来源于血红蛋白，但不含铁。血中胆红素增高时，可见皮肤黏膜黄染。

> **ⓘ 提示**
>
> 　　病理情况下,某些内源性或外源性色素增多并积聚于细胞内外,称为病理性色素沉着。

八、病理性钙化

　　1. 定义　骨和牙齿之外的组织中固态钙盐沉积,称为病理性钙化。钙盐的主要成分是磷酸钙和碳酸钙及少量铁、镁或其他矿物质。

　　2. 分类(表 1-3)

表 1-3　病理性钙化的分类

项目	营养不良性钙化	转移性钙化
含义	钙盐沉积于坏死或即将坏死的组织或异物中	钙盐沉积于正常组织内
钙磷代谢	正常	失调(高血钙)
病因	可能与局部碱性磷酸酶增多有关	全身钙磷代谢失调
常见情况	结核病、血栓、动脉粥样硬化斑块、心脏瓣膜病变及瘢痕组织等	甲状旁腺功能亢进、维生素 D 摄入过多、肾衰竭及某些骨肿瘤,常发生在血管及肾、肺和胃的间质组织

　　3. 病理变化　病理性钙化在显微镜下呈蓝色颗粒状至片块状,肉眼呈细小颗粒或团块,触之有沙砾感或硬石感。在胆囊、肾盂、膀胱、输尿管和胰腺等部位,可形成由碳酸钙和胆固醇等构成的结石。

第四节　细 胞 死 亡

一、概述

　　当细胞发生致死性代谢、结构和功能障碍,便可引起细胞不可逆性损伤,即细胞死亡。细胞死亡是涉及所有细胞的最重要的生理病理变化,主要有两种类型:①凋亡。②坏死。

二、坏死

　　1. 基本病变

　　(1)细胞核的变化:是细胞坏死的主要形态学标志,主要有核固缩、核碎裂、核溶解三种形式。三种形式的发生不一定是循序渐进的过程,它们各自的形态特点和变化转归见图 1-5。不同病变及不同类型细胞死亡时,核的变化也有所区别。

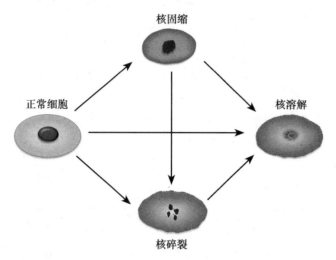

图 1-5　坏死时细胞核的变化

1)核固缩:细胞核染色质 DNA 浓聚、皱缩使核体积减小,嗜碱性增强,提示 DNA 转录合成停止。

2)核碎裂:核染色质崩解和核膜破裂,细胞核碎裂,使核物质分散于胞质中,亦可由核固缩裂解成碎片而来。

3)核溶解:非特异性 DNA 酶和蛋白酶激活,分解核 DNA 和核蛋白,核染色质嗜碱性下降,死亡细胞核在 1~2d 内将会完全消失。

(2)细胞质的变化:坏死细胞胞质嗜酸性增强(原因为核糖体减少丧失、胞质变性蛋白质↑、糖原颗粒减少等)。线粒体内质网肿胀形成空泡、线粒体基质无定形钙致密物堆积、溶酶体释放酸性水解酶溶解细胞成分等。

(3)间质的变化:间质细胞出现损伤的时间要迟于实质细胞。间质细胞坏死后细胞外基质也逐渐崩解液化,最后融合成片状模糊的无结构物质。

(4)细胞内和血清酶的变化:坏死时细胞膜通透性增加,细胞内有组织特异性的乳酸脱氢酶、琥珀酸脱氢酶、肌酸激酶、谷草转氨酶、谷丙转氨酶、淀粉酶及其同工酶等被释放入血。

2. 类型

(1)基本类型(表 1-4)

(2)干酪样坏死

1)在结核病时,因病灶中含脂质较多,坏死区呈黄色,状似干酪,称为干酪样坏死。

2)镜下为无结构颗粒状红染物,不见坏死部位原有组织结构的残影,甚至不见核碎屑,是坏死更为彻底的特殊类型凝固性坏死。

表 1-4　坏死的基本类型

名称	特点	病理变化
凝固性坏死	最常见。指蛋白质变性凝固且溶酶体酶水解作用较弱时，坏死区呈灰黄、干燥、质实状态，多见于心、肝、肾和脾等实质器官	坏死与健康组织间界限多较明显，细胞微细结构消失，组织结构轮廓仍可保存，坏死区周围形成充血、出血和炎症反应带
液化性坏死	见于细菌或某些真菌感染引起的脓肿、缺血缺氧引起的脑软化，及由细胞水肿发展而来的溶解性坏死等	死亡细胞完全被消化，局部组织快速被溶解
纤维素样坏死	是结缔组织及小血管壁常见的坏死形式。见于风湿病、结节性多动脉炎、急进性高血压等变态反应性疾病	病变部位形成细丝状、颗粒状或小条块状无结构物质

3）干酪样坏死物不易溶解也不易被吸收。干酪样坏死也偶见于某些梗死、肿瘤和结核样麻风等。

（3）脂肪坏死：急性胰腺炎时细胞释放胰酶分解脂肪酸，乳房创伤时脂肪细胞破裂，可分别引起酶解性或创伤性脂肪坏死，也属液化性坏死范畴。脂肪坏死后，释出的脂肪酸和钙离子结合，形成肉眼可见的灰白色钙皂。

（4）坏疽：是指局部组织大块坏死并继发腐败菌感染，分为干性、湿性和气性等类型（表1-5）。

表 1-5　坏疽的分类

鉴别要点	干性坏疽	湿性坏疽	气性坏疽
发病机制	常见于动脉阻塞但静脉回流尚通畅的四肢末端	多发生于与外界相通的内脏，也可见于动脉阻塞及静脉回流受阻的肢体	系深达肌肉的开放性创伤，合并产气荚膜杆菌等厌氧菌感染
坏死区特点	干燥皱缩呈黑色，与正常组织界限清楚，腐败变化较轻	水分较多，腐败菌易于繁殖，故肿胀呈蓝绿色，且与周围正常组织界限不清	也属于湿性坏疽。除坏死外，还产生大量气体，使坏死区按之有捻发感
坏死类型	多为凝固性坏死	可为凝固性坏死和液化性坏死的混合物	

ⓘ 提示

坏死的基本类型为凝固性坏死、液化性坏死和纤维素样坏死，特殊类型为干酪样坏死、脂肪坏死和坏疽等。

3. 结局

（1）溶解吸收：坏死细胞及周围中性粒细胞释放水解酶，使坏死组织溶解液化，由淋巴管或血管吸收；不能吸收的碎片，则由巨噬细胞吞噬清除。坏死细胞溶解后，可引发周围组织急性炎症反应。

（2）分离排出

1）皮肤、黏膜浅表的组织缺损称为糜烂，较深的组织缺损称为溃疡。

2）组织坏死后形成的只开口于皮肤黏膜表面的深在性盲管，称为窦道。

3）连接两个内脏器官或从内脏器官通向体表的通道样缺损，称为瘘管。

4）肺、肾等内脏坏死物液化后，经支气管、输尿管等自然管道排出，所残留的空腔称为空洞。

（3）机化与包裹：新生肉芽组织长入并取代坏死组织、血栓、脓液、异物等的过程，称为机化。如坏死组织等太大，肉芽组织难以向中心部完全长入或吸收，则由周围增生的肉芽组织将其包围，称为包裹。机化和包裹的肉芽组织最终都可形成纤维瘢痕。

（4）钙化：坏死细胞和细胞碎片若未被及时清除，则日后易吸引钙盐和其他矿物质沉积，引起营养不良性钙化。

三、凋亡

1. 定义　凋亡是活体内局部组织中单个细胞程序性细胞死亡的表现形式，是由体内外因素触发细胞内预存的死亡程序而导致的细胞主动性死亡方式，在形态和生化特征上都有别于坏死。凋亡与坏死的比较见表 1-6。

表 1-6　凋亡与坏死的比较

鉴别要点	凋亡	坏死
机制	基因调控的程序化细胞死亡，主动进行（自杀性）	意外事故性细胞死亡，被动进行（他杀性）
诱因	生理性或轻微病理性刺激因子诱导发生，如生长因子的缺乏	病理性刺激因子诱导发生，如严重缺氧、感染、中毒等
死亡范围	多为散在的单个细胞	常为集聚的多个细胞
形态特征	细胞固缩，核染色质边集，细胞膜及细胞器膜完整，膜可发泡成芽，形成凋亡小体	细胞肿胀，核染色质絮状或边集，细胞膜及细胞器膜溶解破裂，溶酶体酶释放使细胞自溶
生化特征	耗能、主动过程，依赖 ATP，有新蛋白合成，凋亡早期 DNA 规律降解为 180~200bp 片段，琼脂凝胶电泳呈特征性梯状带	不耗能、被动过程，不依赖 ATP，无新蛋白合成，DNA 降解不规律，片段大小不一，琼脂凝胶电泳通常不呈梯状带
周围反应	不引起周围组织炎症反应和修复再生，但凋亡小体可被邻近实质细胞和巨噬细胞吞噬	引起周围组织炎症反应和修复再生

2. 形态学特征

（1）细胞皱缩：胞质致密，水分减少，胞质呈高度嗜酸性，单个凋亡细胞与周围的细胞分离。

（2）染色质凝聚：核染色质浓集成致密团块（固缩），或集结排列于核膜内面（边集），之后胞核裂解成碎片（碎裂）。

（3）凋亡小体形成：是细胞凋亡的重要形态学标志，可被巨噬细胞和相邻其他实质细胞吞噬、降解。

（4）质膜完整：既不引起周围炎症反应，也不诱发周围细胞的增生修复。病毒性肝炎时肝细胞内的嗜酸性小体，即是肝细胞凋亡的体现。

3. 生物化学特征 是含半胱氨酸的天冬氨酸蛋白酶（凋亡蛋白酶）、Ca^{2+}/Mg^{2+} 依赖的核酸内切酶及需钙蛋白酶等的活化。凋亡蛋白酶在正常细胞内多以酶原形式存在，活化后可裂解很多重要的细胞蛋白，破坏细胞骨架和核骨架；继而激活限制性核酸内切酶，早期出现 180~200bp 的 DNA 降解片段，琼脂凝胶电泳呈现相对特征性的梯状带。凋亡蛋白酶和核酸内切酶是凋亡程序的主要执行者。

4. 机制

（1）细胞凋亡的阶段：①信号传递。②中央调控。③结构改变。①②为起始阶段，③为执行阶段。结构改变阶段是在①②的基础上，凋亡蛋白酶进一步激活酶促级联反应，出现凋亡小体等形态学改变。

（2）影响凋亡的因素：①抑制因素，如生长因子、细胞基质、性甾体激素和某些病毒蛋白等。②诱导因素，如生长因子缺乏、糖皮质激素、自由基及电离辐射等。

（3）*Bad*、*Bax*、*Bak*、*p53* 等基因有促进凋亡作用，*Bcl-2*、*Bcl-XL*、*Bcl-AL* 等基因有抑制凋亡作用。*c-myc* 等基因可能具有双向调节作用，生长因子充足时促进细胞增殖，生长因子缺乏时引起细胞凋亡。

5. 凋亡与疾病

（1）凋亡不足或缺乏可以使相关细胞寿命延长，引起疾病，如肿瘤和自身免疫病。

（2）凋亡过度也可以引起人类疾病，如神经变性性疾病（帕金森病、亨廷顿舞蹈症等）、缺血性损伤和病毒感染的细胞。

第五节 细 胞 老 化

一、特征

细胞老化的特征：①普遍性。②进行性或不可逆性。③内因性。④有害性。

二、形态学

细胞体积缩小，水分减少，细胞及细胞核变形，线粒体、高尔基体数量减少，并扭曲或呈囊泡状,胞质色素(如脂褐素)沉着。器官重量减轻,间质增生硬化,功能代谢降低,储备功能不足。

三、机制

1. 遗传程序学说 该学说认为,细胞的老化是由机体遗传因素决定的,即细胞的生长、发育、成熟和老化,都是细胞基因库中既定基因按事先安排好的程序,依次表达完成的,最终的老化死亡是遗传信息耗竭的结果。

2. 错误积累学说 除了细胞遗传的程序性机制外,细胞寿命的长短也取决于代谢作用损伤和损伤后分子反应之间的平衡。可以说,在遗传安排的决定性背景下,细胞代谢障碍是细胞产生老化的促发因素。

◦ 经 典 试 题 ◦

(研)1. 肉眼观察诊断心肌萎缩的最主要标志是

　　A. 心脏变形,表面血管绷直

　　B. 心肌质地韧硬

　　C. 心脏形态不变,表面血管弯曲

　　D. 心脏体积小

(研)2. 下列哪项是不可逆的

　　A. 核固缩

　　B. 细胞内脂滴增多

　　C. 线粒体肿胀

　　D. 内质网扩张

(研)3. 下列属于细胞内玻璃样变的病理特征是

　　A. 肺泡上皮细胞内病毒包涵体

　　B. 肝细胞 Mallory 小体

　　C. 肾小管上皮细胞吸收蛋白质

　　D. 浆细胞 Rusell 小体

【答案与解析】

1. D　2. A

3. BCD。解析:细胞内玻璃样变通常位于细胞质内。如肾小管上皮细胞具有吞饮作用的小泡,重吸收原尿中的蛋白质,与溶酶体融合,形成玻璃样小滴;浆细胞胞质粗面内质网中免疫球蛋白蓄积,形成 Rusell 小体;酒精性肝病时,肝细胞胞质中细胞中间丝前角蛋白变性,形成 Mallory 小体。故选 BCD。

○ 温 故 知 新 ○

适应
├─ 萎缩
│   ├─ 含义　已发育正常的细胞、组织或器官的体积缩小
│   ├─ 类型
│   │   ├─ 生理性萎缩　如胸腺青春期萎缩等
│   │   └─ 病理性萎缩
│   │   ├─ 营养不良性
│   │   │   ├─ 全身　如糖尿病引起的全身肌肉萎缩
│   │   │   └─ 局部　如脑动脉粥样硬化引起脑萎缩
│   │   ├─ 压迫性　如脑肿瘤压迫，可致邻近正常组织萎缩
│   │   ├─ 失用性　如四肢骨折后久卧不动，可致患肢肌肉萎缩和骨质疏松
│   │   ├─ 去神经性　如脑或脊髓神经损伤可致肌肉萎缩
│   │   ├─ 内分泌性　如下丘脑–腺垂体缺血坏死等，可致肾上腺皮质萎缩
│   │   ├─ 老化　如神经细胞和心肌细胞的萎缩
│   │   └─ 损伤性　如慢性胃炎时胃黏膜萎缩等
│   └─ 病理变化
│   ├─ 萎缩的细胞、组织和器官　体积↓，重量↓，色泽变深，功能大多下降
│   └─ 心肌细胞和肝细胞等萎缩细胞　胞质内可见脂褐素颗粒
│
├─ 肥大
│   ├─ 含义　组织和器官的肥大常是由于实质细胞的体积增大所致，可伴实质细胞数量的增加
│   ├─ 类型
│   │   ├─ 生理性肥大
│   │   └─ 病理性肥大　　又各自可再分为代偿性和内分泌性肥大
│   └─ 病理变化
│   ├─ 肥大的细胞体积增大，细胞核肥大深染，肥大组织与器官体积均匀增大
│   └─ 某些病理情况下，在实质细胞萎缩时，间质脂肪细胞增生，引起假性肥大
│
├─ 增生
│   ├─ 含义　细胞有丝分裂活跃而致组织或器官内细胞数目增多的现象
│   ├─ 类型
│   │   ├─ 按性质分　生理性和病理性增生
│   │   └─ 按原因分　代偿性和内分泌性增生
│   └─ 病理变化
│   ├─ 增生时细胞数量增多，细胞和细胞核形态正常或稍增大
│   └─ 增生可呈弥漫性、局限性、增生过度失去控制
│
└─ 化生
    ├─ 含义
    │   ├─ 一种分化成熟的细胞类型被另一种分化成熟的细胞类型所取代的过程
    │   └─ 常只出现在分裂增殖能力较活跃的细胞类型中
    └─ 类型
        ├─ 上皮组织的化生
        │   ├─ 鳞化　如吸烟者支气管假复层纤毛柱状上皮的鳞化
        │   └─ 柱状上皮化生　如胃黏膜上皮的肠化
        └─ 间叶组织的化生　主要为骨或软骨化生

细胞可逆性损伤

- 细胞水肿（水变性）
  - 特点　水和 Na^+ 蓄积 ｝ 细胞内
  - 病理　主要是气球样变 ｝ 常见于肝、肾、心等

- 脂肪变
  - 特点　甘油三酯蓄积 ｝ 细胞内
  - 常见部位　肝细胞、心肌细胞、肾小管上皮细胞等
  - 病理
    - 慢性肝淤血　首先为肝小叶中央区脂肪变
    - 磷中毒　肝小叶周边区脂肪变为著
    - 慢性酒精中毒或缺氧　心肌脂肪变，形成虎斑心 ｝ 心肌脂肪浸润并非心肌细胞脂肪变性

- 玻璃样变
  - 特点　某些变性的血浆蛋白、胶原蛋白、免疫球蛋白等蓄积 ｝ 细胞内、细胞间质
  - 细胞内玻璃样变
    - 肾小管上皮细胞　玻璃样小滴
    - 浆细胞　Rusell 小体
    - 肝细胞　Mallory 小体
    ｝ 典型病变
  - 纤维结缔组织玻璃样变
  - 细小动脉壁玻璃样变　缓进型高血压和糖尿病的肾、脑等脏器的细小动脉壁常见

- 淀粉样变
  - 特点　淀粉样蛋白质和黏多糖复合物蓄积 ｝ 细胞间质
  - 分类
    - 局部性
      - 发生于皮肤、结膜、舌、喉和肺等处
      - 可见于阿尔茨海默病的脑组织及霍奇金淋巴瘤、多发性骨髓瘤、甲状腺髓样癌等肿瘤的间质等
    - 全身性
      - 原发性　累及肝、肾、脾和心等多个器官
      - 继发性　见于老年人和结核病等慢性炎症及某些肿瘤的间质

- 黏液样变
  - 特点　黏多糖和蛋白质蓄积 ｝ 细胞间质
  - 好发部位　常见于间叶组织肿瘤、动脉粥样硬化斑块等
  - 镜下观　在疏松的间质内，有多突起的星芒状纤维细胞，散在于灰蓝色黏液基质中

- 病理性色素沉着
  - 含铁血黄素　可见于陈旧性出血和溶血性疾病
  - 脂褐素　多见于老年人和营养耗竭性患者
  - 黑色素　多见于色素痣、黑色素瘤等
  - 胆红素　血中胆红素增高时，出现皮肤黏膜黄染
  ｝ 细胞内、细胞间质

- 病理性钙化
  - 特点　磷酸钙、碳酸钙沉积 ｝ 细胞间质、细胞内
  - 营养不良性钙化　钙磷代谢正常
  - 转移性钙化　钙磷代谢失调

细胞核变化　主要有核固缩、核碎裂、核溶解

凝固性坏死 —— 最常见
　　部位　多见于心、肝、肾和脾等实质器官
　　病理特点　细胞微细结构消失，组织结构轮廓仍可保存

液化性坏死
　　原因　见于细菌或真菌感染引起的脓肿、脑软化等
　　特点　死亡细胞完全被消化，局部组织快速被溶解

纤维素样坏死　多见于风湿病、结节性多动脉炎等

干酪样坏死
　　病理特点
　　　　不见坏死部位原有组织结构的残影
　　　　是坏死更为彻底的特殊类型凝固性坏死
　　性质　不易溶解、不易被吸收

脂肪坏死　属液化性坏死范畴，可形成肉眼可见的灰白色钙皂

坏疽
　　干性　动脉阻塞但静脉回流通畅的四肢末端常见
　　湿性
　　　　与外界相通的内脏多见
　　　　可见于动脉阻塞及静脉回流受阻的肢体
　　气性　深达肌肉的开放性创伤合并厌氧菌感染 —— 属于湿性坏疽

坏死　类型

结局　溶解吸收、分离排出、机化与包裹、钙化

细胞死亡

凋亡

含义　凋亡是活体内局部组织中单个细胞程序性细胞死亡 —— 细胞主动性死亡方式

形态学特征
　　细胞皱缩、染色质凝聚、质膜完整
　　凋亡小体形成 —— 是细胞凋亡的重要形态学标志

生物化学特征
　　前两种酶是凋亡程序的主要执行者
　　含半胱氨酸的天冬氨酸蛋白酶（凋亡蛋白酶）、Ca^{2+}/Mg^{2+}依赖的核酸内切酶及需钙蛋白酶等的活化

与疾病关系
　　凋亡不足或缺乏　可致肿瘤和自身免疫病
　　凋亡过度　可致神经变性性疾病（帕金森病）等

第二章

损伤的修复

第一节　再　生

一、概念和分类

1. 定义　由损伤周围的同种细胞来修复,称为再生。

2. 分类

（1）生理性再生:是指在生理过程中,有些细胞、组织不断老化、消耗,由新生的同种细胞不断补充,以保持原有的结构和功能的再生。例如,表皮的表层角化细胞经常脱落,而表皮的基底细胞不断地增生、分化,予以补充;消化道黏膜上皮 1~2d 就更新一次;子宫内膜周期性脱落,又由基底部细胞增生加以恢复。同时,现在理论认为再生需要一定数量自我更新的干细胞或具有分化和复制潜能的前体细胞。

（2）病理性再生:指病理状态下细胞、组织缺损后发生的再生。

二、细胞周期和不同类型细胞的再生潜能

1. 细胞周期

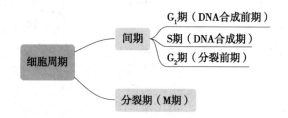

2. 再生潜能（表 2-1）

表 2-1　再生潜能

项目	不稳定细胞	稳定细胞	永久性细胞
又称	持续分裂细胞	静止细胞	非分裂细胞
举例	表皮细胞、呼吸道和消化道黏膜被覆细胞、男性及女性生殖器官管腔的被覆细胞、淋巴及造血细胞、间皮细胞等	各种腺体或腺样器官的实质细胞,如胰、涎腺、内分泌腺、汗腺、皮脂腺和肾小管的上皮细胞等	神经细胞、骨骼肌细胞及心肌细胞

续表

项目	不稳定细胞	稳定细胞	永久性细胞
再生能力	相当强	较强	弱或不能再生
特点	干细胞的存在是这类组织不断更新的必要条件,表皮的基底细胞和胃肠道黏膜的隐窝细胞即为典型的成体干细胞	此类组织中的内分泌腺和上皮无干细胞存在。目前认为,器官的再生能力是由其复制潜能决定的;如肝脏,在切除70%后,仍可迅速再生	①中枢神经细胞及周围神经的神经节细胞,在出生后都不能分裂增生②在神经细胞存活的前提下,受损的神经纤维有着活跃的再生能力

提示

　　一般,再生能力由强到弱:低等动物的细胞或组织 > 高等动物的,幼稚组织 > 高分化组织;平时易受损伤的组织及生理状态下经常更新的组织再生能力较强。

三、干细胞及其在再生中的作用

　　1. 干细胞　是个体发育过程中产生的具有无限或较长时间自我更新和多向分化能力的一类细胞。干细胞的特点:①干细胞能无限地增殖分裂。②具有处于静止状态的能力。③缺少细胞系标记物。④干细胞可通过非对称分裂,使得一个子细胞不可逆的走向分化的终端成为功能专一的分化细胞,另一个保持亲代的特征,仍作为干细胞保留下来。

　　2. 胚胎干细胞　是指起源于着床前胚胎内细胞群的全能干细胞,具有向三个胚层分化的能力,可以分化为成体所有类型的成熟细胞。

　　3. 成体干细胞　是指存在于各组织器官中具有自我更新和一定分化潜能的不成熟细胞。人类成体干细胞及其主要分化方向,见表2-2。

表 2-2　人类成体干细胞及其主要分化方向

细胞类型	分布	主要分化方向
造血干细胞	骨髓,外周血	骨髓和血液淋巴造血细胞
间充质干细胞	骨髓,外周血	骨,软骨,腱,脂肪组织,肌组织,骨髓间质,肝细胞,神经细胞
神经干细胞	室管膜细胞,中枢神经系统的星形胶质细胞	神经元,星形胶质细胞,少突胶质细胞
肝脏干细胞	胆管内或近胆管	肝细胞,胆管细胞,之后产生卵圆形细胞

续表

细胞类型	分布	主要分化方向
胰脏干细胞	胰岛,巢蛋白阳性细胞,卵圆形细胞,胆管细胞	β 细胞
骨骼肌干细胞/卫星细胞	肌纤维	骨骼肌纤维
皮肤干细胞	表皮基底层,毛囊膨大区	表皮,毛囊
肺上皮干细胞	器官基底部和黏液分泌细胞,细支气管细胞,Ⅱ型肺泡细胞	黏液细胞,纤毛细胞,Ⅰ型、Ⅱ型肺泡细胞
肠上皮干细胞	每个隐窝周围的上皮细胞	潘氏细胞,刷状缘肠上皮细胞,分泌黏液的杯状细胞,肠绒毛内分泌细胞

4. 干细胞在组织修复与细胞再生中的作用　当组织损伤后,骨髓内的干细胞和组织内的干细胞都可以进入损伤部位,进一步分化成熟来修复受损组织的结构和功能。

四、组织再生的机制和过程

1. 上皮组织再生

（1）被覆上皮再生

1）鳞状上皮缺损时,由创缘或底部的基底层细胞分裂增生,以及组织干细胞的分化增殖,向缺损中心迁移,先形成单层上皮,以后增生分化为鳞状上皮。

2）胃肠黏膜的上皮缺损后,同样也由邻近的基底部细胞分裂增生和组织干细胞分化增殖来修补。

3）新生的上皮细胞起初为立方形,以后增高变为柱状细胞。

（2）腺上皮再生:如果有腺上皮的缺损而腺体的基底膜未被破坏,可由残存细胞分裂补充,完全恢复原来腺体结构;如腺体构造（包括基底膜）完全被破坏,则难以再生。构造比较简单的腺体如子宫内膜腺、肠腺等可从残留部细胞再生。

2. 纤维组织的再生　在损伤的刺激下,受损处的成纤维细胞进行分裂、增生。成纤维细胞可由静止状态的纤维细胞转变而来,或由未分化的间叶细胞分化而来。

3. 软骨组织和骨组织的再生　软骨再生能力弱,软骨组织缺损较大时由纤维组织参与修补。骨组织再生能力强,骨折后可完全修复。

4. 血管的再生

（1）毛细血管的再生过程:又称为血管形成,是以生芽方式来完成的。新生的毛细血管基底膜不完整,内皮细胞间空隙较大,故通透性较高。为适应功能的需要,这些毛细血管会不断改建。

（2）大血管的修复:大血管离断后需手术吻合,吻合处两侧内皮细胞分裂增生,互相连接,恢复原来内膜结构。但离断的肌层不易完全再生,而由结缔组织增生连接,形成瘢痕修复。

5. **肌组织的再生**　肌组织的再生能力很弱。

（1）横纹肌的再生依肌膜是否存在及肌纤维是否完全断裂而有所不同。心肌再生能力极弱,破坏后一般都是瘢痕修复。

（2）平滑肌有一定的分裂再生能力,断开的肠管或是较大血管经手术吻合后,断处的平滑肌主要是通过纤维瘢痕连接。

6. **神经组织的再生**　脑及脊髓内的神经细胞破坏后不能再生,由神经胶质细胞及其纤维修补,形成胶质瘢痕。外周神经受损时,如果与其相连的神经细胞仍然存活,则可完全再生。

五、细胞再生的影响因素

细胞死亡和各种因素引起的细胞损伤,皆可刺激细胞增殖。作为再生的关键环节,细胞的增殖在很大程度上受细胞外微环境和各种化学因子的调控。细胞的生长可通过缩短细胞周期来完成,但最重要的因素是使静止细胞重新进入细胞周期。

第二节　纤维性修复

一、肉芽组织

1. 成分及形态

（1）肉芽组织:由新生薄壁的毛细血管以及增生的成纤维细胞构成,并伴有炎症细胞浸润,肉眼表现为鲜红色,颗粒状,柔软湿润,形似鲜嫩的肉芽故而得名。

（2）新生毛细血管:对着创面垂直生长,并以小动脉为轴心。内皮细胞核体积较大,呈椭圆形,向腔内突出。其周围有许多新生的成纤维细胞,此外常有大量渗出液及炎症细胞。

（3）炎症细胞:常以巨噬细胞为主,也有多少不等的中性粒细胞及淋巴细胞。巨噬细胞能分泌血小板源性生长因子（PDGF）、成纤维细胞生长因子（FGF）、转化生长因子 β（TGF-β）、白介素 -1（IL-1）及肿瘤坏死因子（TNF）,加上创面凝血时血小板释放的 PDGF,进一步刺激成纤维细胞及毛细血管增生。巨噬细胞及中性粒细胞能吞噬细菌及组织碎片,这些细胞破坏后释放出各种蛋白水解酶,能分解坏死组织及纤维蛋白。

（4）成纤维细胞:产生基质及胶原。早期基质较多,以后则胶原越来越多。肉芽组织中一些成纤维细胞的胞质中含有肌细丝,此种细胞除有成纤维细胞的功能外,尚有平滑肌细胞的收缩功能,因此应称其为肌成纤维细胞。

2. 作用　①抗感染保护创面。②填补创口及其他组织缺损。③机化或包裹坏死、血栓、炎性渗出物及其他异物。

3. 结局

（1）肉芽组织在组织损伤后 2~3d 内即可出现,自下向上（如体表创口）或从周围向中心（如组织内坏死）生长推进,填补创口或机化异物。

（2）随时间的推移（如1~2周），肉芽组织按其生长的先后顺序，逐渐成熟。其主要形态标志为：间质水分逐渐吸收减少；炎症细胞减少并逐渐消失；部分毛细血管管腔闭塞、数目减少，按正常功能的需要少数毛细血管管壁增厚，改建为小动脉和小静脉；成纤维细胞产生越来越多的胶原纤维，同时成纤维细胞数目逐渐减少、胞核变细长而深染，变为纤维细胞。时间再长，胶原纤维量更多，而且发生玻璃样变性，细胞和毛细血管成分更少。至此，肉芽组织成熟为纤维结缔组织，并逐渐转化为老化阶段的瘢痕组织。

提示

　　肉芽组织的结局为生长成熟→纤维结缔组织→瘢痕组织。

二、瘢痕组织

1. 定义　瘢痕组织是指肉芽组织经改建成熟形成的纤维结缔组织。此时组织由大量平行或交错分布的胶原纤维束组成。纤维束往往呈均质性红染即玻璃样变。

2. 瘢痕组织的作用

（1）有利作用：使组织器官保持完整性、坚固性。

（2）不利作用：①瘢痕收缩。②瘢痕性粘连。③瘢痕组织增生过度，又称肥大性瘢痕。如果这种肥大性瘢痕突出于皮肤表面并向周围不规则地扩延，称为瘢痕疙瘩（临床称"蟹足肿"）。

三、肉芽组织和瘢痕组织的形成过程及机制

　　肉芽组织在组织损伤后2~3d内即可出现，最初是成纤维细胞和血管内皮细胞的增殖，随时间的推移，逐渐形成纤维性瘢痕，这一过程包括：①血管生成。②成纤维细胞增殖和迁移。③细胞外基质成分的积聚和纤维组织的重建。

第三节　创 伤 愈 合

一、概念

　　创伤愈合是指机体遭受外力作用，皮肤等组织出现离断或缺损后的愈复过程，是包括各种组织的再生和肉芽组织增生、瘢痕形成的复杂组合。创伤愈合包括细胞的迁移、细胞外基质重构和细胞增殖三个基本过程。表现出各种过程的协同作用。

二、皮肤创伤愈合

1. 基本过程

（1）伤口的早期变化：数小时内便出现炎症反应，早期白细胞浸润以中性粒细胞为主，

3d 后转为巨噬细胞为主。伤口中的血液和渗出液中的纤维蛋白原很快凝固形成凝块,有的凝块表面干燥形成痂皮,凝块及痂皮起着保护伤口的作用。

（2）伤口收缩:2~3d 后边缘的整层皮肤及皮下组织向中心移动,于是伤口迅速缩小,直到 14d 左右停止。伤口收缩的意义在于缩小创面。伤口收缩是由伤口边缘新生的肌成纤维细胞的牵拉作用引起的,而与胶原无关。

（3）肉芽组织增生和瘢痕形成:大约从第 3 天开始从伤口底部及边缘长出肉芽组织填平伤口。肉芽组织中没有神经,故无感觉。第 5~6 天起成纤维细胞产生胶原纤维,其后一周胶原纤维形成甚为活跃,以后逐渐缓慢下来。随胶原纤维越来越多,出现瘢痕形成过程,大约在伤后 1 个月瘢痕完全形成。

（4）表皮再生及其他组织再生:创伤发生 24h 内,伤口边缘及募集的表皮干细胞在凝块下面向伤口中心迁移,并增生、分化成为鳞状上皮。健康的肉芽组织对表皮再生十分重要,因其可提供营养及生长因子。若伤口过大(一般认为直径超过 20cm 时),则再生表皮很难将伤口完全覆盖,往往需要植皮。

皮肤附属器(毛囊、汗腺及皮脂腺)如遭完全破坏,则不能完全再生,而出现瘢痕修复。肌腱断裂后,初期也是瘢痕修复,但随功能锻炼而不断改建,胶原纤维可按原来肌腱纤维方向排列,达到完全再生。

2. 创伤愈合的类型

（1）一期愈合

1）见于组织缺损少、创缘整齐、无感染、经黏合或缝合后创面对合严密的伤口。

2）只有少量的血凝块,炎症反应轻微,表皮再生在 24~48h 内便可将伤口覆盖。

3）肉芽组织在第 3 天就可从伤口边缘长出并很快将伤口填满。

4）第 5~7 天伤口两侧出现胶原纤维连接,此时切口已可拆线,切口达临床愈合标准。然而肉芽组织中的毛细血管和成纤维细胞继续增生,胶原纤维不断积聚,切口可呈鲜红色,甚至可略高出皮肤表面。随水肿消退,第二周末瘢痕开始"变白"。此"变白"过程需数月的时间。1 个月后覆盖切口的表皮结构已基本正常,抗拉力强度在 3 个月达到顶峰,切口数月后形成一条白色线状瘢痕。

（2）二期愈合

1）见于组织缺损较大、创缘不整、哆开、无法整齐对合,或伴感染的伤口。

2）这种伤口坏死组织多,炎症反应明显;伤口大,伤口收缩明显;愈合的时间较长,形成的瘢痕较大。

三、骨折愈合

1. 血肿形成 骨组织和骨髓的血管丰富,在骨折的两端及其周围伴有大量出血,形成血肿,数小时后血肿发生凝固。同时常伴轻度的炎症反应。骨折可伴血管断裂,在骨折早期,常可见到骨髓组织的坏死,骨皮质亦可发生坏死,如果坏死灶较小,可被破骨细胞吸收;

如果坏死灶较大,可形成游离的死骨片。

2. **纤维性骨痂形成** 骨折后的 2~3d,血肿开始由肉芽组织取代而机化,继而发生纤维化形成纤维性骨痂,或称暂时性骨痂,肉眼及 X 射线检查见骨折局部呈梭形肿胀。约 1 周后形成透明软骨。透明软骨的形成一般多见于骨外膜的骨痂区,骨髓内骨痂区则少见。

3. **骨性骨痂形成** 纤维性骨痂逐渐分化出骨母细胞,并形成类骨组织,以后出现钙盐沉积,类骨组织转变为编织骨。纤维性骨痂中的软骨组织也经软骨化骨过程演变为骨组织,至此形成骨性骨痂。

4. **骨痂改建或再塑** 为了适应骨活动时所受应力,编织骨经过进一步改建成为成熟的板层骨,皮质骨和髓腔的正常关系以及骨小梁正常的排列结构也重新恢复。改建是在破骨细胞的骨质吸收及骨母细胞的新骨质形成的协调作用下完成的。

四、影响创伤愈合的因素

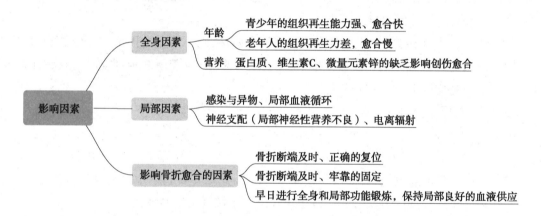

◦ 经 典 试 题 ◦

(执)1. 组织和细胞损伤后,周围细胞增殖、修复的过程是

    A. 增生   B. 再生   C. 化生

    D. 肥大   E. 机化

(研)2. 有关肉芽组织的描述正确的是

    A. 是不完全修复的必经之路

    B. 老化的肉芽组织中血管和纤维组织增多

    C. 不定量的炎症细胞

    D. 大量毛细血管和成纤维细胞存在

(研)3. 男性,20 岁。骨折愈合良好,5 年后骨折处骨组织病理变化表现为

    A. 大量成纤维细胞   B. 大量新生毛细血管

    C. 正常骨组织   D. 大量多核巨细胞

【答案】

1. B　2. ACD　3. C

○ 温 故 知 新 ○

含义　指由损伤周围的同种细胞来修复

分类　生理性再生、病理性再生

细胞周期　由间期和分裂期（M期）构成

再生潜能
- 不稳定细胞　相当强 } 如表皮细胞、呼吸道黏膜被覆细胞等
- 稳定细胞　较强 } 各种腺体或腺样器官的实质细胞，如胰、涎腺等
- 永久细胞　弱或不能再生 } 如神经细胞、骨骼肌细胞及心肌细胞

再生

干细胞　具有无限或较长时间自我更新和多向分化能力，包括胚胎干细胞、成体干细胞

骨组织再生能力强，脑及脊髓内的神经细胞破坏后不能再生

组织再生　包括上皮组织、纤维组织、软骨组织和骨组织、血管、肌组织和神经组织的再生

损伤的修复

纤维性修复

肉芽组织
- 形态　肉眼表现为鲜红色，颗粒状，柔软湿润，形似鲜嫩的肉芽
- 成分
  - 新生毛细血管
  - 炎细胞 } 以巨噬细胞为主
  - 成纤维细胞 } 产生基质及胶原
- 作用　抗感染保护创面、填补创口；机化或包裹坏死、血栓、炎性渗出物等
- 结局　生长成熟→纤维结缔组织→瘢痕组织

瘢痕组织
- 利　使组织器官保持完整性、坚固性
- 弊　形成瘢痕收缩、瘢痕性粘连、瘢痕组织增生过度

创伤愈合

皮肤创伤愈合

基本过程
- 伤口早期变化
  - 炎症反应
    - 早期以中性粒细胞浸润为主
    - 3d后转为巨噬细胞为主
  - 凝块及痂皮形成
- 伤口收缩，肉芽组织增生和瘢痕形成
- 表皮再生及其他组织再生　健康的肉芽组织对表皮再生十分重要

类型
- 一期愈合　组织缺损少、创缘整齐、无感染、经黏合或缝合后创面对合严密
- 二期愈合　组织缺损较大、创缘不整、哆开、无法整齐对合，或伴感染
} 对应伤口

骨折愈合　血肿形成→纤维性骨痂、骨性骨痂形成→骨痂改建或再塑

影响因素
- 全身因素　与年龄和营养状况有关
- 局部因素　与感染和异物、局部血液循环等有关
- 影响骨折愈合的因素
  - 骨折断端及时、正确的复位和固定
  - 早日功能锻炼，保持局部良好的血液供应

第三章

局部血液循环障碍

第一节　充血和淤血

一、充血

1. 定义　器官或组织因动脉输入血量的增多,称动脉性充血(简称充血),是一种主动过程,表现为局部组织或器官小动脉和毛细血管扩张,血液输入量增加。

2. 常见类型

(1)生理性充血:指局部组织或器官因生理需要和代谢增强而发生的充血。例如进食后的胃肠道黏膜充血,运动时骨骼肌组织充血,妊娠时子宫充血等。

(2)病理性充血:指各种病理状态下局部组织或器官发生的充血。

1)炎症反应的早期以炎症性充血较为常见。

2)较长时间受压的局部组织或器官当压力突然解除后,细动脉发生反射性扩张引起的充血,称减压后充血。如突然解开绷带或一次性大量抽取腹腔积液,受压组织内的细动脉发生反射性扩张,导致充血。

3. 病理变化和后果

(1)动脉性充血的器官和组织体积轻度增大。浅表部位的充血,局部微循环内氧合血红蛋白增多,局部组织颜色鲜红,因代谢增强使局部温度增高。镜下见,局部细动脉及毛细血管扩张充血。

(2)动脉性充血常是短暂的血管反应,原因消除后,局部血量恢复正常,通常对机体无不良后果。但在有高血压或动脉粥样硬化等疾病的基础上,情绪激动等原因可造成脑血管(如大脑中动脉)充血、破裂,严重时引起出血性脑卒中。

二、淤血

1. 定义　局部组织或器官静脉血液回流受阻,血液淤积于小静脉和毛细血管内,导致血量增加,称静脉性充血(淤血)。淤血是一种被动过程,可发生于局部或全身。

2. 原因　包括静脉受压(如肿瘤压迫局部静脉引起肠管淤血)、静脉腔阻塞和心力衰竭。

3. 病理变化和后果

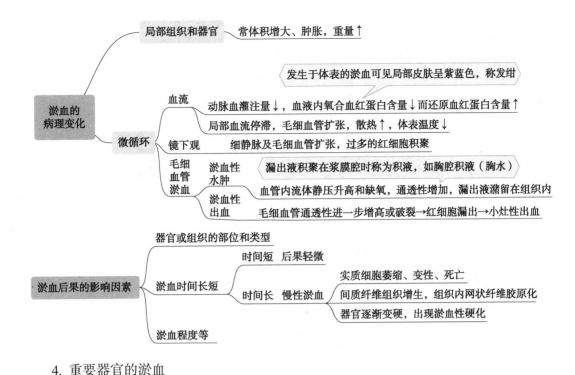

4. 重要器官的淤血

（1）肺淤血（表3-1）：左心衰竭时,左心腔内压力升高,阻碍肺静脉回流而造成。

表 3-1 肺淤血的病理变化

分类	病理变化
急性肺淤血	①肺体积增大,暗红色,切面流出泡沫状红色血性液体 ②镜下特征是肺泡壁毛细血管扩张充血,肺泡壁变厚,可伴肺泡间隔水肿,部分肺泡腔内充满水肿液,可见出血
慢性肺淤血	①肺泡壁毛细血管扩张充血更明显,肺泡间隔变厚和纤维化。肺泡腔内有水肿液、出血、大量吞噬含铁血黄素颗粒的巨噬细胞(心衰细胞) ②肺淤血性硬化时质地变硬,呈棕褐色,称为肺褐色硬化

临床表现包括气促、发绀等。急性肺淤血发生严重肺水肿,患者咳大量粉红色泡沫样痰、面色如土、呼吸困难,有濒死感,可出现心肺功能衰竭,危及生命。

（2）肝淤血（表3-2）：常由右心衰竭引起,肝静脉回流心脏受阻,血液淤积在肝小叶循环的静脉端,致使肝小叶中央静脉及肝窦扩张淤血。

表 3-2 肝淤血的病理变化

分类	病理变化
急性肝淤血	①肝脏体积增大,呈暗红色 ②镜下见小叶中央静脉和肝窦扩张,充满红细胞,严重时可有小叶中央肝细胞萎缩、坏死

续表

分类	病理变化
慢性肝淤血	①肝小叶中央区因严重淤血呈暗红色,肝小叶周边部肝细胞则因脂肪变性呈黄色,致使在肝的切面上出现红(淤血区)、黄(肝脂肪变区)相间的状似槟榔切面的条纹,称为<u>槟榔肝</u> ②镜下见肝小叶中央肝窦高度扩张淤血、出血,肝细胞萎缩,甚至消失。肝小叶周边部肝细胞脂肪变性 ③长期可引起<u>淤血性肝硬化</u>

 提示

充血和淤血都是指局部组织血管内血液含量的增多。

第二节 出 血

一、概念

血液从血管或心腔溢出,称为<u>出血</u>。

二、分类

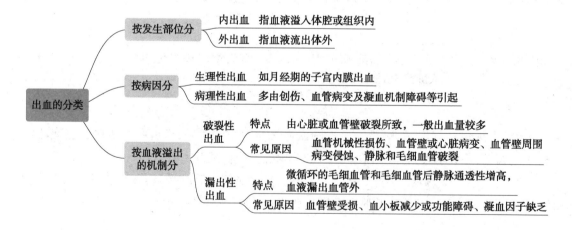

三、病理变化

1. 内出血

（1）<u>体腔积血</u>:指血液积聚于体腔内,如心包积血、胸腔积血、腹腔积血和关节腔积血。

（2）<u>血肿</u>:在组织内局限性的大量出血,如硬脑膜下血肿、皮下血肿、腹膜后血肿等。

（3）少量出血：仅能在显微镜下看到组织内有数量不等的红细胞或含铁血黄素的存在。

2. **外出血**　常见鼻出血、咯血、呕血、便血、尿血、瘀点、紫癜、瘀斑等。

四、后果

1. 缓慢、少量出血，多可自行停止。少量局部组织出血或体腔积血，可吸收或机化消除，较大的血肿吸收不完全则可机化或纤维包裹。

2. **出血对机体的影响**　取决于出血的类型、出血量、出血速度和出血部位。

（1）破裂性出血：若出血过程迅速，短时间内丧失循环血量 20%~25% 时，可发生出血性休克。

（2）漏出性出血：若出血广泛时，如肝硬化因门静脉高压发生广泛性胃肠道黏膜出血，亦可导致出血性休克。

（3）重要器官的出血：即使出血量不多，亦可引起严重后果，如脑干出血可致死。

（4）其他：局部组织或器官的出血，可致相应功能障碍，如脑内囊出血引起对侧肢体的偏瘫。慢性反复性出血还可引起缺铁性贫血。

> ⓘ **提示**
>
> 　　毛细血管出血常常发生于慢性淤血；大动脉、大静脉的破裂性出血则常由于血管外伤引起，或由于炎症和肿瘤侵蚀血管壁所引起。

第三节　血栓形成

一、概念

在活体的心脏和血管内血液发生凝固或血液中某些有形成分凝集形成固体质块的过程，称为血栓形成。所形成的固体质块称为血栓。一般凝血系统和纤维蛋白溶解系统保持动态平衡，在某些诱发凝血过程的因素作用下，上述的动态平衡被破坏，触发了凝血过程，便可形成血栓。

二、血栓形成的条件

1. **心血管内皮细胞的损伤**

（1）心血管内膜的内皮细胞具有抗凝和促凝两种功能特性，在生理情况下以抗凝作用为主，从而使心血管内血液保持液体状态。

1）内皮细胞的抗凝作用机制：①屏障作用。②抗血小板黏集作用。③合成抗凝血酶或凝血因子。④促进纤维蛋白溶解作用。

2）内皮细胞的促凝作用机制：①激活外源性凝血过程。②辅助血小板黏附。③抑制纤维蛋白溶解。

（2）在正常情况下,完整的内皮细胞主要起抑制血小板黏附和抗凝血作用,但在内皮损伤或被激活时,则引起局部凝血。

（3）在启动凝血过程中,血小板的活化极为重要,主要表现为黏附、释放和黏集三种连续的反应。

 提示

　　心血管内膜的损伤,是血栓形成的最重要和最常见的原因。

2. 血流状态的异常　主要指出现血流减慢和血流产生漩涡等改变,有利于血栓的形成。静脉比动脉发生血栓多4倍,下肢深静脉和盆腔静脉血栓常发生于心力衰竭、久病和术后卧床者,也可伴发于大隐静脉曲张的静脉内。

3. 血液凝固性增加　可见于原发性（遗传性）和继发性（获得性）疾病。遗传性高凝状态最常见的病因为第Ⅴ因子基因突变。在不同的状态下,血流缓慢及血液凝固性的增高也可能是血栓形成的重要因素。

三、血栓形成的过程（图 3-1）

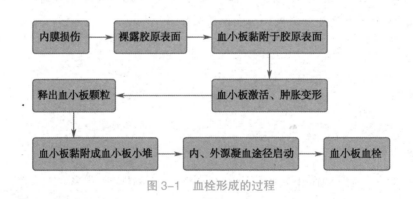

图 3-1　血栓形成的过程

四、血栓的类型和形态（表 3-3）

表 3-3　血栓的类型和形态

项目	白色血栓	混合血栓	红色血栓	透明血栓
又称	血小板血栓、析出性血栓	层状血栓	—	微血栓、纤维素性血栓
发生	血流较快的心瓣膜、心腔内和动脉内常见	血流较慢的静脉	血流较慢的静脉	最常见于弥散性血管内凝血（DIC）

项目	白色血栓	混合血栓	红色血栓	透明血栓
位置	在静脉内延续性血栓的起始部即血栓的头部	静脉内的延续性血栓的体部	主要见于静脉内延续性血栓的尾部	微循环的血管内,主要在毛细血管
肉眼观	呈灰白色小结节或赘生物状,表面粗糙、质实,与血管壁紧密黏着不易脱落	粗糙、干燥、圆柱状,与血管壁粘连。有时可辨认出灰白与褐色相间的条纹状结构	红色血栓呈暗红色,新鲜时湿润,有一定弹性,与血管壁无粘连	—
镜下观	主要由血小板及少量纤维蛋白构成	主要由淡红色无结构的呈分支状或不规则珊瑚状的血小板小梁(肉眼呈灰白色)和充满小梁间纤维蛋白网的红细胞(肉眼呈红色)构成,血小板小梁边缘可有中性粒细胞附着	纤维蛋白网眼内充满血细胞,其细胞比例与正常血液相似,绝大多数为红细胞和呈均匀分布的少量白细胞	仅在显微镜下观察到;主要由嗜酸性同质性的纤维蛋白构成
常见情况	急性风湿性心内膜炎时,在二尖瓣闭锁缘上可见	心腔内动脉粥样硬化溃疡部位或动脉瘤内的附壁血栓,左心房内的混合血栓呈球状	经一定时间后,血栓变干燥、无弹性、质脆易碎,可脱落形成栓塞	DIC

五、血栓的结局

1. 软化、溶解和吸收　新形成的血栓内的纤溶酶激活和白细胞崩解释放的溶蛋白酶可使血栓软化并逐渐被溶解。血栓的溶解快慢取决于血栓的大小和新旧程度。

2. 机化　由肉芽组织逐渐取代血栓的过程,称为血栓机化。较大的血栓约2周便可完全机化,此时血栓与血管壁紧密黏着不再脱落。

3. 再通　在血栓机化过程中,由于水分被吸收,血栓干燥收缩或部分溶解而出现裂隙,周围新生的血管内皮细胞长入并被覆于裂隙表面形成新的血管,相互吻合沟通,使被阻塞的血管部分重建血流,这一过程称为再通。

4. 钙化　指长时间存在的血栓发生钙盐沉着的现象。血栓钙化后成为静脉石或动脉石。机化的血栓,在纤维组织玻璃样变的基础上也可发生钙化。

六、血栓形成对机体的影响

1. 利　血栓形成对破裂的血管起止血作用。

2. 弊　血栓形成可阻塞血管；引起栓塞；导致心瓣膜变形；引起广泛性出血。

第四节　栓　塞

一、概念及分类

1. 定义　在循环血液中出现的不溶于血液的异常物质，随血流运行阻塞血管腔的现象称为栓塞。阻塞血管的异常物质称为栓子。

2. 分类　栓子可以是固体、液体或气体。栓子最常见的是脱落的血栓或其节段，其他的包括脂肪滴、空气、羊水和肿瘤细胞团等。

二、栓子的运行途径

1. 静脉系统和右心腔栓子　随血流进入肺动脉主干及其分支，引起肺栓塞。

2. 主动脉系统和左心腔栓子　随动脉血流运行，阻塞于各器官的小动脉内，常见于脑、脾、肾及四肢的指、趾部等。

3. 门静脉系统栓子　可引起肝内门静脉分支的栓塞。

4. 交叉性栓塞　又称反常性栓塞，偶见来自右心腔或腔静脉系统的栓子，在右心腔压力升高的情况下通过先天性房（室）间隔缺损到达左心，再进入体循环系统引起栓塞。罕见有静脉脱落的小血栓经肺动脉未闭的动脉导管进入体循环而引起栓塞。

5. 逆行性栓塞　极罕见于下腔静脉内血栓，在胸、腹压突然升高（如咳嗽或深呼吸）时，逆流至肝、肾、髂静脉分支并引起栓塞。

三、栓塞的类型和对机体的影响

1. 血栓栓塞　是栓塞最常见的原因。

（1）肺动脉栓塞

1）栓子来源：95% 以上来自下肢膝以上的深部静脉，特别是腘静脉、股静脉和髂静脉，偶尔可来自盆腔静脉或右心附壁血栓。

2）后果：中、小栓子多栓塞肺动脉的小分支，大的血栓栓子栓塞肺动脉主干或大分支（可引起猝死）。若栓子小且数目多，亦可引起右心衰竭猝死。

（2）体循环栓塞

1）栓子来源：约 80% 来自左心腔，常见有亚急性感染性心内膜炎时心瓣膜上的赘生物、二尖瓣狭窄时左心房附壁血栓、心肌梗死区心内膜上的附壁血栓。其余见于动脉粥样硬化溃疡或动脉瘤的附壁血栓，罕见有来自腔静脉的栓子。

2）后果：动脉栓塞的主要部位为下肢、脑、肠、肾和脾。栓塞的后果取决于栓塞的部位和局部的侧支循环情况（缺乏有效侧支循环时可引起梗死）以及组织对缺血的耐受性。

2. 脂肪栓塞

（1）栓子来源

1）长骨骨折、脂肪组织严重挫伤和烧伤：导致脂肪细胞破裂和释出脂滴。

2）脂肪肝：由于上腹部猛烈挤压、撞击，使肝细胞破裂释放出脂滴进入血流。

3）非创伤性疾病：如糖尿病、酗酒、慢性胰腺炎、血脂过高或精神受强烈刺激，过度紧张使呈悬乳状态的血脂不能保持稳定而游离并互相融合形成脂肪滴。

（2）后果

1）创伤性脂肪栓塞时，直径 >20mm 的脂滴栓子引起肺动脉分支、小动脉或毛细血管的栓塞；直径 <20mm 的脂滴栓子可引起全身多器官的栓塞。最常阻塞脑的血管。

2）脂肪栓塞的后果取决于栓塞部位及脂滴数量的多少。大量脂滴（9~20g）短期内进入肺循环，使 75% 的肺循环面积受阻时，可引起窒息和因急性右心衰竭而死亡。

3. 气体栓塞

（1）空气栓塞

1）栓子来源：①多由于静脉损伤破裂，外界空气由缺损处进入血流所致。②如头颈、胸壁和肺手术或创伤时损伤静脉，空气由损伤口进入静脉。分娩或流产时，子宫强烈收缩可将空气挤入子宫壁破裂的静脉窦内。

2）后果：若大量气体（>100ml）迅速进入静脉，可使血液变成泡沫状充满心腔，造成严重循环障碍，患者可出现呼吸困难、发绀，致猝死。进入右心的部分气泡，可引起肺小动脉气体栓塞。小气泡亦可经过肺动脉小分支和毛细血管到左心，致使体循环的一些器官栓塞。

（2）减压病（沉箱病、潜水员病）

1）人体从高气压环境迅速进入常压或低气压环境，氮气在体液内溶解迟缓，致在血液和组织内形成很多微气泡或融合成大气泡，引起气体栓塞，故又称为氮气栓塞。

2）因气体所在部位不同，患者临床表现也不同。若短期内大量气泡形成，可引起严重血液循环障碍甚至迅速死亡。

4. 羊水栓塞

（1）证据：在显微镜下观察到肺小动脉和毛细血管内有羊水的成分，包括角化鳞状上皮、胎毛、胎脂、胎粪和黏液。亦可在母体血液中找到羊水的成分。

（2）后果：本病发病急，后果严重，患者常在分娩过程中或分娩后突然出现呼吸困难、发绀、抽搐、休克、昏迷，甚至死亡。

5. 其他栓塞

（1）肿瘤细胞和胎盘滋养叶细胞均可侵蚀血管，引起细胞栓塞。

（2）动脉粥样硬化灶中的胆固醇结晶脱落引起动脉系统的栓塞。

（3）寄生在门静脉的血吸虫及其虫卵栓塞肝内门静脉小分支。

（4）细菌、真菌团和其他异物如子弹（弹片）偶尔可进入血液循环引起栓塞。

第五节　梗　死

一、概念

器官或局部组织由于血管阻塞、血流停滞导致缺氧而发生的坏死,称为梗死。

二、梗死形成的原因

1. **血栓形成**　血管血栓形成导致动脉血流中断或灌流不足是梗死形成的最常见原因。
2. **动脉栓塞**　多为动脉血栓栓塞,常引起脾、肾、肺和脑的梗死。
3. **动脉痉挛**　在严重的冠状动脉粥样硬化或合并硬化灶内出血的基础上,冠状动脉可发生强烈和持续的痉挛,引起心肌梗死。
4. **血管受压闭塞**　如位于血管外的肿瘤压迫血管;肠扭转、肠套叠和嵌顿疝时,肠系膜静脉和动脉受压或血流中断;卵巢囊肿扭转及睾丸扭转致血流供应中断等引起的坏死。

> **ⓘ 提示**
>
> 任何引起血管管腔阻塞,导致局部组织血液循环中断和缺血的原因均可引起梗死。

三、影响梗死形成的因素

血管阻塞后是否造成梗死,与器官血供特性和局部组织对缺血的敏感程度有关。

四、梗死的形态特征

1. 形状(表3-4)　取决于发生梗死的器官血管分布方式。
2. 质地　取决于坏死的类型。实质器官如心、脾、肾的梗死为凝固性坏死。脑梗死为液化性坏死,新鲜时质软疏松,日久后逐渐液化成囊状。
3. 颜色　取决于病灶内的含血量。

表3-4　梗死灶的形状

项目	梗死灶形状
脾、肾、肺等部位梗死	锥形
肠梗死灶	节段形
心肌梗死灶	不规则,呈地图状

（1）含血量少时颜色灰白,称为贫血性梗死或白色梗死。

（2）含血量多时颜色暗红,称为出血性梗死或红色梗死。

五、梗死的类型

1. 贫血性梗死　发生于组织结构较致密、侧支循环不充分的实质器官,如脾、肾、心和脑组织。

2. 出血性梗死　发生于严重淤血、组织疏松的器官,如肺和肠。

3. 败血性梗死　由含有细菌的栓子阻塞血管引起。常见于急性感染性心内膜炎。梗死灶内可见有细菌团及大量炎症细胞浸润,若有化脓性细菌感染时,可形成脓肿。

六、梗死对机体的影响和结局

1. 梗死对机体的影响　影响大小取决于发生梗死的器官、梗死灶的大小和部位,以及有无细菌感染等因素。

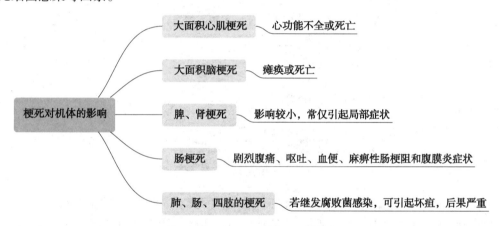

2. 梗死灶是组织的不可逆性病变,梗死组织可被溶解、吸收,或发生机化、包裹和钙化。

第六节　水　　肿

一、概念和分类

1. 水肿　指组织间隙内的体液增多。如果体液积聚在体腔则称为积液或积水,如胸腔积液、心包积液、腹腔积液(腹水)、脑积水等。

2. 分类

（1）按水肿波及范围分类:全身性水肿和局部性水肿。

（2）按发病原因分类:肾性水肿、肝性水肿、心性水肿、营养不良性水肿、淋巴性水肿、炎性水肿等。

二、发病机制（图 3-2 ）

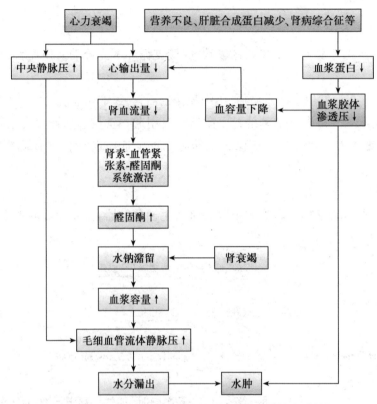

图 3-2　心、肾衰竭及血浆渗透压降低引起全身性水肿的机制

1. 静脉流体静压增高　局部静脉流体静压的增高常由静脉回流障碍引起；全身性静脉流体静压增高则往往由右心充血性心力衰竭引起，表现为全身性水肿（图 3-3 ）。此外，左心衰竭时可引起肺淤血水肿；肿瘤压迫局部静脉或静脉血栓形成可引起局部水肿；妊娠子宫压迫髂总静脉导致下肢水肿。

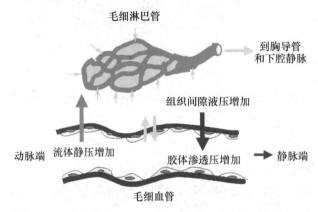

图 3-3　水肿的发病机制——影响水分进出毛细血管的因素

2. 血浆胶体渗透压的降低　血浆胶体渗透压主要由血浆白蛋白维持。当血浆白蛋白合成减少或大量丧失时,血浆胶体渗透压下降。

3. 淋巴回流障碍　当淋巴道堵塞时,淋巴回流受阻或不能代偿地加强回流时,含蛋白的水肿液在组织间隙聚积,可形成淋巴性水肿。

（1）如乳腺癌治疗时将乳腺或腋下淋巴结手术切除或用放射治疗,可引起患侧上肢的严重水肿。

（2）乳腺癌时,癌细胞浸润阻塞乳腺皮肤表浅淋巴管,导致皮下组织水肿出现"橘皮"样外观。

（3）丝虫病时,腹股沟淋巴管和淋巴结纤维化,引起患侧下肢和阴囊水肿,严重时称象皮病。

三、病理变化

1. 肉眼观　大体改变为组织肿胀,颜色苍白而质软,切面有时呈胶冻样。

2. 镜下观　水肿液积聚于细胞和纤维结缔组织之间或腔隙内,HE 染色为透亮空白区,细胞外基质成分被水肿液分隔。若水肿液内蛋白质含量多时,如炎症性水肿,可呈同质性微粒状深红染。蛋白质含量少时,如心性或肾性水肿,则呈淡红染。皮下、肺、脑为最常见的水肿部位。

四、水肿对机体的影响

水肿对机体的影响取决于水肿的部位、程度、发生速度及持续时间。

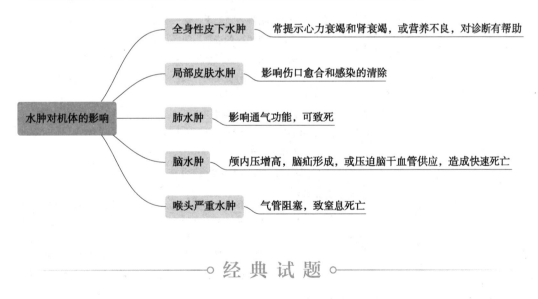

经典试题

（研）1. 深度潜水快速上浮时可能产生的栓塞是

    A. 脂肪栓塞　　　　　　　　　　B. 氮气栓塞

    C. 空气栓塞　　　　　　　　　　D. 血栓栓塞

（执）2. 诊断羊水栓塞的主要病理依据是

A. 肺泡腔内透明膜形成　　　　　　B. 肺泡腔内有胎粪小体

C. 肺泡腔内广泛出血　　　　　　　D. 肺小动脉和毛细血管内有羊水成分

E. 微循环内透明血栓

（研）（3~4题共用备选答案）

A. 肺动脉血栓栓塞　　　　　　　　B. 肺动脉脂肪栓塞

C. 肺动脉血栓形成　　　　　　　　D. 肺毛细血管血栓形成

3. 下肢骨折后7d,起床时突然死亡,尸体解剖时最可能的发现是

4. 中毒性休克患者死亡,尸体解剖时最可能的发现是

【答案与解析】

1. B　2. D

3. A。解析:长期卧床、肢体制动状态可造成血流缓慢、术后、创伤可导致高凝状态,综上易发生深静脉血栓形成。患者下肢骨折后7d,可能会形成下肢深静脉血栓,起床时血栓脱落,脱落的血栓到达肺动脉引起肺动脉栓塞,导致突然死亡。故选A。

4. D。解析:中毒性休克患者可发生弥散性血管内凝血导致死亡,其基本病理变化为微血栓形成,因此尸检可能发现肺毛细血管血栓形成。故选D。

◦ 温 故 知 新 ◦

局部血液循环障碍

- 充血
  - 含义　器官或组织的动脉输入血量↑，是主动过程
  - 常见类型
    - 生理性充血　如进食后的胃肠道黏膜充血等
    - 病理性充血　如炎症性充血、减压后充血
  - 病理变化　器官和组织体积轻度增大，局部细动脉及毛细血管扩张充血

- 淤血
  - 含义　局部组织或器官的静脉血液回流受阻，导致血量增加，是被动过程
  - 原因　包括静脉受压、静脉腔阻塞、心力衰竭等
  - 病理变化
    - 局部组织和器官常体积增大、肿胀，重量↑
    - 镜下见细静脉及毛细血管扩张，过多的红细胞积聚
  - 肺淤血（由左心衰竭引起）
    - 急性
      - 肺体积增大，暗红色，肺切面流出泡沫状红色血性液体
      - 肺泡壁毛细血管扩张充血，肺泡壁变厚，可伴肺泡间隔水肿，部分肺泡腔内充满水肿液，可见出血
    - 慢性
      - 肺泡壁毛细血管扩张充血更明显，肺泡间隔变厚和纤维化
      - 肺泡腔内有水肿液、出血、心衰细胞，可见肺褐色硬化
  - 肝淤血（由右心衰竭引起）
    - 急性
      - 肝脏体积增大，小叶中央静脉和肝窦扩张，充满红细胞，小叶中央肝细胞萎缩、坏死
    - 慢性
      - 可见槟榔肝，肝小叶中央肝窦高度扩张淤血、出血，肝细胞萎缩、消失，肝小叶周边部肝细胞脂肪变性
      - 可见淤血性肝硬化

出血
- 含义 指血液从血管或心腔溢出
- 分类
  - 按发生部位分
    - 内出血 可表现为体腔积血、血肿、少量出血（显微镜下可见红细胞或含铁血黄素）
    - 外出血 常见有鼻出血、咯血、呕血等
  - 按病因分 生理性出血、病理性出血
  - 按血液溢出的机制分 破裂性出血、漏出性出血
- 后果
  - 缓慢少量的出血 多可自行停止
  - 少量局部组织出血或体腔积血 可吸收或机化消除
  - 较大的血肿 可机化或纤维包裹
  - 破裂性出血、漏出性出血 可导致出血性休克
  - 重要器官的出血 引起严重后果，如脑干出血可致死
  - 其他
    - 局部组织或器官的出血 可致相应功能障碍
    - 慢性反复性出血 引起缺铁性贫血

血栓形成
- 含义 指在活体的心脏和血管内血液发生凝固或血液某些有形成分凝集形成固体质块的过程
- 血栓形成的条件
  - 心血管内皮细胞的损伤 } 是血栓形成的最重要和最常见的原因
  - 血流状态的异常和血液凝固性增加 } 发生血栓：静脉 > 动脉
- 血栓类型
  - 白色血栓
    - 又称 血小板血栓、析出性血栓
    - 位置 构成静脉内延续性血栓的头部
    - 成分 血小板及少量纤维蛋白
  - 混合血栓
    - 又称 层状血栓
    - 位置 构成静脉内延续性血栓的体部
    - 成分 血小板小梁和充满小梁间纤维蛋白网的红细胞
  - 红色血栓
    - 位置 构成静脉内延续性血栓的尾部
    - 成分 纤维蛋白网眼内绝大多数为红细胞和少量白细胞
  - 透明血栓
    - 又称 微血栓、纤维素性血栓 } 最常见于DIC
    - 位置 微循环的血管内，主要在毛细血管
    - 成分 主要由纤维蛋白构成
- 结局 软化、溶解和吸收，机化，再通，钙化
- 对机体的影响
  - 利 对破裂血管起止血作用
  - 弊 可阻塞血管；形成血栓；导致心瓣膜变形；引起广泛性出血

含义
- 栓塞 不溶于血液的异常物质，随血流运行阻塞血管腔的现象
- 栓子 指阻塞血管的异常物质，最常见的是脱落的血栓或其节段

栓子的运行途径
- 静脉系统和右心腔栓子→肺栓塞
- 主动脉系统和左心腔栓子→常见于脑、脾、肾等
- 门静脉系统栓子→肝内门静脉分支的栓塞
- 交叉性栓塞
- 逆行性栓塞

栓塞

类型
- 肺动脉栓塞
  - 栓子来源 多为下肢膝以上的深部静脉，特别是腘静脉、股静脉和髂静脉
  - 中、小栓子 多栓塞肺动脉的小分支
  - 大的血栓栓子 可栓塞肺动脉主干或大分支
- 体循环栓塞
  - 栓子来源 来自左心腔，常见有亚急性感染性心内膜炎时心瓣膜上的赘生物等
  - 动脉栓塞的主要部位 为下肢、脑、肠、肾和脾
- 脂肪栓塞
  - 栓子来源 如长骨骨折等导致脂肪细胞破裂和释出脂滴
  - 创伤性脂肪栓塞的脂滴栓子
    - 直径>20mm→栓塞肺动脉分支、小动脉或毛细血管
    - 直径<20mm→全身多器官的栓塞（脑血管最常见）
- 气体栓塞
  - 空气栓塞
    - 外界空气由静脉缺损处进入血流，如头颈、胸壁和肺手术损伤静脉
    - 若大量气体（>100ml）迅速进入静脉，造成严重循环障碍，甚至猝死
  - 减压病 从高气压环境迅速进入常压或低气压环境引起气体栓塞，又称氮气栓塞
- 羊水栓塞
  - 证据 显微镜下观察到肺小动脉和毛细血管内有羊水的成分，如角化鳞状上皮、胎毛、胎脂、胎粪和黏液
  - 后果 患者常在分娩过程中或分娩后突然出现呼吸困难、发绀、昏迷等，甚至死亡
- 其他 如肿瘤细胞和胎盘滋养叶细胞侵蚀血管，可引起细胞栓塞

局部血液循环障碍

梗死

定义　由于血管阻塞、血流停滞导致缺氧而发生的坏死

形成原因
- 血栓形成 } 最常见
- 动脉栓塞、痉挛
- 血管受压闭塞

影响因素　与器官血供特性和局部组织对缺血的敏感程度有关

梗死灶形状
- 脾、肾、肺等部位→锥形
- 肠梗死灶→节段形
- 心肌梗死灶→不规则，呈地图状

质地　心、脾、肾的梗死→凝固性坏死，脑梗死→液化性坏死

类型
- 脾、肾、心和脑组织→贫血性梗死
- 肺和肠→出血性梗死
- 败血性梗死　由含有细菌的栓子阻塞血管引起，常见于急性感染性心内膜炎

影响　取决于发生梗死的器官、梗死灶的大小和部位，以及有无细菌感染等因素

后果　梗死组织可被溶解、吸收，或发生机化、包裹和钙化

水肿

定义　指组织间隙内的体液增多，如体液积聚在体腔称为积液或积水

分类
- 按水肿波及范围分　全身性、局部性水肿
- 按发病原因分　肾性、肝性、心性水肿等

发病机制　静脉流体静压增高、血浆胶体渗透压降低、淋巴回流障碍

病理变化
- 肉眼观　组织肿胀，颜色苍白而质软，切面有时呈胶冻样
- 镜下观　水肿液积聚于细胞和纤维结缔组织之间或腔隙内，HE染色为透亮空白区，细胞外基质成分被水肿液分隔

影响　取决于水肿的部位、程度、发生速度及持续时间

第四章

炎　症

第一节　炎症的概述

一、概念

1. 炎症是具有血管系统的活体组织对各种损伤因子的刺激所发生的以防御反应为主的基本病理过程。

2. 并非所有活体动物都能发生炎症反应,单细胞和多细胞生物对局部损伤发生的反应,例如吞噬损伤因子、通过细胞或细胞器肥大以应对有害刺激物等,这些反应均不能称为炎症。

只有当生物进化到具有血管时,才能发生以血管反应为中心环节,同时又保留了上述吞噬和清除功能的复杂而完善的炎症反应。

3. 炎症是损伤、抗损伤和修复的动态过程。

二、原因

凡是能引起组织和细胞损伤的因子都能引起炎症,致炎因子种类繁多。

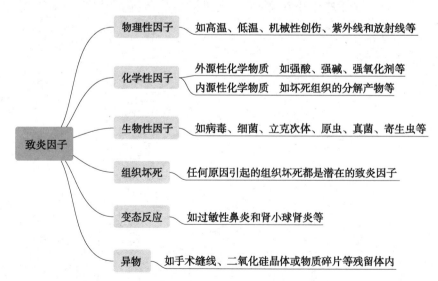

三、基本病理变化

炎症的基本病理变化包括局部组织的变质、渗出和增生。在炎症过程中,它们通常以一定的先后顺序发生,病变早期以变质或渗出为主,后期以增生为主。但变质、渗出和增生是相互联系的,一般变质是损伤性过程,渗出和增生是抗损伤和修复过程。

1. 变质 炎症局部组织发生的变性和坏死统称为变质。变质反应的轻重取决于致病因子的性质和强度、机体的反应情况。

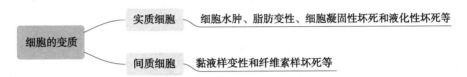

2. 渗出 炎症局部组织血管内的液体成分、纤维素等蛋白质和各种炎症细胞通过血管壁进入组织间隙、体腔、体表和黏膜表面的过程叫渗出。

（1）渗出液的产生是由于血管通透性增高和白细胞主动游出血管所致。

（2）渗出液若集聚在组织间隙内,称为炎性水肿;渗出液若集聚于浆膜腔,则称为炎性浆膜腔积液。渗出液过多有压迫和阻塞作用,例如肺泡内渗出液堆积可影响换气功能;渗出物中的纤维素吸收不良可发生机化,例如引起肺肉质变、浆膜粘连甚至浆膜腔闭锁。

（3）渗出液与漏出液的鉴别（表4-1）

表 4-1　渗出液与漏出液的鉴别

鉴别要点	渗出液	漏出液
原因	炎症	非炎症
蛋白量	>30g/L	<30g/L
细胞数	通常 >500×10⁶/L	通常 <100×10⁶/L
比重	>1.018（多数 >1.020）	<1.018
外观	浑浊	清亮
凝固性	易自凝	不自凝

3. 增生 在致炎因子的作用下,炎症局部的实质细胞（如慢性肝炎时的肝细胞）和间质细胞（如巨噬细胞、内皮细胞等）可发生增生。炎症性增生具有限制炎症扩散和修复损伤组织的功能。

四、炎症的局部表现和全身反应

1. 局部表现 包括红、肿、热、痛和功能障碍（表4-2）。

表 4-2　炎症的局部表现

表现	原因
局部发红	局部血管扩张、充血
局部肿胀	主要是局部血管通透性增高,液体和细胞成分渗出
发热	动脉性充血、血流加快、代谢旺盛
疼痛	渗出物压迫及炎症介质作用于感觉神经末梢所致
功能障碍	关节炎可引起关节活动不灵活,肺泡性肺炎和间质性肺炎均可影响换气功能

2. 全身反应

（1）发热:是外源性和内源性致热原共同作用的结果。

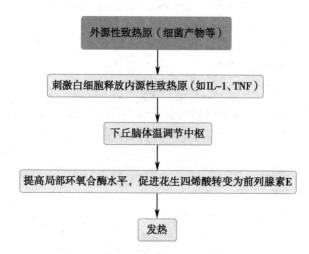

（2）末梢血白细胞计数增加:是炎症反应的常见表现,特别是细菌感染所引起的炎症。

（3）严重的全身感染:特别是败血症,可引起全身血管扩张、血浆外渗、有效血循环量减少和心脏功能下降而出现休克。如果有凝血系统的激活可引起弥散性血管内凝血（DIC）。

3. 炎症的意义　炎症是机体重要的防御反应,在一定情况下,炎症也对机体具有潜在的危害性。故在治疗炎症性疾病时,除了消灭致病因子外,有时还采取一系列措施以控制炎症反应。

五、炎症的分类

1. 按累及器官分类　在病变器官后加"炎"字,如心肌炎、肝炎、肾炎等。还常用具体受累的解剖部位或致病因子等加以修饰,例如肾盂肾炎、肾小球肾炎、病毒性心肌炎。

2. 按病变程度分类　分为轻度、中度及重度炎症。

3. 按基本病变性质分类　分为变质性炎、渗出性炎和增生性炎。任何炎症都在一定程度上包含变质、渗出、增生这三种基本病变,但往往以一种病变为主。

4. 按持续时间分类

（1）急性炎症：反应迅速；持续时间短，通常以渗出性病变为主，浸润的炎症细胞主要为中性粒细胞。

（2）慢性炎症：持续时间较长；一般以增生性病变为主；其浸润的炎症细胞主要为淋巴细胞和单核细胞。

第二节　急　性　炎　症

一、急性炎症过程中的血管反应

1. 血流动力学改变

（1）改变包括细动脉短暂收缩（仅持续几秒，由神经调节和化学介质引起）、血管扩张和血流加速（与神经和体液因素有关）、血流速度减慢（血管通透性升高导致血浆渗出，小血管内红细胞浓集）。

（2）急性炎症过程中血流动力学改变的速度取决于致炎因子的种类和严重程度。极轻度刺激引起的血流加快仅持续 10~15min，然后逐渐恢复正常；严重损伤可在几分钟内发生血流淤滞。在炎症病灶的不同部位，血流动力学改变是不同的，如烧伤病灶的中心已发生了血流淤滞，但病灶周边部血管可能仍处于扩张状态。

2. 血管通透性增加　是导致炎症局部液体和蛋白渗出血管的重要原因。

（1）主要机制：内皮细胞收缩、内皮细胞损伤、内皮细胞穿胞作用增强和新生毛细血管高通透性。上述机制可同时或先后起作用。如烧伤可通过内皮细胞收缩、直接损伤内皮细胞和白细胞介导的内皮细胞损伤等机制，引起液体外渗。

（2）富含蛋白质的液体通过穿胞通道穿越内皮细胞的现象称为穿胞作用。血管内皮生长因子（VEGF）可引起内皮细胞穿胞通道数量增加及口径增大。

二、急性炎症过程中的白细胞反应

1. 白细胞渗出　白细胞通过血管壁游出到血管外的过程称为白细胞渗出，其是炎症反应最重要的特征。

（1）白细胞边集和滚动

1）在毛细血管后小静脉，随着血流缓慢和液体的渗出，体积较小而移动较快的红细胞逐渐把体积较大、移动较慢的白细胞推离血管的中心部（轴流），白细胞到达血管的边缘部，称为白细胞边集。

2）随后，内皮细胞被细胞因子和其他炎症介质激活并表达黏附分子，白细胞与内皮细胞表面的黏附分子不断地发生结合和分离，白细胞在内皮细胞表面翻滚称为白细胞滚动。

3）介导白细胞滚动的黏附分子是选择素，其是细胞表面的一种受体。

（2）白细胞黏附：白细胞紧紧黏附于内皮细胞是白细胞从血管中游出的前提。该过程是由白细胞表面的整合素与内皮细胞表达的配体（免疫球蛋白超家族分子）介导的。

（3）白细胞游出：白细胞穿过血管壁进入周围组织的过程，称为白细胞游出，通常发生在毛细血管后小静脉。

1）白细胞游出主要是由炎症病灶产生的化学趋化因子介导的，作用于黏附在血管内皮的白细胞，刺激白细胞以阿米巴运动的方式从内皮细胞连接处逸出。

2）在急性炎症的早期（24h内），中性粒细胞最先游出。24~48h则以单核细胞浸润为主。此外，致炎因子的不同，渗出的白细胞也不同，葡萄球菌和链球菌感染以中性粒细胞浸润为主，病毒感染以淋巴细胞浸润为主，一些过敏反应中则以嗜酸性粒细胞浸润为主。

（4）趋化作用：是指白细胞沿化学物质浓度梯度向着化学刺激物做定向移动。这些具有吸引白细胞定向移动的化学刺激物称为趋化因子。

1）外源性趋化因子：以细菌产物最常见，特别是含有N-甲酰甲硫氨酸末端的多肽。

2）内源性趋化因子：包括补体成分（特别是C5a）、白细胞三烯（主要是LTB_4）和细胞因子（特别是IL-8等）。不同的炎症细胞对趋化因子的反应也不同，粒细胞和单核细胞对趋化因子的反应较明显，而淋巴细胞对趋化因子的反应则较弱。

2. 白细胞激活　白细胞聚集到组织损伤部位后，通过多种受体来识别感染的微生物和坏死组织，然后被激活，发挥杀伤和清除作用。

（1）吞噬作用：是指白细胞吞噬病原体、组织碎片和异物的过程。具有吞噬作用的细胞主要为中性粒细胞（吞噬能力较强）和巨噬细胞（来自血液的单核细胞和局部的组织细胞）。吞噬过程包括识别和附着、吞入、杀伤和降解三个阶段。

（2）免疫作用：主要由单核细胞、淋巴细胞和浆细胞发挥。抗原进入机体后，巨噬细胞将其吞噬处理，再把抗原呈递给T细胞和B细胞，免疫活化的淋巴细胞分别产生淋巴因子或抗体，发挥杀伤病原微生物的作用。

3. 白细胞介导的组织损伤作用　白细胞在吞噬过程中，可向吞噬溶酶体内释放产物，还可将产物（例如溶酶体酶、活性氧自由基）释放到细胞外间质中，损伤正常细胞和组织，加重原始致炎因子的损伤作用。白细胞介导的组织损伤见于多种疾病，例如肾小球肾炎、哮喘等。

4. 白细胞功能缺陷　任何影响白细胞黏附、化学趋化、吞入、杀伤和降解的先天性或后天性缺陷，均可引起白细胞功能缺陷，导致炎症失控。如白细胞黏附缺陷、Chediak-Higashi综合征（为吞噬溶酶体形成障碍）等。

> ⓘ 提示
>
> 　　白细胞渗出过程包括白细胞边集和滚动、黏附和游出、在组织中游走等阶段，并在趋化因子的作用下到达炎症灶，在局部发挥重要的防御作用。

三、炎症介质在炎症过程中的作用

1. 概述　炎症的血管反应和白细胞反应都是通过一系列化学因子的作用实现的。参与和介导炎症反应的化学因子称为化学介质或炎症介质。

2. 炎症介质的共同特点

（1）炎症介质可来自血浆和细胞。

（2）多数炎症介质通过与靶细胞表面的受体结合发挥其生物活性作用，某些炎症介质直接有酶活性或者可介导氧化损伤。

（3）炎症介质作用于靶细胞可进一步引起靶细胞产生次级炎症介质，使初级炎症介质的作用放大或抵消初级炎症介质的作用。一种炎症介质可作用于一种或多种靶细胞，可对不同的细胞和组织产生不同的作用。

（4）炎症介质被激活或分泌到细胞外后，半衰期十分短暂，很快被酶降解灭活，或被拮抗分子抑制或清除。

3. 细胞释放的炎症介质（表4-3）

表 4-3　细胞释放的炎症介质

名称	特点
血管活性胺	包括组胺和5-羟色胺（5-HT），储存在细胞的分泌颗粒中，在急性炎症反应时最先释放
花生四烯酸代谢产物	包括前列腺素（PG）、白细胞三烯（LT）和脂质素（LX），参与炎症和凝血反应
血小板激活因子（PAF）	PAF是磷脂类炎症介质，具有激活血小板、增加血管通透性以及引起支气管收缩等作用
细胞因子	是由多种细胞产生的多肽类物质，主要由激活的淋巴细胞和巨噬细胞产生，参与免疫反应和炎症反应
活性氧	中性粒细胞和巨噬细胞受到微生物、免疫复合物、细胞因子或其他炎症因子刺激后，合成和释放活性氧，杀死和降解吞噬的微生物及坏死细胞
白细胞溶酶体酶	存在于中性粒细胞和单核细胞溶酶体颗粒内的酶可以杀伤和降解吞噬的微生物，并引起组织损伤
神经肽	神经肽（例如P物质）是小分子蛋白，可传导疼痛，引起血管扩张和血管通透性增加。肺和胃肠道的神经纤维分泌较多的神经肽

4. 血浆中的炎症介质　血浆中存在着三种相互关联的系统，即激肽、补体和凝血系统/纤维蛋白溶解系统，当血管内皮损伤处暴露的胶原、基底膜等激活Ⅻ因子后，可以启动与炎症有关的该三大系统。

5. 主要炎症介质的作用（表4-4）

表4-4 主要炎症介质的作用

功能	炎症介质
血管扩张	前列腺素、NO、组胺
血管通透性升高	组胺和5-HT、C3a和C5a、缓激肽、LTC_4、LTD_4、LTE_4、PAF、P物质
趋化作用、白细胞渗出和激活	TNF、IL-1、化学趋化因子、C3a、C5a、LTB_4
发热	IL-1、TNF、前列腺素
疼痛	前列腺素、缓激肽、P物质
组织损伤	白细胞溶酶体酶、活性氧、NO

四、急性炎症反应的终止

虽然急性炎症是机体的积极防御反应，但由于其可引起组织损伤，所以，机体对急性炎症反应进行严密调控并适时终止。

五、急性炎症的病理学类型

1. 浆液性炎 以浆液渗出为其特征，渗出的液体主要来自血浆，含有3%~5%的蛋白质（主要为白蛋白）及少量中性粒细胞和纤维素。浆液性炎常发生于黏膜、浆膜、滑膜、皮肤和疏松结缔组织等。黏膜的浆液性炎，又称浆液性卡他性炎。炎症一般较轻，易于消退。但渗出物过多也有不利影响，如喉头水肿可造成窒息。

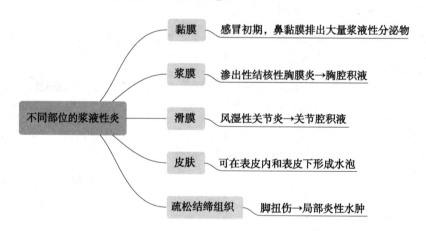

2. 纤维素性炎 以纤维蛋白原渗出为主，继而形成纤维蛋白，即纤维素。纤维素性炎易发生于黏膜、浆膜和肺组织。

（1）黏膜发生的纤维素性炎，渗出的纤维素、中性粒细胞和坏死黏膜组织以及病原菌

（如痢疾杆菌）等可在黏膜表面形成一层灰白色膜状物，称为"伪膜"，故又称伪膜性炎。

白喉的伪膜性炎，由于咽喉部黏膜与深部组织结合较牢固，故咽喉部的伪膜不易脱落，称为固膜性炎；而气管黏膜与其下组织结合较疏松，故气管的伪膜较易脱落，称为浮膜性炎，可引起窒息。

（2）浆膜发生的纤维素性炎：如"绒毛心"，可机化引发纤维性粘连。

（3）肺组织发生的纤维素性炎：如大叶性肺炎，可见大量纤维蛋白渗出、大量中性粒细胞渗出。

（4）当渗出的纤维素较少时，病变组织可愈复。若渗出的纤维素过多、渗出的中性粒细胞（其含蛋白水解酶）较少，或组织内抗胰蛋白酶（其抑制蛋白水解酶活性）含量过多时，导致渗出的纤维素不能被完全溶解吸收，随后发生机化，形成浆膜的纤维性粘连或大叶性肺炎时肺肉质变。

3. 化脓性炎　以中性粒细胞渗出，并伴组织坏死和脓液形成为其特点。多由化脓菌（如葡萄球菌、链球菌、脑膜炎双球菌、大肠埃希菌）感染所致，亦可由组织坏死继发感染产生。脓性渗出物称为脓液，呈灰黄色或黄绿色、浑浊、凝乳状液体。其分类见表4-5。

表 4-5　化脓性炎的分类及特点

项目	表面化脓和积脓	蜂窝织炎	脓肿
含义	①表面化脓：黏膜和浆膜表面的化脓性炎 ②积脓：脓液在浆膜腔、胆囊和输卵管腔内积存	疏松结缔组织的弥漫性化脓性炎	器官或组织内的局限性化脓性炎症
好发部位	黏膜和浆膜	皮肤、肌肉和阑尾	皮下和内脏
致病菌	化脓菌	主要为溶血性链球菌	主要为金黄色葡萄球菌
特点	中性粒细胞向黏膜表面渗出，深部组织的中性粒细胞浸润不明显	炎症病变组织内大量中性粒细胞弥漫性浸润，与周围组织界限不清	组织发生溶解坏死，形成脓腔；金黄色葡萄球菌感染可引起迁徙性脓肿

单纯蜂窝织炎一般不发生明显的组织坏死和溶解，痊愈后一般不留痕迹。

4. 出血性炎　是指炎症病灶的血管损伤严重，渗出物中含有大量红细胞。常见于流行性出血热、钩端螺旋体病和鼠疫等。

六、急性炎症的结局

1. 痊愈　在清除致炎因子后，如果炎性渗出物和坏死组织被溶解吸收，通过周围正常细胞的再生，可完全恢复原来的组织结构和功能，称为完全愈复；如果组织坏死范围较大，则由肉芽组织增生修复，称为不完全愈复。

2. **迁延为慢性炎症**　在机体抵抗力低下或治疗不彻底时,致炎因子不能在短期内清除,其在机体内持续起作用,不断地损伤组织造成炎症迁延不愈。

3. **蔓延扩散**

（1）局部蔓延:炎症局部的病原微生物可通过组织间隙或自然管道向周围组织和器官扩散蔓延,可形成糜烂、溃疡、瘘管、窦道和空洞。

（2）淋巴道蔓延:炎症沿淋巴道扩散可形成淋巴管炎和局部淋巴结炎。

（3）血行蔓延:炎症灶中的病原微生物可直接或通过淋巴道侵入血循环,病原微生物的毒性产物也可进入血循环,引起菌血症(血液含细菌)、毒血症、败血症(血液含细菌)和脓毒败血症(血液含细菌)。

> ⓘ 提示
>
> 　　急性炎症持续时间常常仅几天,一般不超过一个月。大多数能痊愈,少数迁延为慢性炎症,极少数可蔓延扩散到全身。

第三节　慢性炎症

一、分类

1. **慢性炎症按形态学特点分类**　一般慢性炎症(又称非特异性慢性炎)、肉芽肿性炎(又称特异性慢性炎)。

2. **发生慢性炎症的情况**　①病原微生物很难清除,持续存在。②长期暴露于内源性或外源性毒性因子。③对自身组织产生免疫反应,如类风湿关节炎和系统性红斑狼疮等。

二、一般慢性炎症的病理变化特点

1. **特点**

（1）持续反应:炎症灶内浸润的细胞主要为单核细胞、淋巴细胞和浆细胞,反映了机体对损伤的持续反应。

（2）组织破坏:主要由炎症细胞的产物引起。

（3）修复反应:成纤维细胞和血管内皮细胞的增生常较明显,以及被覆上皮和腺上皮等实质细胞的增生,以替代和修复损伤的组织。

2. 后果

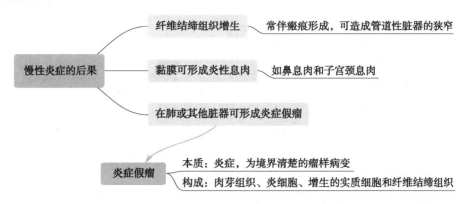

三、肉芽肿性炎

1. 概念 肉芽肿性炎以炎症局部巨噬细胞及其衍生细胞增生形成境界清楚的结节状病灶（即肉芽肿）为特征，是一种特殊类型的慢性炎症。肉芽肿直径一般在 0.5~2mm。巨噬细胞衍生的细胞包括上皮样细胞和多核巨细胞。不同致病因子引起的肉芽肿往往形态不同。

2. 常见类型

（1）感染性肉芽肿：常见病因包括细菌感染（如可引起结核病、麻风和猫抓病）、螺旋体感染（可引起梅毒）、真菌和寄生虫感染。

（2）异物性肉芽肿：手术缝线、石棉、铍、滑石粉、隆乳术的填充物、移植的人工血管等可以引起异物性肉芽肿。

（3）原因不明的肉芽肿：如结节病肉芽肿。

3. 形成条件 异物性肉芽肿是由于异物刺激长期存在而形成的慢性炎症。感染性肉芽肿是由于某些病原微生物不易被消化，引起机体细胞免疫反应。

4. 肉芽肿的组成成分和形态特点 肉芽肿的主要细胞成分是上皮样细胞和多核巨细胞，具有诊断意义。

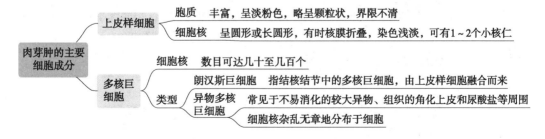

（1）异物性肉芽肿：其中心为异物，周围为数量不等的巨噬细胞、异物巨细胞、淋巴细胞和成纤维细胞等，形成结节状病灶。

（2）典型的结核肉芽肿：中心常为干酪样坏死，周围为放射状排列的上皮样细胞并可见朗汉斯巨细胞掺杂于其中，再向外为大量淋巴细胞浸润，结节周围还可见纤维结缔组织包绕。

○ 经 典 试 题 ○

（研）1. 在下列疾病中,属于假膜性炎的有

    A. 大叶性肺炎　　　　　　　　　B. 白喉

    C. 细菌性痢疾　　　　　　　　　D. 风湿性心包炎

（研）（2~3 题共用备选答案）

    A. 化脓性炎　　　　　　　　　　B. 纤维素性炎

    C. 浆液性炎　　　　　　　　　　D. 变质性炎

    2. 急性蜂窝织炎性阑尾炎的病理特点是

    3. 风湿性关节炎的病理特点是

【答案与解析】

1. BC

2. A。解析：急性蜂窝织炎性阑尾炎或称急性化脓性阑尾炎,是一种化脓性炎症,其病理特点为大量中性粒细胞弥漫浸润,并有炎性水肿及纤维素渗出。故选 A。

3. C。解析：浆液性炎以浆液渗出为特征,含有蛋白质（主要为白蛋白）,同时混有少量中性粒细胞和纤维素,常发生于黏膜、浆膜等。滑膜的浆液性炎如风湿性关节炎,可引起关节腔积液。故选 C。

○ 温 故 知 新 ○

特点——炎症是以防御反应为主的基本病理过程,并非所有活体动物都能发生炎症反应

原因——致炎因子包括物理性因子、化学性因子、生物性因子、组织坏死、变态反应和异物

基本病理变化
变质　实质细胞　细胞水肿、脂肪变性、凝固性和液化性坏死
　　　间质细胞　黏液样变性和纤维素样坏死等
渗出　可形成炎性水肿、炎性浆膜腔积液、压迫和阻塞作用、发生机化
增生　炎症性增生可限制炎症扩散和修复损伤组织

局部表现——红、肿、热、痛和功能障碍

全身反应——发热、末梢血WBC增加、严重全身感染（特别是败血症）

炎症

分类
按累及器官分　如心肌炎、肝炎、肾炎等
按病变程度分　轻度、中度、重度炎症
按基本病变性质分　变质性炎、渗出性炎和增生性炎
按持续时间分
急性炎症　以渗出性病变为主,中性粒细胞浸润为主
慢性炎症　以增生性病变为主,淋巴细胞和单核细胞浸润为主

血管反应
- 血流动力学改变 — 改变速度取决于致炎因子的种类和严重程度
- 血管通透性增加 — 是导致炎症渗出血管的重要原因

白细胞反应
- 白细胞渗出
  - 边集和滚动、黏附、游出、趋化作用
  - 不同细胞
    - 葡萄球菌和链球菌感染：中性粒细胞浸润为主
    - 病毒感染：淋巴细胞浸润为主
    - 过敏反应：嗜酸性粒细胞浸润为主
- 白细胞激活 吞噬、免疫作用
- 白细胞介导的组织损伤作用
- 白细胞功能缺陷

炎症介质 指参与和介导炎症反应的化学因子，如前列腺素、NO、组胺可引起血管扩张

病理学类型
- 浆液性炎 以浆液渗出为主 — 常发生于黏膜、浆膜、滑膜、皮肤和疏松结缔组织等
- 纤维素性炎 以纤维蛋白原渗出为主
  - 好发部位
    - 黏膜 如伪膜性炎
    - 浆膜 如"绒毛心" — 纤维素渗出过多，可形成纤维性粘连
    - 肺组织 如大叶性肺炎 — 纤维素渗出过多，可形成肺肉质变
- 化脓性炎
  - 表面化脓和积脓 好发于黏膜和浆膜 — 主要为化脓菌
  - 蜂窝织炎 好发于皮肤、肌肉和阑尾 — 主要为溶血性链球菌
  - 脓肿 好发于皮下和内脏 — 主要为金黄色葡萄球菌，可引起迁徙性脓肿
- 出血性炎 常见于流行性出血热、钩端螺旋体病和鼠疫等

结局 痊愈、迁延为慢性炎症、蔓延扩散（局部、淋巴道、血行蔓延）

炎症按持续时间分类

急性

慢性

一般慢性炎症
- 持续反应 主要为单核细胞、淋巴细胞和浆细胞浸润
- 组织破坏
- 修复反应 成纤维细胞和血管内皮细胞的增生常较明显，被覆上皮和腺上皮等实质细胞的增生

衍生细胞包括上皮样细胞和多核巨细胞，即肉芽肿的主要细胞成分

肉芽肿性炎
- 特征 炎症局部巨噬细胞及其衍生细胞增生形成境界清楚的结节状病灶，直径一般在0.5～2mm
- 常见类型
  - 感染性肉芽肿 细菌感染、螺旋体感染等
  - 异物性肉芽肿 由手术缝线、石棉等引起
  - 原因不明的肉芽肿 如结节病肉芽肿

第五章

免疫性疾病

第一节　自身免疫病

一、概念

自身免疫病是指由机体自身产生的自身抗体或致敏淋巴细胞,破坏自身组织和细胞,导致组织和器官功能障碍的原发性免疫性疾病。这种免疫损伤有些是抗体介导(自身抗体),有些是自身反应性 T 细胞介导的细胞毒反应。确定自身免疫病存在的一般根据:①有自身免疫应答的存在。②排除继发性免疫应答的可能。③排除其他病因的存在。

二、自身免疫病的发病机制

1. 定义　免疫耐受是机体对某种特定的抗原不产生免疫应答,自身耐受指机体对自身组织抗原不产生免疫应答。自身免疫耐受性的丧失是自身免疫病发生的根本机制。

2. 免疫耐受的获得

(1)中枢耐受:发生在中枢免疫器官,指在胚胎期及 T 细胞、B 细胞发育过程中,遇到自身抗原所形成的耐受。

(2)外周耐受:发生在外周淋巴器官,指 T 细胞、B 细胞遇内源性或外源性抗原,不产生免疫应答。

3. 免疫耐受丧失的情况　①T 淋巴细胞"免疫不应答"功能丧失。②活化诱导的细胞死亡功能丧失。③Tr 细胞与 Th 细胞功能失衡。④共同抗原诱发交叉反应。⑤隐蔽抗原释放。

4. 遗传因素　①一些自身免疫病如系统性红斑狼疮、自身免疫性溶血性贫血、自身免疫性甲状腺炎等均具有家族史。②有些自身免疫病与人类白细胞抗原(HLA),特别是 HLA–II类抗原相关。③自身免疫病相关基因。如人类强直性脊柱炎与 HLA–B27 关系密切。此外,HLA 以外的基因也与自身免疫病的易感性有关。

5. 感染、组织损伤和其他因素　①细菌、支原体和病毒等各种微生物的感染,均可导致自身免疫疾病的发生。②紫外线、吸烟、局部组织损伤可致自身抗原的改变和释放诱发自身免疫反应。③自身免疫病多见于女性,提示女性激素可能对某些自身免疫病有促进发生的作用。

三、自身免疫病的类型

1. 概述 自身免疫病可分为器官或细胞特异性和系统性（表 5–1）两类。

表 5–1 自身免疫病的类型

单器官 / 细胞受累	多器官 / 系统性受累
慢性淋巴细胞性甲状腺炎	系统性红斑狼疮
自身免疫性溶血性贫血	类风湿关节炎
恶性贫血伴自身免疫性萎缩性胃炎	干燥综合征
自身免疫性脑脊髓炎	炎性肌病
自身免疫性睾丸炎	系统性硬化
肺出血肾炎综合征	结节性多动脉炎
自身免疫性血小板减少症	IgG_4 相关性疾病
胰岛素依赖型糖尿病	
重症肌无力	
格雷夫斯病（毒性弥漫性甲状腺肿）（Graves disease）	
原发性胆汁性肝硬化	
自身免疫性肝炎	
溃疡性结肠炎	
膜性肾小球肾炎	

2. 系统性红斑狼疮（SLE）

（1）**概述**：SLE 由抗核抗体为主的多种自身抗体引起。多见于年轻女性，临床表现复杂多样，发热及皮肤、肾、关节、心、肝及浆膜等损害为主要表现。

（2）**病因**：免疫耐受的破坏，导致大量自身抗体产生是本病发生的根本原因。其中，抗核抗体是最主要的自身抗体，可分为抗 DNA 抗体、抗组蛋白抗体、抗 RNA– 非组蛋白抗体和抗核仁抗原抗体四类。许多患者血清中还存在抗血细胞（包括红细胞、血小板和淋巴细胞）的自身抗体。

（3）**发病机制**：不明。可能与遗传因素、免疫因素（B 细胞克隆本身的缺陷、Th 细胞的过度刺激或 Tr 细胞功能过低导致 B 细胞功能亢进）、其他因素（盐酸肼屈嗪和普鲁卡因胺等药物、雌激素和紫外线）有关。

（4）**组织损伤机制**

1）SLE 的组织损伤与自身抗体的存在有关，多数内脏病变为免疫复合物所介导（Ⅲ型超敏反应），其中主要为 DNA– 抗 DNA 复合物所致的血管和肾小球病变；其次为特异性抗红细胞、粒细胞、血小板自身抗体，经Ⅱ型超敏反应导致相应血细胞的损伤和溶解，引起全血细胞减少。

2）抗核抗体无细胞毒性，但与细胞核接触后可导致细胞核肿胀，呈均质一片，并被挤出胞体，形成狼疮小体（苏木素小体），为诊断 SLE 的特征性依据。

3）狼疮小体对中性粒细胞和巨噬细胞有趋化作用,在补体存在时可促进细胞的吞噬作用。吞噬了狼疮小体的细胞称<u>狼疮细胞</u>。

（5）病理变化:病变多样。

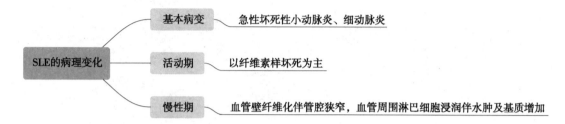

1）皮肤:约80%患者可见<u>皮肤损害</u>,50%可见<u>面部蝶形红斑</u>,类似表现亦可见于躯干和四肢。<u>免疫荧光显示真皮与表皮交界处有 IgG、IgM 及补体 C3 的沉积,形成颗粒或团块状的荧光带即"狼疮带",对本病有诊断意义。</u>

2）肾:>50% 的 SLE 患者出现<u>以狼疮性肾炎为主要表现的肾损害</u>。以系膜增生性、局灶性、膜性和弥漫增生性（40%~50%）常见,晚期可发展为硬化性肾小球肾炎。弥漫增生性狼疮性肾炎中内皮下大量免疫复合物的沉积,是 SLE 急性期的特征性病变。苏木素小体的出现有明确的诊断意义。

3）心:约 50% 患者有心脏受累,以心瓣膜非细菌性疣赘性心内膜炎最典型,常累及二尖瓣或三尖瓣。

4）关节:约 95% 患者有关节受累,表现为滑膜充血水肿,单核细胞、淋巴细胞浸润,滑膜细胞下结缔组织内可见灶性纤维素样坏死。

5）脾:常表现为体积增大,滤泡增生。中央动脉增厚及血管周围纤维化,出现所谓<u>洋葱皮样改变</u>。

6）其他:肺纤维化和肝汇管区非特异性炎症。

 提示

肾衰竭是 SLE 患者的主要死亡原因。

3. 类风湿关节炎（RA）

（1）概述:RA 是以<u>多发性和对称性增生性滑膜炎</u>为主要表现的<u>慢性全身性</u>自身免疫病。25~55 岁多见,可见于儿童。绝大多数患者血浆中有类风湿因子（RF）及其免疫复合物存在。

（2）病因:RA 可能与<u>遗传因素</u>、<u>免疫因素</u>及<u>感染因素</u>有关。

（3）发病机制

1）滑膜中浸润的淋巴细胞大部分是活化的 CD4$^+$ Th 细胞,CD4$^+$ Th 细胞可分泌多种细胞因子和生长因子,激活其他免疫细胞和巨噬细胞分泌炎症介质、组织降解因子。其中,IL-1 和 TGF-β 可导致滑膜和关节软骨破坏。

2）体液免疫：近 80% 患者存在 IgG 分子 Fc 片段的自身抗体，即 RF。

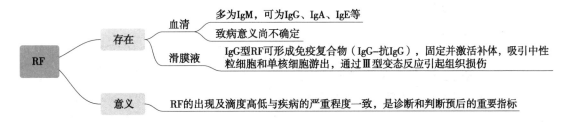

3）其他：T 细胞激活或 RF 形成的原因可能与 EB 病毒、支原体、小 DNA 病毒、分枝杆菌感染有关。

（4）病理变化

1）关节病变：手足小关节为最常见部位，肘、腕、膝、踝、髋及脊椎等也可被累及。多为多发性及对称性。受累关节主要表现为慢性滑膜炎。

a. 滑膜细胞肥大增生，呈多层，可形成绒毛状突起。

b. 滑膜下结缔组织多量淋巴细胞、巨噬细胞和浆细胞浸润，可见淋巴滤泡形成。

c. 大量新生血管形成。

d. 高度血管化、炎症细胞浸润、增生状态的滑膜覆盖于关节软骨表面形成血管翳。最终血管翳充满关节腔，发生纤维化和钙化，引起永久性关节强直。

2）关节以外的病变

a. 类风湿小结：有一定特征性，可见于皮下（约 1/4）、肺、脾、心包、大动脉和心瓣膜。镜下，小结中央为大片纤维素样坏死，周围有呈栅栏状或放射状排列的上皮样细胞，外围为肉芽组织。

b. 急性坏死性动脉炎。

c. 浆膜病变：可致纤维素性胸膜炎或心包炎。

4. 干燥综合征

（1）概述：干燥综合征是指由于唾液腺、泪腺受免疫损伤，而引起临床以眼干、口干表现为特征的自身免疫病。可分为原发性、继发性（最常与 RA、SLE 同时存在）。

（2）特点：干燥综合征是以腺管上皮为靶器官的自身免疫病。抗 SS-A 抗体和抗 SS-B 抗体对诊断有参考价值。原发性患者 $HLA-DR_3$ 出现频率增加，而伴 RA 的患者与 $HLA-DR_4$ 相关。受累腺体主要表现为大量淋巴细胞和浆细胞浸润，并形成淋巴滤泡，同时伴腺泡结构破坏。导管细胞增生，形成实性细胞团块即上皮肌上皮岛。

5. 炎性肌病　依据临床特点、形态学和免疫特点分类如下。

（1）皮肌炎：病变累及皮肤及肌肉，皮肤出现典型红疹及对称性缓慢进行性肌无力。肌束周边肌萎缩为典型病理变化。皮肌炎有较高内脏恶性肿瘤的发病率。

（2）多发性肌炎：是以肌肉损伤和炎症反应为特征的自身免疫病。主要组织学表现为淋巴细胞浸润及肌纤维的变性和再生。大多数有抗核抗体存在，其中抗 t-RNA 合成酶的 Jo-1 抗体有特异性。

（3）包涵体肌炎：肌肉无力可不对称。特点为围绕血管周围的炎症细胞浸润,肌细胞内有空泡,周围有嗜碱性颗粒。

6. 系统性硬化

（1）概述：系统性硬化以全身多个器官间质纤维化和炎症性改变为特征,主要累及皮肤,胃肠道、肾脏、心脏、肌肉及肺也常常受累。

（2）病理：纤维化是本病的特征性病变。早期即可出现微血管病变。

第二节　免疫缺陷病

一、概念

免疫缺陷病是一组因免疫系统发育不全或遭受损害引起免疫功能缺陷而导致的疾病。分类见表 5-2。

表 5-2　免疫缺陷病的分类

项目	原发性免疫缺陷病	继发性免疫缺陷病
又称	先天性免疫缺陷病	获得性免疫缺陷病
发病年龄	婴幼儿	任何年龄
病因	与遗传有关	多为严重感染、恶性肿瘤、糖尿病等代谢性疾病、营养不良、应用免疫抑制剂、放射治疗和化疗等

二、原发性免疫缺陷病

原发性免疫缺陷病少见,临床表现出反复感染,严重威胁生命。

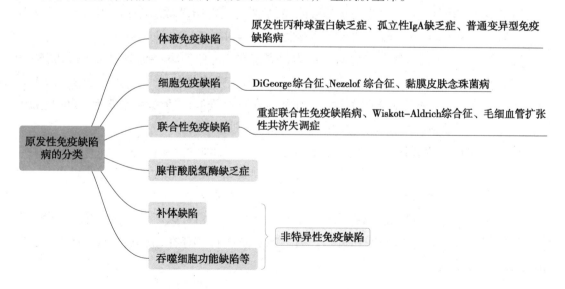

三、继发性免疫缺陷病

1. 病因　感染（风疹、麻疹、巨细胞病毒感染、结核病等）、恶性肿瘤（霍奇金淋巴瘤、白血病、骨髓瘤等）、自身免疫病（SLE、类风湿关节炎等）、免疫球蛋白丧失（肾病综合征）、免疫球蛋白合成不足（营养缺乏）、淋巴细胞丧失（药物、系统感染等）和免疫抑制剂治疗等多种疾病均可伴发继发性免疫缺陷病。

2. 获得性免疫缺陷综合征（AIDS）

（1）概述：AIDS 即艾滋病，其特征为严重免疫抑制，导致机会性感染、继发性肿瘤及神经系统症状。临床表现为发热、乏力、体重下降、全身淋巴结肿大及神经系统症状。

（2）病因：本病由人类免疫缺陷病毒（HIV）感染所引起。HIV 属反转录病毒科，为单链 RNA 病毒。

1）HIV 分为 HIV-1 和 HIV-2 两个亚型。HIV-1 病毒为圆形或椭圆形，病毒核心由两条 RNA 链（病毒基因组）、反转录酶和核心蛋白 p17 及 p24 构成，并由来自宿主细胞的脂质膜包被，膜上嵌有由病毒编码的糖蛋白即外膜蛋白 gp120 和跨膜蛋白 gp41。

2）患者和无症状病毒携带者是本病的传染源。HIV 主要存在于宿主血液、精液、子宫、阴道分泌物和乳汁中。

（3）传播途径：①性接触传播（最常见）。②血道传播。③垂直传播。④医务人员职业性传播。

（4）发病机制

1）HIV 感染 CD4$^+$ T 细胞

a. CD4 分子是 HIV 的主要受体。当 HIV 进入人体后，嵌于病毒包膜上的 gp120 与 CD4$^+$ T 细胞膜上 CD4 受体结合，同时，HIV 又以趋化因子受体 CXCR4 和 CCR5 作为共受体进行识别后进入细胞。进入细胞后，病毒进行逆转录、复制，在整合酶作用下，与宿主基因组整合。整合后的环状病毒 DNA 称前病毒，此时病毒处于潜伏状态。

b. 经数月至数年的临床潜伏期，前病毒可被某些因子所激活（如 TNF、IL-6 等）开始不断复制，最终释放入血并可再侵犯其他靶细胞。病毒复制的同时可直接导致受感染 CD4$^+$ T 细胞破坏、溶解。

c. CD4$^+$ T 细胞在免疫应答中起核心作用，其在 HIV 直接和间接作用下，大量破坏、功能受损，导致细胞免疫缺陷。

d. 由于其他免疫细胞均可受损，故促进并发各种严重的机会性感染和肿瘤。

2）HIV 感染组织中单核巨噬细胞：存在于脑、淋巴结和肺等器官组织中的单核巨噬细胞可有 10%~50% 被感染，单核巨噬细胞能抵抗 HIV 的致细胞病变作用，因而不会迅速死亡，反成为 HIV 的储存场所，在病毒扩散中起重要作用。其可携带病毒通过血脑屏障，引起中枢神经系统感染。

3）淋巴结生发中心的滤泡树突状细胞：也可受到 HIV 的感染，并成为 HIV 的"储备池"。

4）HIV 感染导致机体严重免疫缺陷，构成了 AIDS 发病的中心环节。

（5）病理变化

1）淋巴组织的变化（表 5-3）：脾、胸腺也表现为淋巴细胞↓。

表 5-3　HIV 时淋巴组织的变化

病变状态	表现
早期	淋巴结肿大。镜下，淋巴滤泡明显增生，髓质内较多浆细胞。HIV 颗粒位于生发中心内，主要集中于滤泡树突状细胞，也可见于巨噬细胞及 CD4$^+$ T 细胞内
随病变进展	滤泡外层淋巴细胞减少或消失，小血管增生，生发中心被分割。副皮质区 CD4$^+$ T 细胞进行性减少，代之以浆细胞浸润
晚期	淋巴结病变往往在尸检时才能看到。淋巴结呈现一片荒芜，淋巴细胞几乎消失殆尽，仅残留少许巨噬细胞和浆细胞。有时特殊染色可见大量分枝杆菌、真菌等病原微生物

2）继发性感染：多发机会性感染是本病的另一特点。可累及各器官，以中枢神经系统、肺、消化道受累最常见。

a. 70%~80% 患者可经历一次或多次肺孢子虫感染，在艾滋病因机会感染而死亡的病例中，约一半死于肺孢子虫感染，因而对诊断本病有一定参考价值。

b. 约 70% 患者有中枢神经系统受累，其中继发性机会感染有弓形虫或新型隐球菌感染所致的脑膜炎。

c. 巨细胞病毒和乳头状瘤空泡病毒感染可致进行性多灶性白质脑病等。

d. 由 HIV 直接引起的疾病有脑膜炎、亚急性脑病及痴呆等，提示除淋巴细胞、巨噬细胞外，神经系统也是 HIV 感染的靶组织。

3）恶性肿瘤：约 30% 患者可发生 Kaposi 肉瘤。常伴发淋巴瘤。

（6）临床病理联系：AIDS 按病程可分为三个阶段。

1）早期（急性期）：感染 HIV 3~6 周后，可表现出咽痛、发热、肌肉酸痛等非特异性症状。病毒在体内复制，但患者尚有较好的免疫反应能力，2~3 周后这些症状可自行缓解。

2）中期（慢性期）：机体的免疫功能与病毒之间处于相互抗衡的阶段，在某些病例此期可长达数年或不再进入末期。此期病毒复制持续处于低水平，临床可无明显症状或出现明显的全身淋巴结肿大，常伴发热、乏力、皮疹等。

3）后期（危险期）：机体免疫功能全面崩溃，临床表现为持续发热、乏力、消瘦、腹泻，并出现神经系统症状，明显的机会性感染及恶性肿瘤，血液检测淋巴细胞明显↓，尤以 CD4$^+$ T 细胞↓为著，细胞免疫反应丧失殆尽。

AIDS预后差,大力开展预防,对防止AIDS流行至关重要。

第三节　器官和骨髓移植

一、概述

　　1. 移植按供体来源的分类　①自体移植。②同种异体移植。③异种移植。

　　2. 按免疫活性细胞对靶抗原的攻击方式,移植免疫反应的分类　①宿主抗移植物反应(HVGR),即移植排斥反应。②移植物抗宿主反应(GVHR)。

　　3. 宿主抗移植物反应　在免疫功能正常的个体,接受异体移植物后,如果不经任何免疫抑制处理,将立即发生宿主免疫系统对移植物的排斥反应,即宿主抗移植物反应,导致移植物被排斥。

　　4. 移植物抗宿主病(GVHD)　在机体的免疫功能缺陷,而移植物又具有大量的免疫活性细胞(如骨髓、胸腺移植)的情况下,宿主无力排斥植入的组织器官,而移植物中的供体免疫活性细胞可被宿主的组织相容性抗原所活化,从而产生针对宿主组织细胞的免疫应答,最终导致宿主全身性的组织损伤,此即移植物抗宿主病。

二、移植排斥反应机制

　　1. 单向移植排斥理论

　　(1)T细胞介导的排斥反应:T细胞介导的迟发型超敏反应与细胞毒作用对移植物的排斥发挥重要作用。移植物中供体的淋巴细胞(过路细胞)、树突状细胞等具有丰富的HLA-Ⅰ、Ⅱ,是主要的致敏原。它们一旦被宿主的淋巴细胞识别,即可使CD8$^+$ T细胞分化为成熟的CD8$^+$细胞毒性T细胞,溶解破坏移植物。同时,使CD4$^+$ T细胞活化,启动经典的迟发型超敏反应。此外,伴随迟发型超敏反应的微血管损害、组织缺血及巨噬细胞介导的破坏作用,也在移植物损毁中发挥重要作用。

　　(2)抗体介导的排斥反应:虽然T细胞在移植排斥反应中起主要作用,但抗体也能介导排斥反应。其表现形式有:

　　1)超急性排斥反应:发生在移植前机体已有循环抗HLA抗体的受者。

　　2)在原来并未致敏的个体中,T细胞介导的排斥反应同时有抗HLA抗体的产生,造成移植物损害。

　　此外,在机体的免疫功能缺陷,而移植物又具有大量的免疫活性细胞(如骨髓、胸腺移植)的情况下,可产生GVHD。

2. 双向移植排斥理论　单向移植排斥理论反映了自然状态下移植排斥规律,但在临床器官移植的条件下,即受者由于终身使用免疫抑制剂,移植排斥的方式和特点可能与自然状态不同。微嵌合现象的发现及双向移植排斥理论,现被认为是器官移植排斥反应产生的主要机制。微嵌合现象与移植耐受也有一定关系。

三、实体器官移植排斥反应

以肾移植中各类排斥反应的病理变化为例进行介绍。

1. 超急性排斥反应　与受者血液中已有供体特异性循环 HLA 抗体,或受者、供者 ABO 血型不符有关,属Ⅲ型超敏反应。一般于移植后数分钟至数小时出现。

（1）肉眼观:移植肾色泽由粉红色迅速转变为暗红色,伴出血或梗死,出现花斑状外观。

（2）镜下观:表现为广泛的急性小动脉炎伴血栓形成及缺血性坏死。

2. 急性排斥反应　较常见。

（1）移植后未经治疗者此反应可发生在移植后数天内;经免疫抑制治疗者,可在数月或数年后突然发生。

（2）急性排斥反应以细胞免疫为主者,主要表现为间质内单个核细胞浸润;以体液免疫为主者,以血管炎为特征。

（3）分型

1）细胞型排斥反应:可见肾间质明显水肿,CD4$^+$ 和 CD8$^+$ T 细胞为主的单个核细胞浸润,肾小球及肾小管周围毛细血管中有大量单个核细胞,并侵袭肾小管壁,即肾小管炎,可引起局部肾小管坏死。

2）血管型排斥反应:抗体及补体的沉积引起血管损伤,随后出现血栓形成及梗死。更常出现的是亚急性血管炎,表现为成纤维细胞、平滑肌细胞和泡沫状巨噬细胞增生引起血管内膜增厚,常导致管腔狭窄或闭塞。

3. 慢性排斥反应

（1）多发生在术后几个月至 1 年以后。常表现为慢性进行性的移植器官损害,直至功能衰竭。

（2）发病机制

1）在免疫攻击方面,现认为是以体液免疫为主,而 CD4$^+$ Th 细胞发挥着关键作用。

2）非特异性组织损伤包括缺血再灌注损伤、感染、药物毒性等,则通过直接或间接参与宿主抗移植物免疫反应过程介导移植物损伤。

（3）病理变化:突出病变是血管内膜纤维化,引起管腔严重狭窄,导致肾缺血,表现为肾小球萎缩、纤维化、玻璃样变,肾小管萎缩,肾间质纤维化伴单核细胞、淋巴细胞及浆细胞浸润。

四、骨髓移植排斥反应

骨髓移植可纠正受者造血系统及免疫系统不可逆的严重疾病,目前已应用于造血系统肿瘤、再生障碍性贫血、免疫缺陷病和某些非造血系统肿瘤等疾病。骨髓移植所面临的两个主要问题是移植物抗宿主病(GVHD)和移植排斥反应。

1. GVHD　可发生于具有免疫活性细胞或其前体细胞的骨髓,植入由于原发性疾病或因采用药物、放射线照射而导致免疫功能缺陷的受者体内。当其接受骨髓移植后,来自供者骨髓的免疫活性细胞可识别受者组织并产生免疫应答,使 CD4$^+$ 和 CD8$^+$ T 细胞活化,导致受者组织损害。

2. 移植排斥反应　同种异体骨髓移植的排斥反应由宿主的 T 细胞和 NK 细胞介导。

───○ 经 典 试 题 ○───

(研)1. 类风湿关节炎的滑膜病变特点是

    A. 浆液性炎　　　　　　　　　　B. 肉芽肿性炎

    C. 化脓性炎　　　　　　　　　　D. 慢性增生性炎

(研)2. 诊断系统性红斑狼疮的特征性依据是

    A. 自身抗体　　　　　　　　　　B. CD8$^+$ T 淋巴细胞

    C. 苏木素小体　　　　　　　　　D. 狼疮细胞

(执)3. 不属于免疫缺陷病的疾病是

    A. 慢性肉芽肿病

    B. 艾滋病

    C. 遗传性血管神经性水肿

    D. 系统性红斑狼疮

    E. X-连锁低丙种球蛋白血症

【答案与解析】

1. D　2. C

3. D。解析:慢性肉芽肿病属于吞噬细胞缺陷相关疾病,艾滋病属于获得性免疫缺陷病,遗传性血管神经性水肿属于 C1 抑制物缺陷,X-连锁低丙种球蛋白血症属于 B 细胞缺陷相关疾病。系统性红斑狼疮是自身免疫病。故选 D。

○ 温 故 知 新 ○

发病机制 —— 自身免疫耐受性丧失 ﹜ 根本机制

自身
免疫病

系统性
红斑狼疮

病因
- 抗核抗体是最主要的自身抗体
- 免疫耐受的破坏，导致大量自身抗体产生 ﹜ 根本原因

病理变化
- 基本病变　急性坏死性小或细动脉炎
- 活动期　以纤维素样坏死为主
- 慢性期　血管壁纤维化伴管腔狭窄等

组织损伤机制
- 与自身抗体的存在有关，多数内脏病变为免疫复合物所介导
- 狼疮小体（苏木素小体），为诊断SLE的特征性依据

皮肤（约80%）
- 多见面部蝶形红斑
- 免疫荧光显示真皮与表皮交界处形成颗粒或团块状的狼疮带 ﹜ 有诊断意义

肾（＞50%）　以狼疮性肾炎为主要表现

心（约50%）　心瓣膜非细菌性疣赘性心内膜炎 ﹜ 最典型

关节（约95%）　滑膜充血水肿，滑膜细胞下结缔组织内可见灶性纤维素样坏死

脾　体积增大，滤泡增生。中央动脉增厚及血管周围纤维化，呈洋葱皮样改变

类风湿关节炎

表现
- 主要为多发性和对称性增生性滑膜炎
- 血浆中可有类风湿因子（RF）及其免疫复合物存在

病因　可能与遗传因素、免疫因素及感染因素有关

关节病变　手足小关节最常见，主要为慢性滑膜炎

关节以外的病变　类风湿小结（有一定特征性）、急性坏死性动脉炎、浆膜病变

干燥综合征 —— 以腺管上皮为靶器官的自身免疫病，抗SS-A抗体和抗SS-B抗体对诊断有参考价值

炎性肌病 —— 包括皮肌炎、多发性肌炎、包涵体肌炎

系统性硬化 —— 以全身多个器官间质纤维化和炎症性改变为特征

艾滋病
- 病因 —— 由人类免疫缺陷病毒（HIV）感染所引起
- 传播途径 —— 性接触、血道传播、垂直传播、医务人员职业性传播
- 发病机制
  - HIV感染CD4⁺ T细胞
  - HIV感染组织中单核巨噬细胞
  - HIV的"储备池"
  - HIV感染淋巴结生发中心的滤泡树突状细胞
  - HIV感染导致机体严重免疫缺陷，构成AIDS发病的中心环节
- 病理变化
  - 淋巴组织
    - 早期　淋巴结肿大，HIV颗粒位于生发中心内等
    - 随病变进展　滤泡外层淋巴细胞减少或消失
    - 晚期　淋巴结呈现一片荒芜
    - 此外　脾、胸腺淋巴细胞减少
  - 继发性感染
    - 呈多发机会性感染，常见中枢神经系统、肺、消化道受累
    - 肺孢子虫感染最多见
  - 恶性肿瘤　如Kaposi肉瘤等
- 临床病理联系
  - 早期　咽痛、发热、肌肉酸痛等
  - 中期　全身淋巴结肿大，常伴发热、乏力、皮疹等
  - 后期　持续发热、乏力、消瘦、腹泻，出现神经系统症状等

器官和骨髓移植
- 移植按供体来源分类 —— 自体、同种异体和异种移植
- 移植排斥反应的机制
  - 单向移植排斥理论　T细胞介导的排斥反应、抗体介导的排斥反应
  - 双向移植排斥理论
- 肾移植的排斥反应
  - 超急性排斥反应
    - 发生时间　一般为移植后数分钟至数小时
    - 病理变化　移植肾由粉红色迅速转变为暗红色，广泛的急性小动脉炎伴血栓形成及缺血性坏死
  - 急性排斥反应
    - 发生时间　可为移植后数天内
    - 病理变化
      - 细胞免疫为主　主要为间质内单个核细胞浸润
      - 体液免疫为主　以血管炎为特征
  - 慢性排斥反应
    - 发生时间　多在术后几个月至1年以后
    - 病理变化　特征为血管内膜纤维化→管腔严重狭窄→肾缺血
- 骨髓移植排斥反应 —— 主要问题是移植物抗宿主病和移植排斥反应

第六章

肿　瘤

第一节　肿瘤的概念

一、定义

肿瘤是机体的细胞异常增殖形成的新生物,常表现为机体局部的异常组织团块(肿块)。

二、肿瘤性增殖与非肿瘤性增殖的区别(表6-1)

表6-1　肿瘤性增殖与非肿瘤性增殖的区别

鉴别要点	肿瘤性增殖	非肿瘤性增殖
含义	导致肿瘤形成的细胞增殖	与肿瘤性增殖相对
特性	一般呈克隆性	一般呈多克隆性
影响	与机体不协调,对机体有害	通常是符合机体需要的生物学过程
常见情形	形态、代谢和功能均有异常,不同程度地失去了分化成熟的能力	可见于正常的细胞更新、损伤引起的防御反应、修复等情况
病理特点	肿瘤细胞生长旺盛,失去控制,具有相对自主性,即使消除引起肿瘤性增殖的初始因素,仍能持续生长	细胞增殖受到控制,有一定限度;引起细胞增殖的原因消除后一般不再继续,增殖的细胞或组织能够分化成熟

第二节　肿瘤的形态

一、大体形态

1. 数目　一位肿瘤患者可表现为单发肿瘤,也可表现为多发肿瘤。对肿瘤患者进行体检或对手术切除标本进行检查时,应全面仔细。

2. 大小　肿瘤的体积差别很大。一般恶性肿瘤的体积愈大,发生转移的机会也愈大,因此,恶性肿瘤的体积是肿瘤分期(早期或者晚期)的一项重要指标。

3. 形状　肿瘤的形状常见有乳头状、绒毛状、息肉状、结节状、分叶状、浸润性、溃疡状和囊状等。

4. 颜色　肿瘤的颜色由组成肿瘤的组织、细胞及其产物的颜色决定。如纤维组织的肿瘤,切面多呈灰白色;脂肪瘤呈黄色;血管瘤常呈红色等。肿瘤可以发生一些继发性改变,有些肿瘤产生色素。

5. 质地　肿瘤质地与其类型(如脂肪瘤质地较软)、瘤细胞与间质的比例有关。如大肠腺瘤,质地较软;伴有纤维增生反应的浸润性癌,质地较硬。

6. 与周围组织的关系　良性肿瘤可形成包膜,与周围组织常常分界清楚。恶性肿瘤多数向周围组织中浸润性生长致界限不清,也可推挤周围组织形成假包膜。

二、肿瘤的组织形态

1. 肿瘤实质　肿瘤细胞构成肿瘤实质,其细胞形态、组成的结构或其产物是判断肿瘤的分化方向、进行肿瘤组织学分类的主要依据。肿瘤实质是影响肿瘤生物学行为的主要因素。

2. 肿瘤间质　一般由结缔组织、血管和淋巴细胞等组成,起着支持和营养肿瘤实质、参与肿瘤免疫反应等作用。肿瘤间质构成的微环境对肿瘤细胞生长、分化和迁移有重要影响。

三、肿瘤的分化

1. 肿瘤的分化　是指肿瘤组织在形态和功能上与某种正常组织的相似之处;相似的程度称为肿瘤的分化程度。

2. 分化程度　肿瘤的组织形态和功能越是类似某种正常组织,说明其分化程度越高或分化好;与正常组织相似性越小,则分化程度越低或分化差。分化极差,以致无法判断其分化方向的肿瘤称为未分化肿瘤。

四、肿瘤的异型性

1. 肿瘤的异型性　指肿瘤组织结构和细胞形态与相应的正常组织有不同程度的差异。

2. 肿瘤的结构异型性　指肿瘤细胞形成的组织结构,在空间排列方式上与相应正常组织的差异。

3. 肿瘤的细胞异型性表现(表6-2)

表6-2　肿瘤的细胞异型性表现

项目	表现
体积	体积异常,可有细胞体积增大,也可为原始的小细胞
大小和形态	很不一致(多形性),出现瘤巨细胞(即体积巨大的肿瘤细胞)
细胞核	体积增大,胞核与细胞质的比例(核质比)增高
核的大小、形状和染色	差别较大(核的多形性),出现巨核、双核、多核或奇异形核。核内DNA常↑,核深染,染色质呈粗颗粒状,分布不均匀,常堆积在核膜下
核仁	明显,体积大,数目↑
核分裂象	↑,出现异常(病理性)核分裂象

4. 临床意义　异型性是肿瘤组织和细胞出现成熟障碍和分化障碍的表现,是区别良恶性肿瘤的重要指标。良性肿瘤的异型性较小,恶性肿瘤的异型性较大。很明显的异型性称为间变,具有间变特征的肿瘤,称为间变性肿瘤,多为高度恶性的肿瘤。

> **(i) 提示**
>
> 　异型性越大,肿瘤组织和细胞成熟程度和分化程度越低,与相应正常组织的差异越大。

第三节　肿瘤的命名与分类

一、命名原则

1. 良性肿瘤命名　一般在组织或细胞类型的名称后面加一个"瘤"字,如腺瘤、平滑肌瘤等。

2. 恶性肿瘤命名

（1）上皮组织的恶性肿瘤统称为癌。命名方式是在上皮名称后加一个"癌"字,如鳞癌、腺癌等。

（2）间叶组织的恶性肿瘤统称为肉瘤。间叶组织包括纤维组织、脂肪、肌肉、血管、淋巴管、骨和软骨组织等。命名方式是在间叶组织名称之后加"肉瘤"二字,如纤维肉瘤、脂肪肉瘤、骨肉瘤等。

未分化肉瘤是指形态或免疫表型可以确定为肉瘤,但缺乏特定间叶组织分化特征的肉瘤。

（3）同时具有癌和肉瘤两种成分的恶性肿瘤,称为癌肉瘤。

> **(i) 提示**
>
> 　在病理学上,癌是指上皮组织的恶性肿瘤。平常所谓"癌症",泛指所有恶性肿瘤,包括癌和肉瘤。

3. 特殊情况

（1）有时还结合肿瘤的形态特点命名,如乳头状囊腺瘤、乳头状囊腺癌等。

（2）有些肿瘤的形态类似发育过程中的某种幼稚细胞或组织称为"母细胞瘤"。良性者如骨母细胞瘤;恶性者如神经母细胞瘤、髓母细胞瘤和肾母细胞瘤等。

（3）白血病、精原细胞瘤等,实际上都是恶性肿瘤。

（4）以起初描述或研究该肿瘤的学者的名字命名,如尤因（Ewing）肉瘤、霍奇金淋巴瘤。

（5）以肿瘤细胞的形态命名,如透明细胞肉瘤。

（6）神经纤维瘤病、脂肪瘤病、血管瘤病等名称中的"……瘤病",主要指肿瘤多发的状态。

（7）畸胎瘤是性腺或胚胎剩件中的全能细胞发生的肿瘤,多发生于性腺,分为良性畸胎瘤和不成熟畸胎瘤两类。

（8）直接称为"恶性……瘤"的恶性肿瘤,如恶性黑色素瘤、恶性脑膜瘤、恶性神经鞘膜瘤等。

二、分类

1. 肿瘤的分类　主要依据肿瘤的组织类型、细胞类型和生物学行为,包括各种肿瘤的临床病理特征及预后情况。

2. 确定肿瘤类型的常用方法　除了依靠其临床表现、影像学和形态学特点,还借助于检测肿瘤细胞表面或细胞内的一些特定的分子。常见肿瘤的免疫组织化学标记见表6-3。

表6-3　常见肿瘤的免疫组织化学标记

肿瘤	Keratin	EMA	HMB45	S-100	Desmin	LCA
癌	+	+	-	-	-	-
肉瘤	-/+	-/+	-/+	-/+	+/-	-
淋巴瘤	-	-	-	-	-	+
黑色素瘤	-	-	+	+	-	-

第四节　肿瘤的生长

一、生长方式(表6-4)

表6-4　肿瘤的生长方式

名称	常见肿瘤	特点
膨胀性生长	实质器官的良性肿瘤	生长速度较慢,随体积增大,肿瘤推挤但不侵犯周围组织,与周围组织分界清楚,可在肿瘤周围形成完整的纤维性被膜
外生性生长	良性肿瘤和恶性肿瘤	体表肿瘤和体腔(如胸腔、腹腔)内的肿瘤,或管道器官(如消化道)腔面的肿瘤,常突向表面,呈乳头状、息肉状、蕈状或菜花状。这种生长方式称为外生性生长
浸润性生长	恶性肿瘤	肿瘤细胞长入并破坏周围组织(包括组织间隙、淋巴管或血管)的现象叫作浸润。浸润性肿瘤没有被膜(或破坏原来的被膜),与邻近的正常组织无明显界限

二、生长特点

1. 良性肿瘤生长<u>一般较缓慢</u>,肿瘤生长的时间可达数年甚至数十年。恶性肿瘤<u>生长较快</u>,特别是分化差的恶性肿瘤,可在短期内形成明显的肿块。

2. 处于增殖状态的细胞,不断分裂繁殖。每一次这样的分裂繁殖过程称为一个细胞周期。

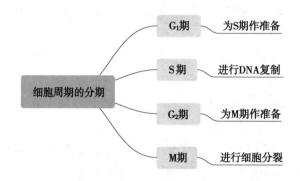

> ⓘ 提示
>
> 　　影响肿瘤生长速度的因素有肿瘤细胞的倍增时间、生长分数、肿瘤细胞的生成和死亡的比例等。

三、肿瘤的血管生成

1. 肿瘤直径达到 1~2mm 后,若无新生血管生成以提供营养,不能继续增长。

2. 肿瘤细胞本身及炎症细胞(主要是巨噬细胞)能产生血管生成因子,如血管内皮细胞生长因子(VEGF),诱导新生血管的生成。肿瘤细胞本身可形成"血管生成拟态"。

四、肿瘤的演进和异质性

1. 肿瘤的演进　恶性肿瘤生长过程中,其侵袭性增加的现象称为肿瘤的演进,可表现为生长速度加快、浸润周围组织和发生远处转移。肿瘤演进与它获得越来越大的异质性有关。

2. 肿瘤的异质性　恶性肿瘤虽然是从一个发生恶性转化的细胞单克隆性增殖而来,但在生长过程中,经过许多代分裂繁殖产生的子代细胞,可出现不同的基因改变或其他大分子的改变,其生长速度、侵袭能力、对生长信号的反应、对抗癌药物的敏感性等都可有差异。这时,这一肿瘤细胞群体不再是由完全一样的肿瘤细胞组成的,而是具有异质性的肿瘤细胞群体,是具有各自特性的"亚克隆"。在获得这种异质性的肿瘤演进过程中,具有生长优势和较强侵袭力的细胞压倒了没有生长优势和侵袭力弱的细胞。

第五节 肿瘤的扩散

一、局部浸润和直接蔓延

随着恶性肿瘤不断长大,肿瘤细胞常常沿着组织间隙或神经束衣连续地浸润生长,破坏邻近器官或组织,这种现象称为直接蔓延。

二、转移

1. 定义 恶性肿瘤细胞从原发部位侵入淋巴管、血管或体腔,迁徙到其他部位,继续生长,形成同样类型的肿瘤,这个过程称为转移。通过转移形成的肿瘤称为转移性肿瘤或继发肿瘤;原发部位的肿瘤称为原发肿瘤。

2. 转移途径

（1）淋巴道转移:肿瘤细胞侵入淋巴管,随淋巴流到达局部淋巴结（区域淋巴结）。肿瘤细胞先聚集于边缘窦,以后累及整个淋巴结。局部淋巴结发生转移后,可继续转移至淋巴循环下一站的其他淋巴结,最后可经胸导管进入血流,继发血道转移。有时肿瘤可以越过引流淋巴结发生跳跃式转移或逆行转移。

（2）血道转移:瘤细胞侵入血管后,可随血流到达远处的器官,继续生长,形成转移瘤。如骨肉瘤的肺转移、胃肠道癌的肝转移等。恶性肿瘤可通过血道转移累及许多器官,但最常受累的脏器是肺和肝。形态学上,转移性肿瘤的特点是边界清楚,常为多个,散在分布,多接近于器官的表面。位于器官表面的转移性肿瘤,由于瘤结节中央出血、坏死而下陷,形成所谓"癌脐"。

（3）种植性转移:常见于腹腔器官的恶性肿瘤。如胃肠道黏液癌侵及浆膜后,可种植到大网膜、腹膜、盆腔器官如卵巢等处。在卵巢可表现为双侧卵巢长大,镜下见富于黏液的印戒细胞癌弥漫浸润。这种特殊类型的卵巢转移性肿瘤称为 Krukenberg 瘤,多由胃肠道黏液癌（特别是胃的印戒细胞癌）转移而来。

> ⓘ 提示
>
> 并非所有恶性肿瘤都会发生转移。如皮肤的基底细胞癌,多在局部造成破坏,很少发生转移。Krukenberg 瘤不一定都是种植性转移,也可通过淋巴道和血道转移形成。

第六节 肿瘤的分级和分期

一、分级（表 6-5）

表 6-5 肿瘤的分级

分级	特点	
	分化程度	恶性程度
I级	高分化，分化良好	低
II级	中分化	中度
III级	低分化	高

ⓘ 提示

　　病理学上，根据恶性肿瘤的分化程度、异型性、核分裂象的数目等对恶性肿瘤进行分级。

二、分期

　　1. 肿瘤的"分期"是指恶性肿瘤的生长范围和播散程度。肿瘤体积越大，生长范围和播散程度越广，预后越差。

　　2. 对肿瘤进行分期需考虑原发肿瘤的大小、浸润深度、浸润范围、邻近器官受累情况、局部和远处淋巴结转移情况、远处转移等。

　　3. TNM 分期法

　　（1）T：指肿瘤原发灶的情况。随肿瘤体积、邻近组织受累范围的增加，依次用 $T_1 \sim T_4$ 来表示。Tis 代表原位癌。

　　（2）N：指区域淋巴结受累情况。淋巴结未受累时，用 N_0 表示。随淋巴结受累程度和范围的增加，依次用 $N_1 \sim N_3$ 表示。

　　（3）M：指远处转移（通常是血道转移）。没有远处转移者用 M_0 表示，有远处转移者用 M_1 表示。

ⓘ 提示

　　肿瘤的分级和分期是制订治疗方案和估计预后的重要指标。一般分级和分期越高，生存率越低。

第七节　肿瘤对机体的影响

一、良性肿瘤

1. 良性肿瘤分化较成熟，生长缓慢，在局部生长，不浸润，不转移，故一般对机体的影响相对较小，主要表现为局部压迫和阻塞症状。如体表良性肿瘤除少数可发生局部症状外，一般对机体无明显影响；但若发生在腔道或重要器官，也可引起较严重的后果。

2. 良性肿瘤有时可发生继发性改变，亦可对机体带来相应影响。如子宫黏膜下肌瘤常可引起出血和感染。

3. 内分泌腺的良性肿瘤可分泌过多激素而引起症状，如垂体生长激素腺瘤分泌过多生长激素，可引起巨人症或肢端肥大症。

二、恶性肿瘤

1. 恶性肿瘤分化不成熟，生长迅速，浸润并破坏器官的结构和功能，还可发生转移，对机体的影响严重，治疗效果尚不理想，患者的死亡率高、生存率低。

2. 恶性肿瘤除可引起局部压迫和阻塞症状外，还易并发溃疡、出血、穿孔等。

3. 肿瘤累及局部神经，可引起顽固性疼痛。肿瘤产物或合并感染可引起发热。内分泌系统的恶性肿瘤，如类癌和神经内分泌癌等，可引起内分泌紊乱。

4. 晚期恶性肿瘤患者，往往发生癌症性恶病质，表现为机体严重消瘦、贫血、厌食和全身衰弱。

三、副肿瘤综合征

1. 一些非内分泌腺肿瘤，也可以产生和分泌激素或激素类物质，如促肾上腺皮质激素（ACTH）、降钙素、生长激素（GH）、甲状旁腺素（PTH）等，引起内分泌症状，称为异位内分泌综合征。此类肿瘤多为恶性肿瘤，以癌居多，如肺癌、胃癌、肝癌等。

2. 异位内分泌综合征属于副肿瘤综合征。广义的副肿瘤综合征，是指由肿瘤的产物（如异位激素）或异常免疫反应（如交叉免疫）等原因间接引起，可表现为内分泌、神经、消化、造血、骨关节、肾脏及皮肤等系统的异常。

> （i）**提示**
>
> 　　内分泌腺的肿瘤（如垂体腺瘤）产生原内分泌腺固有的激素（如生长激素）导致的病变或临床表现，不属于副肿瘤综合征。

第八节　良性肿瘤与恶性肿瘤的区别

一、良性肿瘤与恶性肿瘤的区别（表6-6）

表6-6　良性肿瘤与恶性肿瘤的区别

鉴别要点	良性肿瘤	恶性肿瘤
分化程度	分化好,异型性小	不同程度分化障碍或未分化,异型性大
核分裂象	无或少,不见病理性核分裂象	多,可见病理性核分裂象
生长速度	缓慢	较快
生长方式	膨胀性或外生性生长	浸润性或外生性生长
继发改变	少见	常见,如出血、坏死、溃疡形成等
转移	不转移	可转移
复发	不复发或很少复发	易复发
对机体的影响	较小,主要为局部压迫或阻塞	较大,破坏原发部位和转移部位的组织;坏死、出血,合并感染;恶病质

二、其他肿瘤

1. 交界性肿瘤　是指一些组织形态和生物学行为介于良性、恶性之间的肿瘤,如卵巢交界性浆液性乳头状囊腺瘤。

2. 瘤样病变或假肿瘤性病变　指本身不是真性肿瘤,但其临床表现或组织形态类似肿瘤的病变。

 提示

　　肿瘤的良、恶性,是指其生物学行为的良、恶性。

第九节 常见肿瘤举例

一、上皮组织肿瘤

1. 良性肿瘤（表6-7）

表6-7 上皮组织的良性肿瘤

名称	特点
乳头状瘤	见于鳞状上皮、尿路上皮等被覆的部位。乳头状瘤呈外生性向体表或腔面生长，形成指状或乳头状突起，也可呈菜花状或绒毛状
管状腺瘤与绒毛状腺瘤	多见于结肠、直肠黏膜，常呈息肉状，可有蒂与黏膜相连，腺瘤可为广基、可为平坦
囊腺瘤	是由于腺瘤中腺体分泌物蓄积、腺腔逐渐扩大并互相融合的结果，肉眼可见大小不等的囊腔。常发生于卵巢等部位

2. 恶性肿瘤（表6-8）

表6-8 上皮组织的恶性肿瘤

名称	常见部位	特点
鳞状细胞癌（简称鳞癌）	鳞状上皮被覆的部位，如皮肤、口腔、唇、食管、喉、子宫颈、阴道及阴茎等处	①大体常呈菜花状，可形成溃疡 ②镜下，分化好的鳞状细胞癌，癌巢中央可出现层状角化物称为角化珠或癌珠；细胞间可见细胞间桥。分化较差的鳞状细胞癌可无角化，细胞间桥少或无
腺癌	胃肠道、肺、乳腺、女性生殖系统等	①是腺上皮的恶性肿瘤。癌细胞形成大小不等、形状不一，核分裂象多见 ②常见乳头状腺癌、囊腺癌、乳头状囊腺癌、黏液癌（胶样癌）等
基底细胞癌	老年人头面部	镜下，癌巢由深染的基底细胞样癌细胞构成；生长缓慢，表面常形成溃疡，浸润破坏深层组织，但很少转移，对放射治疗敏感，临床呈低度恶性的经过
尿路上皮癌	膀胱、输尿管或肾盂等	分为低级别和高级别尿路上皮癌。级别越高，越易复发和向深部浸润

二、间叶组织肿瘤

1. 良性肿瘤（表6-9）

表 6-9　间叶组织的良性肿瘤

名称	常见部位	特点
脂肪瘤	背、肩、颈及四肢近端皮下组织	主要发生于成人,是最常见的良性软组织肿瘤。外观常为分叶状,有被膜,质地柔软,切面呈黄色,似脂肪组织
血管瘤	许多部位	有毛细血管瘤、海绵状血管瘤、静脉血管瘤等类型。无被膜,界限不清,血管瘤在成年后一般停止发展,甚至可自然消退
淋巴管瘤	—	由增生的淋巴管构成,内含淋巴液。淋巴管可呈囊性扩张并互相融合,内含大量淋巴液,称为囊状水瘤,多见于小儿
平滑肌瘤	子宫等	瘤组织由梭形细胞构成,形态较一致,核呈长杆状,两端钝圆,形态类似平滑肌瘤细胞,排列成束状、编织状。核分裂象罕见
软骨瘤	骨膜	发生于此者称骨膜软骨瘤
	手足短骨和四肢长骨骨干髓腔内	发生于此者称内生性软骨瘤,使骨膨胀,外有薄骨壳

2. **恶性肿瘤**　恶性间叶组织肿瘤统称肉瘤(表 6-10),较癌少见。胚胎性横纹肌肉瘤多见于儿童,60% 的骨肉瘤多发生在 25 岁以下,脂肪肉瘤主要发生于中老年人。

表 6-10　间叶组织的肉瘤

名称	常见部位	好发人群	特点
脂肪肉瘤	软组织深部、腹膜后等	成人	是成人多见的肉瘤之一。大体观,多呈结节状或分叶状,可呈黏液样或鱼肉样。瘤细胞以出现脂肪母细胞为特点
横纹肌肉瘤	头颈部、泌尿生殖道等	10 岁以下儿童和婴幼儿	恶性程度高,生长迅速,易早期发生血道转移,预后差
平滑肌肉瘤	子宫、软组织、腹膜后、肠系膜、大网膜及皮肤等	中老年人	肿瘤细胞凝固性坏死和核分裂象的多少对诊断及其恶性程度的判断很重要
血管肉瘤	皮肤、乳腺、肝、脾、骨等器官和软组织	—	皮肤血管肉瘤较多见,尤其是头面部皮肤。肿瘤多隆起于皮肤表面,易坏死出血
纤维肉瘤	四肢皮下组织	婴幼儿(预后好)、成人	呈浸润性生长,切面灰白色、鱼肉状,常伴出血、坏死;镜下可见异型的梭形细胞呈"鲱鱼骨"样排列
骨肉瘤	四肢长骨干骺端,尤其是股骨下端和胫骨上端	青少年	为最常见的骨恶性肿瘤。X 射线检查可见 Codman 三角和日光放射状阴影。镜下,肿瘤细胞异型性明显,梭形或多边形,直接形成肿瘤性骨样组织或骨组织,这是诊断骨肉瘤最重要的组织学依据
软骨肉瘤	盆骨	40~70 岁	镜下见软骨基质中有异型的软骨细胞。一般比骨肉瘤生长慢,转移也较晚

3. 癌和肉瘤的鉴别（表 6-11）

表 6-11　癌和肉瘤的鉴别

鉴别要点	癌	肉瘤
组织分化	上皮组织	间叶组织
发病率	较高,约为肉瘤的 9 倍。多见于 40 岁以后成人	较低。有些类型主要发生在年轻人或儿童;有些类型主要见于中老年人
大体特点	质较硬、色灰白	质软、色灰红、鱼肉状
镜下特点	多形成癌巢,实质与间质分界清楚,纤维组织常有增生	肉瘤细胞多弥漫分布,实质与间质分界不清,间质内血管丰富,纤维组织少
网状纤维	见于癌巢周围,癌细胞间多无网状纤维	肉瘤细胞间多有网状纤维
转移	多经淋巴道转移	多经血道转移

三、神经外胚叶肿瘤

1. 胚胎早期的外胚叶有一部分发育为神经系统,称为神经外胚叶,包括神经管和神经嵴。

2. 中枢神经系统原发性肿瘤约 40% 为胶质瘤。周围神经系统较常见的肿瘤是神经鞘瘤和神经纤维瘤。

3. 视网膜母细胞瘤的肿瘤细胞为幼稚的小圆细胞,形态类似未分化的视网膜母细胞,可见特征性的 Flexner-Wintersteiner 菊形团。大多见于 3 岁以下婴幼儿,预后不好。

4. 恶性黑色素瘤多见于皮肤和黏膜,偶见于内脏。皮肤的恶性黑色素瘤可由黑色素细胞痣发展而来。

第十节　癌前疾病（或病变）、异型增生和原位癌

一、癌前病变

1. 定义　某些疾病（或病变）虽然本身不是恶性肿瘤,但具有发展为恶性肿瘤的潜能,患者发生相应恶性肿瘤的风险增加。这些疾病或病变称为癌前疾病或癌前病变。

2. 常见举例

（1）大肠腺瘤:可单发或多发,有绒毛状腺瘤、管状腺瘤等类型。绒毛状腺瘤发生癌变的机会更大。家族性腺瘤性息肉病（FAP）几乎均会发生癌变。

（2）乳腺导管上皮非典型增生（ADH）:常见于 40 岁左右的妇女。可发展为浸润性乳腺癌。

（3）慢性胃炎与肠上皮化生：胃的肠上皮化生与胃癌的发生有一定关系。慢性幽门螺杆菌性胃炎与胃的黏膜相关淋巴组织（MALT）发生的 B 细胞淋巴瘤及胃腺癌有关。

（4）溃疡性结肠炎：是一种炎性肠病。可发展为结肠腺癌。

（5）皮肤慢性溃疡：由于长期慢性刺激，鳞状上皮增生和非典型增生，可进一步发展为癌。

（6）黏膜白斑：常发生在口腔、外阴等处。鳞状上皮过度增生、过度角化，可出现异型性。大体观呈白色斑块。长期不愈有可能转变为鳞癌。

> **ⓘ 提示**
>
> 癌前疾病（或病变）并不一定会发展为恶性肿瘤。从癌前状态发展为癌，可经过很长时间。

二、异型增生和原位癌

1. 非典型增生　用于描述细胞增生并出现异型性，多用于上皮的病变，包括被覆上皮（如鳞状上皮、尿路上皮）和腺上皮（如乳腺导管上皮、子宫内膜腺上皮）。可见于肿瘤性病变，也可见于修复、炎症等情况（所谓反应性非典型增生）。

2. 异型增生　用于描述与肿瘤形成相关的非典型增生。当致病因素去除时，某些未累及上皮全层的异型增生可能会逆转消退。

3. 原位癌（CIS）　常用于上皮的病变，指异型增生的细胞在形态和生物学特性上与癌细胞相同，常累及上皮的全层，但没有突破基底膜向下浸润，有时也称为上皮内癌。

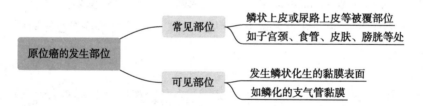

4. 上皮内瘤变　用于描述上皮的异型增生、原位癌，多采用两级分类法。如胃肠道黏膜的低级别上皮内瘤变（轻度异型增生和中度异型增生）、高级别上皮内瘤变（重度异型增生和原位癌）。

第十一节　肿瘤发生的分子基础

一、细胞生长与增殖的调控

1. 信号转导过程

（1）正常细胞的生长与增殖通常依赖于生长因子等外源性信号。这些信号与相应受体结合,引发细胞内特定分子有序的相互作用,最终产生特定的效应(如细胞分裂)。

(2)生长因子可通过细胞信号转导过程,导致一些转录因子的激活,继而促进特定基因的转录,包括调节细胞周期的基因。

2. 细胞周期的调控

(1)细胞周期的进行依靠细胞周期蛋白和细胞周期蛋白依赖性激酶(CDK)复合物的推动。

(2)CDK 的活性受 CDK 抑制物(CKI)抑制。CKI(如 p16、p21、p27)的表达,受上游分子的调控。

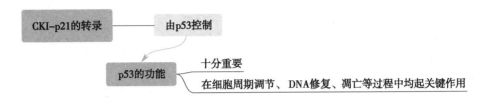

二、肿瘤发生与发展的分子机制

1. 癌基因活化

(1)概述

1)反转录病毒基因组中含有某些 RNA 序列,为病毒致瘤或导致细胞恶性转化所必需,称为病毒癌基因。

2)在正常细胞基因组中发现与病毒癌基因十分相似的 DNA 序列,称为原癌基因。原癌基因正常时并不导致肿瘤,当发生某些异常时,能使细胞发生恶性转化;这时,这些基因称为细胞癌基因,如 *c-ras*、*c-myc* 等。其编码的肿瘤蛋白/癌蛋白可持续刺激细胞自主生长。

(2)原癌基因的激活(表 6-12):指原癌基因转变为细胞癌基因的过程。

表 6-12　原癌基因的激活

激活方式	特点
点突变	如促进细胞生长的信号转导蛋白 *ras* 基因 12 号密码子 GGC 经碱基置换,成为 GTC,致 Ras 蛋白的 12 号氨基酸(甘氨酸)变为缬氨酸。突变的 Ras 蛋白不能将 GTP 水解为 GDP,因此一直处于活性状态;不受上游信号控制,持续促进细胞增殖
基因扩增	特定基因过度复制,其拷贝数增加,导致特定的基因产物过量表达。如神经母细胞瘤中发生的 *N-myc* 扩增,乳腺癌中 *HER2* 基因扩增
染色体重排	包括染色体转位和倒转。原癌基因所在的染色体发生染色体重排,可以导致原癌基因的表达异常或结构与功能异常

1）原癌基因可因染色体转位被置于很强的启动子控制之下，转录增加，过度表达：如 Burkitt 淋巴瘤时 8 号染色体上的 *c-myc* 转位到 14 号染色体上编码免疫球蛋白重链的位点，导致 *c-myc* 基因过度表达。

2）由于转位产生具有致癌能力的融合基因或嵌合基因，编码融合蛋白，导致细胞恶性转化：如慢性粒细胞白血病时"费城染色体" 9 号染色体上的原癌基因 *ABL* 转位至 22 号染色体的 *BCR* 位点，导致 Abl 蛋白的氨基端被 Bcr 蛋白序列取代，形成一个功能异常的 Bcr/Abl 融合蛋白，导致细胞转化。

（3）癌基因举例（表 6-13）

表 6-13　癌基因举例

分类	原癌基因	活化机制	相关人类肿瘤
生长因子			
PDGF-β 链	*PDGFB*	过度表达	星形细胞瘤、骨肉瘤
FGF	*FGF3*	扩增	胃癌、膀胱癌、乳腺癌、黑色素瘤
HGF	*HGF*	过度表达	肝细胞癌、甲状腺癌
生长因子受体			
EGF 受体家族	*ERBB1*	突变	肺癌
	ERBB2	扩增	乳腺癌、卵巢癌、肺癌和胃癌
FMS 样酪氨酸激酶 3	*FLT3*	点突变	白血病
促神经因子受体	*RET*	点突变	MEN 2A 和 2B、家族性甲状腺髓样癌
PDGF 受体	*PDGFRB*	过度表达、易位	胶质瘤、白血病
KIT 受体	*KIT*	点突变	胃肠间质肿瘤、精原细胞瘤、白血病
ALK 受体	*ALK*	转位、融合基因、点突变	肺腺癌、部分淋巴瘤、神经母细胞瘤
信号转导蛋白			
G 蛋白	*K-RAS*	点突变	结肠、肺、胰腺肿瘤
	H-RAS	点突变	膀胱和肾肿瘤
	N-RAS	点突变	黑色素瘤、造血系统肿瘤
非受体型酪氨酸激酶	*ABL*	转位	CML、ALL
RAS 信号转导蛋白 / 激酶	*BRAF*	点突变	黑色素瘤、白血病、结肠癌等
转录因子			
	c-myc	转位	Burkitt 淋巴瘤
	N-myc	扩增	神经母细胞瘤、小细胞肺癌
	L-myc	扩增	小细胞肺癌

续表

分类	原癌基因	活化机制	相关人类肿瘤
细胞周期调节蛋白			
cyclinD	CCND1	转位	套细胞淋巴瘤、多发性骨髓瘤
		扩增	乳腺癌、食管癌
周期素依赖激酶4	CDK4	扩增或点突变	胶质母细胞瘤、黑色素瘤、肉瘤

2. 肿瘤抑制基因功能丧失

（1）概述：肿瘤抑制基因的两个等位基因都发生突变或丢失（纯合型丢失）时，其功能丧失，可导致细胞发生转化。

（2）典型的肿瘤抑制基因

1）RB 基因：定位于染色体 13q14，其纯合型丢失见于所有视网膜母细胞瘤。RB 基因的丢失或失活也见于膀胱癌、肺癌、乳腺癌、骨肉瘤等。

RB 蛋白在调节细胞周期中起重要作用（图 6-1）。RB 功能丧失的结果是 E2F 的转录活性处于无控状态，使细胞失去了控制 G_1/S 期转换的一个重要机制。某些 DNA 病毒产物（如人乳头瘤病毒产生的 E7）也是通过与蛋白结合并抑制其活性而导致肿瘤。

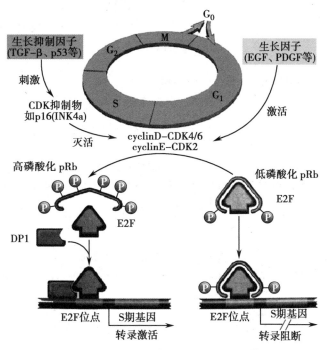

图 6-1　RB 蛋白参与细胞周期的调节

注：①在 G_1 期，cyclinD-CDK4/6、cyclinE-CDK2 复合物活化后，使一系列靶蛋白（包括 RB）磷酸化。②RB 通常与转录因子 EF 家族成员结合，阻止后者的转录活性。③RB 高磷酸化导致 RB 与 E2F 解离，使 E2F 刺激 S 期基因的转录。

2）*p53* 基因：定位于染色体 17p13.1。p53 蛋白由 393 个氨基酸组成，具有特异的转录激活作用。人类肿瘤 50% 以上有 *p53* 基因的突变。*p53* 的功能及其突变在肿瘤形成中的作用，见图 6-2。

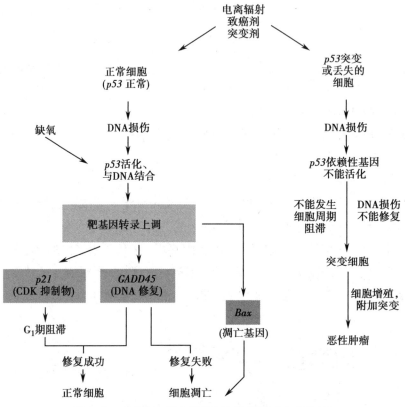

图 6-2　*p53* 的功能及其突变在肿瘤形成中的作用

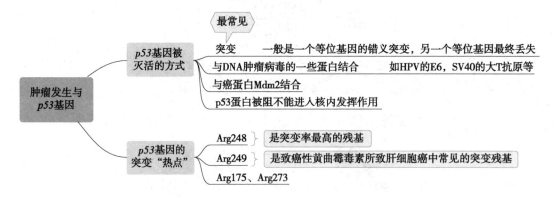

3）*NF1* 基因：定位于 17 号染色体上，其突变失活导致 I 型神经纤维瘤病。

4）*APC* 基因：*APC* 的失活是大肠癌发生过程中较早的一步。APC 蛋白的功能与 Wnt 信号转导通路有关。

5）*INK4A* 基因：其编码的蛋白是 CKI 中的 p16^INK4A，它抑制 CDK4/cyclinD 或 CDK6/

cyclinD 的活性,阻止 G_1 期向 S 期转变。*INK4A* 活性丧失的效果类似 *RB* 基因功能的丧失。

6）*VHL* 基因:该基因突变是 VHL 综合征相关的透明细胞肾细胞癌的重要分子病理变化。散发性肾透明细胞癌也存在 *VHL* 基因突变。VHL 蛋白促进低氧诱导因子 –1α（HIF–1α）的降解。HIF 是一个转录因子,具有调节细胞增殖、肿瘤血管生成、代谢等重要功能。

（3）重要的肿瘤抑制基因和相关的人类肿瘤（表 6–14）

表 6–14　重要的肿瘤抑制基因和相关的人类肿瘤

基因	功能	相关的体细胞肿瘤	与遗传型突变相关的肿瘤
APC	抑制 Wnt 信号转导	胃癌、结肠癌、胰腺癌、黑色素瘤	家族性腺瘤性息肉病、结肠癌
RB	调节细胞周期	视网膜母细胞瘤、骨肉瘤、乳腺癌、结肠癌、肺癌	家族性视网膜母细胞瘤、骨肉瘤
p53	调节细胞周期和转录；DNA 损伤所致的凋亡	大多数人类肿瘤	Li–Fraumeni 综合征、多发性癌和肉瘤
WT–1	转录调控	肾母细胞瘤	家族性肾母细胞瘤
P16	周期素依赖激酶抑制物（CKI）	胰腺癌、食管癌、黑色素瘤、乳腺癌	家族性恶性黑色素瘤
NF–1	间接抑制 ras	神经母细胞瘤	Ⅰ型神经纤维瘤病、恶性外周神经鞘膜瘤
BRCA–1	DNA 修复	—	女性家族性乳腺癌和卵巢癌
BRCA–2	DNA 修复	—	男性和女性乳腺癌
VHL	调节 HIF	肾细胞癌	遗传性肾细胞癌、小脑血管母细胞瘤

3. 代谢重编程　有氧糖酵解过程中产生的中间代谢产物（如葡糖 –6– 磷酸）是肿瘤细胞构建细胞结构、参与细胞合成代谢的重要物质。

4. 凋亡调节基因功能紊乱　肿瘤生长取决于细胞增殖与细胞死亡的比例。凋亡调节基因功能紊乱、凋亡途径发生障碍可导致凋亡抵抗,促进肿瘤形成。

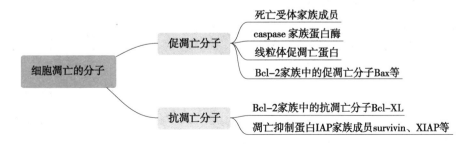

5. 无限增殖能力 / 细胞永生化　肿瘤细胞获得无限增殖能力、细胞永生化与端粒酶再激活、控制细胞老化基因失常、癌症干细胞（或称肿瘤干细胞）等相关。许多恶性肿瘤细胞都含有端粒酶活性，使其端粒不会缩短，细胞无限增殖。

6. 持续的血管生成　肿瘤诱导新生血管生成对于肿瘤的持续生长具有重要影响。

7. 浸润和转移能力的获得　肿瘤的浸润和转移与细胞黏附分子、细胞外基质、上皮 –间质转化、形成高侵袭性的瘤细胞亚克隆以及肿瘤血管生成等密切相关。

8. 免疫监视的逃避　肿瘤细胞可通过减少肿瘤抗原表达等方式，逃脱免疫监视；通过表达 TCF-β、PD-1 配体等，抑制机体免疫反应；甚至通过诱导免疫细胞的死亡，破坏机体的免疫系统。

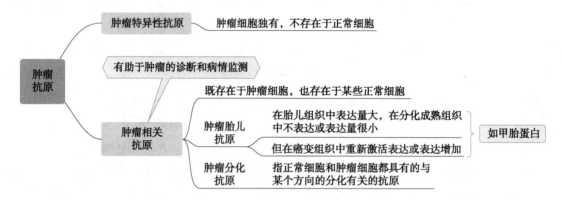

9. 基因组不稳定性　DNA 修复机制有异常时，DNA 损伤被保留下来，并可能在肿瘤发生中起作用。如着色性干皮病患者，不能修复紫外线导致的 DNA 损伤，其皮肤癌的发生率极高，且发病年龄轻。

10. 肿瘤微环境　具有促瘤效应。

11. 表观遗传调控与肿瘤　经典的 DNA 碱基序列改变可致遗传变化，还有一些遗传变化不是由于 DNA 碱基序列改变引起的，称为表观遗传学改变，包括 DNA 甲基化、组蛋白修饰等。

12. 肿瘤发生是一个多步骤的过程　细胞的完全恶性转化，一般需要多个基因的改变，如数个癌基因的激活，或肿瘤抑制基因的失活，以及其他基因变化。结肠直肠癌的多步骤发生模式见图 6-3。

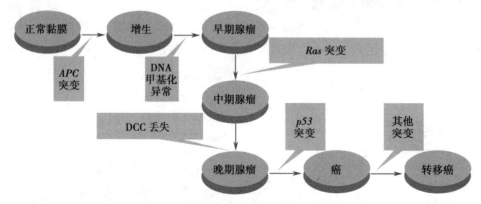

图 6-3　结肠直肠癌的多步骤发生模式

第十二节　环境致瘤因素

一、化学物质

1. 间接化学致癌物（表6-15）

表6-15　间接化学致癌物

名称	来源	举例	相关肿瘤
多环芳烃	石油、煤焦油	致癌性特别强的有3，4-苯并芘、1,2,5,6-双苯并蒽等	与肺癌、胃癌的发生可能有一定关系
致癌的芳香胺类	与印染、橡胶有关	乙萘胺、联苯胺等	与膀胱癌的发生有关
		猩红等氨基偶氮染料	可引起实验性大白鼠肝细胞癌
亚硝胺类物质	①亚硝酸盐：肉类食品的保存剂与着色剂,细菌分解硝酸盐产生 ②在胃内,亚硝酸盐与来自食物的二级胺合成亚硝胺	—	可能引起人胃肠道癌等;河南省林县的食管癌与食物中的亚硝胺含量高有关
真菌毒素	黄曲霉菌广泛存在于霉变食品中。霉变的花生、玉米及谷类含量最多	黄曲霉毒素有多种,以黄曲霉毒素B1致癌性最强	黄曲霉毒素B1可诱发肝细胞癌,与HBV感染有协同作用

2. 直接化学致癌物　①主要是烷化剂和酰化剂。有些烷化剂用于临床,如环磷酰胺用于抗肿瘤治疗和抗免疫治疗,但可能诱发恶性肿瘤（如粒细胞性白血病）。②一些金属元素、非金属元素和有机化合物对人类有致癌作用。

二、物理致癌因素

1. 紫外线（UV）　可引起皮肤鳞癌、基底细胞癌和恶性黑色素瘤。

2. 电离辐射　包括X射线、γ射线以及粒子形式的辐射如β粒子等,可引起癌症。辐射能使染色体发生断裂、转位和点突变,导致癌基因激活或者肿瘤抑制基因灭活。

三、生物致癌因素

1. DNA 肿瘤病毒

（1）人乳头瘤病毒（HPV）：HPV-6、HPV-11 与生殖道和喉等部位的乳头状瘤有关；HPV-16、HPV-18 与子宫颈等部位的癌有关。HPV 的 E6 和 E7 蛋白能与 RB 和 p53 蛋白结合，抑制它们的功能，导致肿瘤发生。

（2）Epstein-Barr 病毒（EBV）：与伯基特（Burkitt）淋巴瘤和鼻咽癌等肿瘤有关。

（3）乙型肝炎病毒（HBV）：与肝细胞癌有关。

2. RNA 肿瘤病毒

（1）急性转化病毒：含有病毒癌基因（如 *v-src*、*v-abl* 等），病毒感染细胞后，以病毒 RNA 为模板在反转录酶催化下合成 DNA，然后整合到宿主 DNA 中并表达，导致细胞转化。

（2）慢性转化病毒：本身不含癌基因，但有很强的促进基因转录的启动子或增强子。反转录后插入宿主细胞 DNA 的原癌基因附近，引起原癌基因激活和过度表达，使宿主细胞转化。

（3）主要发生于日本和加勒比海地区的"成人 T 细胞白血病 / 淋巴瘤"（ATL），与人类 T 细胞白血病 / 淋巴瘤病毒 I（HTLV-1）有关。HTLV-1 不含有已知的癌基因，也不在特定原癌基因附近整合。它的转化活性与其 *tax* 基因有关。

3. 细菌　幽门螺杆菌感染与胃的黏膜相关淋巴组织（MALT）发生的 MALT 淋巴瘤、胃腺癌有关。

第十三节　肿瘤与遗传

常染色体显性遗传的遗传性肿瘤综合征，如家族性视网膜母细胞瘤、家族性腺瘤性息肉病、神经纤维瘤病等；常染色体隐性遗传的遗传性肿瘤综合征，如着色性干皮病、Bloom 综合征、Li-Fraumeni 综合征；一些肿瘤有家族聚集倾向，如乳腺癌、胃肠癌等，可能与多因素遗传有关。遗传性肿瘤综合征举例，见表 6-16。

表 6-16　遗传性肿瘤综合征举例

综合征	受累基因	染色体定位	相关肿瘤
家族性视网膜母细胞瘤	*RB*	13q14.3	视网膜母细胞瘤、骨肉瘤
家族性腺瘤性息肉病	*APC*	5q21	结直肠癌
神经纤维瘤病 I 型	*NF-1*	17q12	神经纤维瘤、恶性外周神经鞘膜瘤
Li-Fraumeni 综合征	*p53*	17p12-13	肉瘤、乳腺癌、脑肿瘤、白血病

续表

综合征	受累基因	染色体定位	相关肿瘤
着色性干皮病	*XPA*、*XPB* 等	9q34、2q21 等	皮肤癌症
毛细血管扩张性共济失调症	*ATM*	11q12	淋巴瘤、白血病
Bloom 综合征	*BLM*	15q26.1	白血病、实体肿瘤
Fanconi 贫血	*FACC*、*FACA*	9q22.3、16q24.3	白血病
Wilms 瘤	*WT-1*	11p13	Wilms 瘤
von Hippel–Lindau 综合征（VHL综合征）	*VHL*	3p25	肾细胞癌、小脑血管母细胞瘤
遗传性非息肉病性结直肠癌	*MSH-2* 等	2p16	结直肠癌
家族性乳腺癌	*BRCA-1*	17q21	乳腺癌、卵巢癌
	BRCA-2	13q12	乳腺癌

○ 经 典 试 题 ○

（研）1. 下列属于良性肿瘤的是

　　A. 白血病　　　　　　　　　　B. 黑色素瘤

　　C. 肾母细胞瘤　　　　　　　　D. 软骨母细胞瘤

（执）2. 肿瘤相关抗原通常不能诱导有效抗肿瘤免疫的原因是

　　A. 无诱导抗体产生能力　　　　B. 表达量低

　　C. 多为自身抗原　　　　　　　D. 抗原具有单一性

　　E. 多为 T1 抗原

（研）3. 下列与肿瘤分期相关的有

　　A. 肿瘤的大小　　　　　　　　B. 淋巴结有无转移

　　C. 肿瘤的浸润深度　　　　　　D. 肿瘤的分化程度

【答案】

　1. D　2. C　3. ABC

○ 温 故 知 新 ○

肿瘤概述

定义 —— 指机体的细胞异常增殖形成的新生物

增殖
- 肿瘤性增殖
  - 一般呈克隆性
  - 即使消除引起肿瘤性增殖的初始因素，仍能持续生长
- 非肿瘤性增殖
  - 一般呈多克隆性
  - 引起细胞增殖的原因消除后一般不再继续增殖

大体形态
- 数目、大小、形状、颜色、质地
- 与周围组织的关系
  - 良性肿瘤　可形成包膜，与周围组织常分界清楚
  - 恶性肿瘤　多数与周围组织界限不清

组织形态
- 肿瘤实质　是影响肿瘤生物学行为的主要因素
- 肿瘤间质　支持和营养肿瘤实质、参与肿瘤免疫反应等

分化 —— 肿瘤的组织形态和功能越是类似某种正常组织，说明其分化程度越高或分化越好

异型性
- 包括结构异型性、细胞异型性
- 临床意义　异型性是区别良恶性肿瘤的重要指标　｝ 良性肿瘤的异型性较小，恶性肿瘤的异型性较大

命名
- 良性肿瘤　在组织或细胞类型的名称后面加一个"瘤"字　如腺瘤
- 恶性肿瘤
  - 上皮组织的恶性肿瘤统称为癌　如鳞癌
  - 间叶组织的恶性肿瘤统称为肉瘤　如纤维肉瘤
- 部分特殊情况
  - 结合肿瘤的形态特点命名等　如乳头状囊腺瘤等
  - 母细胞瘤
    - 良性　骨母细胞瘤
    - 恶性　神经母细胞瘤、髓母细胞瘤和肾母细胞瘤等
  - 白血病、精原细胞瘤等为恶性肿瘤

生长 —— 方式包括膨胀性、外生性和浸润性生长

扩散 —— 局部浸润和直接蔓延、淋巴道转移、血道转移、种植性转移

分级
- I级　高分化、低度恶性
- II级　中分化、中度恶性
- III级　低分化、高度恶性

分期 —— 指恶性肿瘤的生长范围和播散程度，常用TNM分期法

肿瘤

- 对机体的影响
  - 良性肿瘤
    - 影响较小，主要表现为局部压迫和阻塞症状
    - 位于腔道或重要器官，可引起较严重的后果
    - 可发生继发性改变
    - 发生于内分泌腺，可引起相应症状
    - 生长缓慢，多为膨胀性或外生性生长
  - 恶性肿瘤
    - 影响较大，引起局部压迫和阻塞症状，易并发溃疡、出血、穿孔等
    - 可致顽固性疼痛、发热、内分泌紊乱、恶病质
    - 生长较快，多为浸润性或外生性生长
  - 交界性肿瘤　组织形态和生物学行为介于良性、恶性之间
  - 副肿瘤综合征　异位内分泌综合征属于副肿瘤综合征

- 常见肿瘤
  - 上皮组织肿瘤
    - 良性　如乳头状瘤、管状腺瘤与绒毛状腺瘤、囊腺瘤
    - 恶性　如鳞癌、腺癌、基底细胞癌
  - 间叶组织肿瘤
    - 良性　如脂肪瘤、血管瘤、淋巴管瘤、软骨瘤
    - 恶性　如脂肪肉瘤、横纹肌肉瘤等
  - 神经外胚叶肿瘤　如胶质瘤、视网膜母细胞瘤、恶性黑色素瘤等

- 癌前病变　如绒毛状腺瘤、乳腺导管上皮非典型增生、慢性胃炎与肠上皮化生、黏膜白斑等

- 异型增生和原位癌
  - 非典型增生　多用于上皮的病变，可见于肿瘤性病变，也见于修复、炎症等
  - 异型增生　用于描述与肿瘤形成相关的非典型增生
  - 原位癌　常累及上皮的全层，但没有突破基底膜向下浸润
  - 上皮内瘤变　用于描述上皮的异型增生、原位癌
    - 举例：胃肠道黏膜
      - 低级别上皮内瘤变（轻度和中度异型增生）
      - 高级别上皮内瘤变（重度异型增生和原位癌）

- 肿瘤发生的分子基础
  - 细胞生长与增殖的调控
    - 信号转导过程
    - 细胞周期的调控
  - 肿瘤发生与发展的分子机制
    - 癌基因活化
      - 原癌基因的激活方式：点突变、基因扩增和染色体重排
    - 肿瘤抑制基因功能丧失
      - 典型的肿瘤抑制基因：*RB*基因、*p53*基因等
  - 代谢重编程、凋亡调节基因功能紊乱
  - 无限增殖能力/细胞永生化
  - 持续的血管生成、浸润和转移能力的获得、免疫监视的逃避等

- 环境致瘤因素
  - 化学致癌物
    - 间接：如多环芳烃、亚硝胺类物质等
    - 直接：主要是烷化剂和酰化剂
  - 物理致癌因素　如紫外线、电离辐射等
  - 生物致癌因素　DNA肿瘤病毒（如HPV、EBV和HBV）、RNA肿瘤病毒和细菌（幽门螺杆菌感染与胃的MALT淋巴瘤、胃腺癌有关）

第七章

环境和营养性疾病

第一节 环境污染和职业暴露

一、空气污染

1. 室外空气污染

（1）臭氧：化学性质高度不稳定，容易与细胞膜表面的不饱和脂肪酸发生反应，生成过多的自由基而发挥毒性作用，导致炎性介质的释放，引起呼吸道的炎症。

（2）微粒

1）直径为 $3\sim5\mu m$ 的微粒，最容易被吸入并沉着在肺部，引起肺部疾病。如长期吸入二氧化硅（矽）粉尘，可导致硅肺。

2）直径较大的烟尘，通常被鼻腔气道支气管的黏膜所阻挡和排出，即使吸入肺内的烟尘，其大部分也可通过支气管黏液纤毛流被清除到体外。

3）急性暴露在柴油燃烧后产生的细小微粒可刺激眼、喉和肺，引起哮喘发作，促使心肌缺血。

（3）酸性气溶胶：可刺激呼吸道上皮，改变黏膜纤毛上皮细胞的自净功能，进一步加重哮喘病患者的呼吸功能。

（4）一氧化碳：一氧化碳是一种无色无味的气体，被吸入后可迅速导致身体不适，甚至死亡。燃烧时，供氧条件越差，一氧化碳含量越高。

2. 室内空气污染

（1）室内一氧化碳

1）取暖和天然气热水器使用不当可造成急性一氧化碳中毒（即煤气中毒）。

2）在密闭室内燃放煤气造成一氧化碳中毒是自杀死亡的常见原因。

3）急性一氧化碳中毒时，全身皮肤和黏膜呈特殊的樱桃红色，其他器官出现缺氧改变。

（2）甲醛：甲醛被世界卫生组织（WHO）确定为一类致癌物。甲醛浓度在 1mg/L 时即可引起急性眼和上呼吸道的刺激感或加重已有的哮喘症状。

（3）木材烟雾：木材烟雾可刺激呼吸道，是肺部感染的前因，所含的多环碳氢化合物是危险的致癌物。

（4）氡气：氡气被吸入后，在肺部继续衰变产生 α 射线，可致肺癌。

　　室外的一氧化碳主要来自汽车发动机运转产生的尾气等,室内主要来自人群吸烟、取暖设备和厨房。

二、职业及环境暴露性污染

　　1. 有机溶剂　常见的有机溶剂有氯仿、四氯化碳、苯、三氯乙烯和甲醇等。

　　(1)急性吸入高浓度有机溶剂:可引起头痛、眩晕、中枢神经系统抑制、昏迷、肝肾损害、骨髓造血功能改变等。

　　(2)长期低剂量吸入有机溶剂:可使肿瘤发生的危险性增加,对生殖能力有一定影响。

　　2. 塑料、橡胶及高分子聚合物

　　(1)合成聚氯乙烯时使用的氯乙烯可通过肺和皮肤进入体内,导致血管肉瘤。

　　(2)橡胶工人接触的 1,3- 丁二烯可导致白血病的发病危险性增加。

　　(3)增塑剂邻苯二甲酸酯可引起实验大鼠的睾丸损伤。

　　3. 金属元素　包括铅、汞、砷、镉等。

　　4. 非金属元素

　　(1)氟:摄入氟过多可引起氟中毒。慢性氟中毒的典型表现是氟斑牙和氟骨症。

　　(2)碘:长期碘摄入不足可引起以脑发育障碍及弥散性非毒性甲状腺肿为主要特征的碘缺乏病。碘摄入过量也会引起甲状腺肿,水源性高碘可引起高碘性甲状腺肿。

　　5. 农药及灭鼠药污染

　　(1)有机磷农药(如敌百虫和对硫磷)的急性中毒机制为抑制乙酰胆碱酯酶活性,使组织中神经递质乙酰胆碱过量蓄积,神经系统处于兴奋状态,可因呼吸衰竭而死亡。

　　(2)除草剂(如百草枯)可促进细胞的氧化还原反应、产生大量氧自由基,造成多个系统的损害。

　　(3)溴敌隆是常用的灭鼠药,可阻止肝脏产生凝血酶原,破坏血液的凝固功能。

第二节　个人暴露——成瘾及其相关疾病

一、吸烟

　　1. 吸烟与心血管疾病　吸烟是心血管疾病的重要危险因素,发病机制可能如下。

　　(1)促进血小板聚集,促进血栓形成。

　　(2)使一氧化氮生物合成减少,引起血管内皮功能紊乱。

（3）促进体内脂质的过氧化反应,增强氧化应激水平。

（4）增强炎症反应。

（5）引起心肌能量代谢障碍等。

2. 吸烟与肺癌　香烟成分中多环碳氢化合物和亚硝胺是潜在的致癌剂,能直接引起肺癌发生。吸烟量与肺癌发生具有量效关系。

3. 吸烟与其他疾病

（1）吸烟可导致慢性气管炎和肺气肿、女性骨质疏松症加重和绝经期提前;怀孕期女性吸烟将会影响到胎儿的发育,吸烟母亲发生胎盘早剥、前置胎盘、子宫出血和羊膜早破的危险也增加;消化性溃疡的发生可能与吸烟有关。

（2）与吸烟有关的其他肿瘤:包括唇癌、舌癌、口腔癌、喉癌、食管癌、膀胱癌等。

二、酒精中毒

1. 类型

（1）急性酒精中毒:俗称醉酒,可引起中枢神经系统兴奋及随后的抑制状态,重度中毒可造成呼吸、心跳抑制而死亡。

（2）慢性酒精中毒:其特征是性格改变、智能衰退和心理障碍。慢性酒精中毒可造成肝脏损害、营养不良（如维生素 B_1 缺乏症和叶酸缺乏症）以及神经系统损害等。

2. 酒精对器官和组织的作用

（1）消化系统

1）慢性酒精中毒时主要表现为脂肪肝和肝硬化。长期大量饮酒可引起谷氨酰转肽酶、丙氨酸氨基转移酶和天冬氨酸氨基转移酶活性异常,加速肝纤维化的形成,肝癌的发生危险亦增加。

2）酒精刺激可引起消化性溃疡和反流性食管炎。剧烈呕吐还引起食管－胃结合部的撕裂,甚至大出血。

3）小肠黏膜受损,引起相关物质吸收不良。

4）酗酒时酒精直接刺激胰液和胰酶分泌过量可导致急性胰腺炎;长期酒精刺激胃泌素分泌↑,引起胃酸分泌量增加,进而引起胰腺和胰酶分泌亢进,可导致慢性胰腺炎。

（2）神经系统

1）慢性酒精中毒者可出现大脑皮质萎缩,重量减轻,脑室扩大。

2）酒精引起的维生素 B_1 缺乏可造成 Wernicke-Korsakoff 脑病;引起的烟酸缺乏造成糙皮性脑病。

（3）心血管系统

1）酒精使血管运动中枢受抑制,使外周毛细血管扩张,并产生一种特殊的温暖感觉。

2）酒精中毒引起扩张型心肌病,又称为酒精性心肌病,病理改变有心肌变性、纤维化及心腔扩张。

（4）其他系统：酒精中毒可导致巨幼细胞贫血。急性酒精中毒还可引起暂时性的血小板减少症，造成出血。酗酒可造成酒精中毒性肌病。男性慢性酒精中毒者常可发生不育、性欲下降、男性乳腺发育，女性者则常见骨质疏松症。酗酒者口腔癌、喉癌和食管癌的发病率高于非酗酒者。饮酒可加重慢性肝炎患者肝细胞的损害，促进肝癌的发生。

（5）胎儿酒精综合征：此征是母亲在妊娠期间酗酒对胎儿造成的永久出生缺陷。其机制与酒精通过母体进入胎盘后，阻碍胎儿神经细胞及脑部结构的发育或造成畸形、破坏神经元及脑部结构有关。

（6）多器官功能衰竭：可见于急性酒精中毒，饮酒量与器官损害的多少成正比。各系统发生损伤的顺序为神经系统、消化系统、肺、心、肾，甚至引起代谢紊乱、休克和DIC。

三、治疗性药物损伤

1. 激素替代疗法　最常见的形式是用含有雌激素和孕酮的药物来治疗绝经期和绝经后妇女。采用激素替代疗法5年以上的患者，其乳腺癌发生的危险和血栓形成率增加。

2. 口服避孕药　口服避孕药可减低子宫内膜癌和卵巢癌的发病率，增加血栓形成的危险性，降低盆腔炎和乳腺纤维性囊肿的危险。

四、药物滥用

药物滥用是指违背了公认的医疗用途和社会准则而使用的任何一种药物。这些药物可产生欣快感，但常常引起生理、情感、精神或感官上的损害。常见的滥用药物，如阿片类物质、可卡因、苯丙胺类和致幻剂。

第三节　营养性疾病

一、肥胖症

1. 概述　肥胖症是最常见的过营养性疾病，一般超过正常体重的20%即为肥胖。根据WHO亚太地区标准体重指数（BMI）来计算肥胖程度和估计危险度，即BMI=体重（kg）/[身高（m）]^2，正常BMI值为18.5~23.9kg/m^2。

2. 病因和发病机制

（1）热量摄入多于热量消耗使脂肪合成增加是肥胖的物质基础。

（2）活动过少、体育锻炼不足、产后休养等导致热量消耗不足也是肥胖的原因。

（3）环境、遗传以及精神因素等在肥胖的发病机制中起重要作用。

（4）参与体内能量平衡调节的因素很多，其中瘦素、胰岛素为负反馈调节，胃促生长激素为正反馈调节,三种激素通过反馈作用来调节体重。

3. 危害

(1)肥胖可影响形体美观,易引起多种并发症,影响预期寿命。

(2)与肥胖相关的疾病有 2 型糖尿病、动脉粥样硬化症、高血压、脑血管病、脂肪肝、骨关节炎、胆结石、血脂异常、某些癌症(包括子宫内膜、乳腺、卵巢、前列腺、肝、胆囊、肾和结肠癌等)。

(3)肥胖者手术后切口愈合慢,并发症较多。

4. 治疗 限制热量摄入和适量增加运动是当前有效的减肥方法。使用减肥药物要十分慎重,对极度肥胖者可行胃肠旁路手术治疗。

二、营养不良

1. 蛋白质 – 能量营养不良 是因食物供应不足或疾病因素引起的一种营养缺乏病,临床表现为营养不良性消瘦和恶性营养不良。

2. 维生素缺乏症 维持人体健康所需的维生素有 13 种,其中维生素 A、D、E、K 是脂溶性,其余为水溶性。消化功能紊乱时可造成脂溶性维生素缺乏。临床上单一的维生素缺乏不常见,维生素缺乏常常是蛋白质 – 能量营养不良的伴随结果。

◦ 温 故 知 新 ◦

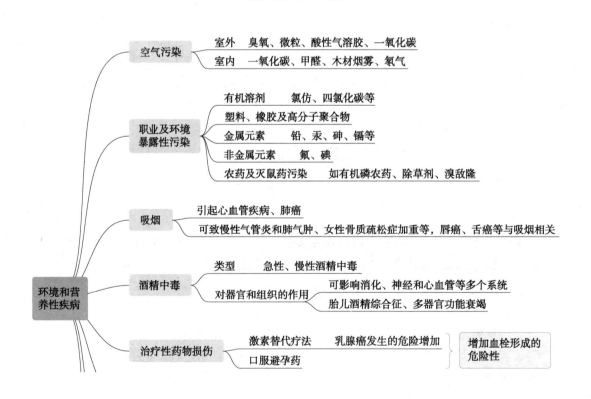

药物滥用　　　滥用阿片类物质、可卡因等，常引起生理、情感、精神或感官上的损害

肥胖症　危害　影响形体美观，易引起多种并发症，影响预期寿命
　　　　　　　相关疾病有2型糖尿病、动脉粥样硬化症、高血压、脑血管病、某些癌症等
　　　　　　　肥胖者手术后切口愈合慢，并发症较多
　　　　治疗　限制热量摄入和适量增加运动，对极度肥胖者可手术

营养不良　蛋白质-能量营养不良　　表现为营养不良性消瘦和恶性营养不良
　　　　　维生素缺乏症　　常是蛋白质-能量营养不良的伴随结果

第八章

遗传性疾病和儿童疾病

第一节　遗传性疾病

一、与遗传性疾病相关的基因异常

1. 蛋白质编码基因突变

（1）点突变：是指 DNA 链中一个碱基对被另一个碱基对替换。包括错义突变（如镰状细胞贫血时血红蛋白 β 珠蛋白链中正常的谷氨酸变成了缬氨酸）和无义突变（导致蛋白质合成减少或不合成）。

（2）移码突变：在 DNA 编码顺序中插入或缺失一个或两个碱基对，造成该位置之后的一系列基因发生移位错误，其编码的氨基酸种类和顺序改变，影响蛋白质的生物学功能。

（3）三核苷酸重复序列突变：是指基因组中脱氧三核苷酸串联重复拷贝数增加，且拷贝数的增加随着世代的传递而不断扩增。如脆性 X 染色体综合征。

2. 非基因突变的蛋白质编码基因改变　除 DNA 序列改变外，编码基因可发生拷贝数的扩增、缺失和易位，导致蛋白质功能异常的增强或丧失。癌细胞常出现基因扩增、缺失或易位。

3. 非编码 RNA 异常　除蛋白质编码基因外，还有大量非蛋白质编码基因，这些非编码基因的产物，即非编码 RNA 有重要的调节作用。非编码 RNA 一旦异常，必然会影响人体组织器官的发育生长，甚至发生肿瘤。

　　基因突变是 DNA 的永久性改变。生殖细胞的基因突变通过生殖导致子代的遗传性疾病。

二、遗传性疾病的类型

1. 概述　遗传性疾病分为单基因病（孟德尔遗传病）、多基因病和染色体病，此外，还有一些由三核苷酸重复序列突变、线粒体 DNA 突变及表观修饰异常等导致的遗传病。

2. 单基因遗传病（孟德尔遗传病）

（1）儿童的单基因遗传病较成人多见,可通过常染色体显性（或隐性）遗传、X连锁显性（或隐性）遗传、Y连锁遗传五种方式进行遗传。

（2）单基因病的遗传方式

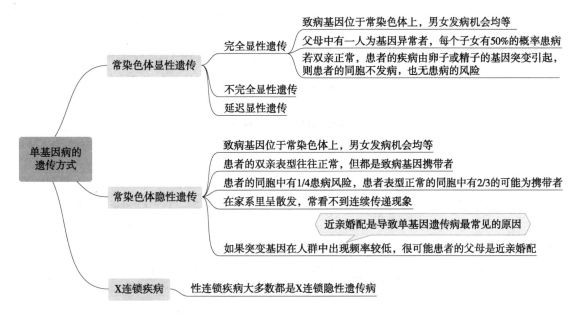

3. 多基因病

（1）这类疾病涉及多个基因,每个基因只有微效累加的作用。

（2）不同患者,即使患相同疾病也可能因为致病基因数目不同,其病情严重程度、复发风险也不同。

（3）多基因异常与环境因素共同作用而致病。某些疾病还可能与基因的表观修饰异常有关。

（4）常见疾病：精神分裂症、糖尿病、原发性高血压、哮喘和肿瘤等。

4. 染色体病　由于染色体数目异常或结构畸变所引起的疾病,是儿童常见的遗传性疾病。

（1）染色体数目异常：包括整倍体改变和非整倍体改变两种形式。

（2）染色体结构畸变：包括部分染色体断裂后重排而出现的缺失、重复、倒位、易位等臂染色体和环状染色体等。

5. 其他遗传病　如线粒体病（为母系遗传）、遗传印记改变导致的疾病（如 Prader-Willi 综合征）。

三、遗传性疾病举例

迄今发现的单基因遗传病以核基因遗传多见。核基因遗传病可分为常染色体显性（隐性)遗传、X 连锁显性(隐性)遗传和 Y 连锁遗传(极罕见)五种遗传方式。

1. 单基因遗传病

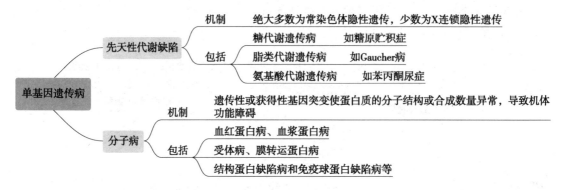

2. 染色体病

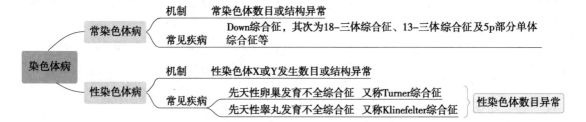

 提示

常染色体病约占染色体病的 2/3,性染色体病约占 1/3。

第二节　儿　童　疾　病

一、概述

1. 婴儿死亡常见原因　包括早产或低出生体重、窒息、肺炎、先天性心脏病、腹泻、败血症、颅内出血、神经管缺陷和新生儿硬肿症等。

2. >1 岁儿童的死亡原因　最常见的是意外伤害,先天畸形、染色体异常、严重感染和恶性肿瘤也较常见。

提示

出生后 1 年内的婴儿患病率和死亡率最高。

二、出生缺陷

1. 定义　出生缺陷也称先天畸形,是患儿出生时在外形或体内形成的可识别的结构或功能缺陷。但心脏缺陷或肾脏异常可能在几年后才被发现。

2. 分类　包括畸形、畸化、变形、序列征和综合征。

3. 原因　与遗传和/或环境因素有密切关系,但还有多达50%的先天畸形原因不明。

三、早产和胎儿生长受限

1. 早产　早产是继先天畸形之后导致新生儿死亡的第二常见原因。胎儿在子宫内不能正常生长发育增加了早产的风险。

2. 胎儿生长受限　也称为胎儿宫内生长迟缓。危险因素包括:①羊膜早破。②宫内感染。③子宫、宫颈或胎盘结构异常。④多胎妊娠。

四、围生期感染

1. 主要途径(表8-1)

表8-1　围生期感染的主要途径

主要途径	经宫颈(上行)感染	经胎盘(血行)感染
主要病原菌	大多数细菌或少数病毒	大多数寄生虫(如弓形虫、疟原虫)、病毒、李斯特菌、梅毒螺旋体
后果	引起胎盘炎或脐带炎,胎儿也可为分娩时感染,引起肺炎,甚至败血症和脑膜炎	感染可发生在妊娠期、分娩时(如乙肝病毒、HIV病毒)。可出现胎儿水肿和先天性贫血,严重时自然流产和死胎

2. 常见疾病

(1)新生儿(出生后前7d)败血症常由B族溶血性链球菌感染引起。婴儿期常出现肺炎,偶尔出现脑膜炎。出生3个月后常出现李斯特菌或念珠菌感染。

(2)TORCH[即弓形虫(T),梅毒螺旋体、乙肝病毒和HIV病毒(O),风疹病毒(R),巨细胞病毒(C),单纯疱疹病毒(H)]感染的患儿临床表现相似。感染的后遗症包括生长迟缓和精神发育迟缓、白内障和先天性心脏病等。

五、坏死性小肠结肠炎

1. 坏死性小肠结肠炎(NEC)最常见于早产儿,其发病率与胎龄成反比。

2. NEC常累及末端回肠、盲肠和右侧结肠。患儿表现为血便、腹胀和进行性肠麻痹。显微镜下肠黏膜和肠壁凝固性坏死,可出现溃疡和细菌菌落。

3. 早期NEC可保守治疗,但部分病例需手术切除坏死肠段。NEC患儿围生期死亡率高。

六、儿童肿瘤和肿瘤样病变

1. 儿童肿瘤以良性肿瘤多见,尤其是间叶来源肿瘤如血管瘤、淋巴管瘤和纤维性肿瘤,此外,畸胎瘤也常见。

2. 常需和良性肿瘤鉴别的肿瘤样病变

(1)异位或迷芽:是指正常的组织或细胞出现在异常部位。如胰腺组织出现在胃壁或小肠壁。

(2)错构瘤:是指器官内成熟组织细胞过度增生并出现紊乱排列。

3. 恶性肿瘤

(1)儿童恶性肿瘤的年龄分布特征

1)0~4 岁常见白血病、神经母细胞瘤、肾母细胞瘤、中枢神经系统肿瘤等。

2)5~9 岁以白血病、神经母细胞瘤、软组织肉瘤如横纹肌肉瘤、中枢神经系统肿瘤、尤文肉瘤和淋巴瘤常见。

3)10~14 岁以骨肉瘤、软组织肉瘤、霍奇金淋巴瘤等较常见。

提示

0~4 岁恶性肿瘤发病率最高。

(2)儿童常见恶性肿瘤的原发部位(表 8-2)

表 8-2　儿童常见恶性肿瘤的原发部位

疾病	原发部位
白血病	骨髓
非霍奇金淋巴瘤	中前纵隔、回盲部、腹腔淋巴结、外周淋巴结
霍奇金淋巴瘤	外周淋巴结,中纵隔
神经母细胞瘤	肾上腺、脊柱两侧交感神经链
肾母细胞瘤	肾
骨肉瘤	长骨干骺端
尤文肉瘤	四肢骨、躯干骨、软组织
横纹肌肉瘤	泌尿生殖道、颌面部软组织、肢体
生殖细胞肿瘤	睾丸、卵巢、骶尾部、盆腔、纵隔、松果体

(3)儿童恶性肿瘤在就诊时已有远处转移者较多见,如非霍奇金淋巴瘤、神经母细胞瘤、横纹肌肉瘤、尤文肉瘤和骨肉瘤可能在就诊时已经转移。常见的远处转移部位包括淋巴结、骨髓、骨、肺、肝、脾和颅内。

温 故 知 新

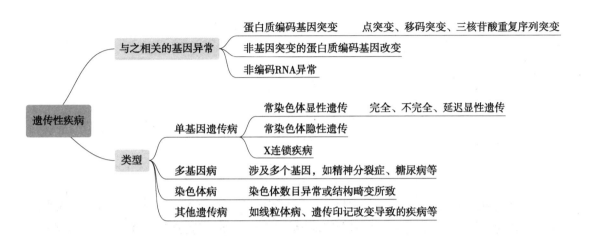

遗传性疾病
- 与之相关的基因异常
  - 蛋白质编码基因突变 —— 点突变、移码突变、三核苷酸重复序列突变
  - 非基因突变的蛋白质编码基因改变
  - 非编码RNA异常
- 类型
  - 单基因遗传病
    - 常染色体显性遗传 —— 完全、不完全、延迟显性遗传
    - 常染色体隐性遗传
    - X连锁疾病
  - 多基因病 —— 涉及多个基因，如精神分裂症、糖尿病等
  - 染色体病 —— 染色体数目异常或结构畸变所致
  - 其他遗传病 —— 如线粒体病、遗传印记改变导致的疾病等

儿童疾病
- 儿童死亡原因
  - 婴儿 —— 包括早产或低出生体重、窒息等
  - >1岁的儿童 —— 有意外伤害（最常见）、先天畸形等
- 出生缺陷 —— 包括畸形、畸化、变形、序列征和综合征
- 早产和胎儿生长受限 —— 胎儿生长受限的危险因素有羊膜早破、宫内感染等
- 围生期感染
  - 途径 —— 经宫颈感染、经胎盘感染
  - 常见疾病 —— 新生儿败血症、TORCH感染
- 坏死性小肠结肠炎
  - 好发部位 —— 末端回肠、盲肠和右侧结肠
  - 表现 —— 最常见于早产儿，出现血便、腹胀和进行性肠麻痹
  - 病理变化 —— 肠黏膜和肠壁凝固性坏死，可出现溃疡和细菌菌落
- 儿童肿瘤
  - 良性肿瘤 —— 如血管瘤、淋巴管瘤等
  - 肿瘤样病变 —— 异位或迷芽、错构瘤 } 需和良性肿瘤鉴别
  - 恶性肿瘤
    - 0～4岁 —— 白血病、神经母细胞瘤、肾母细胞瘤等
    - 5～9岁 —— 白血病、神经母细胞瘤、软组织肉瘤等
    - 10～14岁 —— 骨肉瘤、软组织肉瘤、霍奇金淋巴瘤等

第九章

心血管系统疾病

第一节 动脉粥样硬化

一、概述

1. 动脉粥样硬化（AS） 是心血管系统疾病中最常见的疾病。以血管内膜形成粥瘤或纤维斑块为特征，主要累及大动脉和中等动脉，致管壁变硬、管腔狭窄和弹性减弱，引起相应器官缺血性改变。多见于中、老年人。

2. 动脉硬化 泛指一类以动脉壁增厚、变硬和弹性减退为特征的动脉疾病。

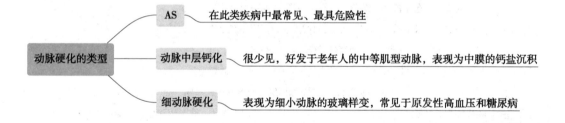

二、危险因素

1. 高脂血症 是指血浆总胆固醇（TC）和/或甘油三酯（TG）异常增高。

（1）血脂在血液循环中以脂蛋白形式转运。脂蛋白分为乳糜微粒（CM）、极低密度脂蛋白（VLDL）、低密度脂蛋白（LDL）、中等密度脂蛋白（IDL）和高密度脂蛋白（HDL）。

（2）LDL 是引起 AS 的主要因素，与 VLDL 共同称为致 AS 性的脂蛋白，而 HDL 对 AS 有预防作用。

1）LDL 被动脉壁细胞氧化修饰后具有促进粥样斑块形成的作用。目前认为氧化 LDL（ox-LDL）是最重要的致粥样硬化因子，是致内皮细胞和平滑肌细胞（SMC）损伤的主要因子。ox-LDL 不能被正常 LDL 受体识别，而易被巨噬细胞的清道夫受体识别并快速摄取，促进巨噬细胞形成泡沫细胞。

2）HDL 可通过胆固醇逆向转运机制清除动脉壁的胆固醇，防止 AS 的发生。此外，HDL 还有抗氧化作用，能防止 LDL 的氧化，并可竞争性抑制 LDL 与内皮细胞的受体结合而减少其摄取。

（3）LDL、VLDL、TG 的值异常增高是判断 AS 和冠状动脉性心脏病（CHD，简称冠心病）的最佳指标。

2. **高血压**　高血压患者与同年龄、同性别无高血压者相比，前者 AS 发病较早，且病变较重。可能是由于高血压时血流对血管壁的机械性压力和冲击，引起血管内皮的损伤，使内膜对脂质的通透性增加，脂质蛋白易渗入内膜，单核细胞和血小板黏附并迁入内膜，中膜 SMC 迁入内膜，从而促进 AS 的发生。

3. **吸烟**　吸烟致 AS 的机制可能是吸烟使血液中 CO 浓度增高，从而造成血管内皮细胞缺氧性损伤。大量吸烟可使血液中的 LDL 易于氧化，ox-LDL 可促进血液单核细胞迁入内膜并转化为泡沫细胞。烟内含有一种糖蛋白，可激活凝血因子Ⅷ以及某些致突变物质，后者可使血管 SMC 增生。

> 吸烟是心肌梗死主要的独立危险因子。

4. **致继发性高脂血症的疾病**　包括糖尿病、高胰岛素血症、甲状腺功能减退和肾病综合征。

5. **遗传因素**　CHD 的家族聚集现象提示遗传因素是 AS 发病的危险因素。

6. **性别与年龄**　女性在绝经期前 AS 发病率低于同年龄组男性，HDL 水平高于男性，LDL 水平低于男性；绝经期后，这种差别消失，是由于雌激素具有改善血管内皮的功能、降低血浆胆固醇水平的作用。

7. **代谢综合征（MS）**　是一种合并有高血压以及葡萄糖与脂质代谢异常的综合征，伴有 LDL 升高和 HDL 降低。

三、发病机制（表 9-1）

表 9-1　动脉粥样硬化的发病机制

名称	内容
脂质渗入学说	①血浆增多的胆固醇及胆固醇酯等沉积于动脉内膜，引起结缔组织增生，使动脉壁增厚和变硬，继而结缔组织发生坏死而形成动脉粥样斑块 ②CHD 患者体内以小、致密 LDL 为主。小、致密 LDL 微粒通常是高胆固醇及高甘油三酯血症患者 LDL 的主要成分，它有很强的致动脉粥样硬化的作用
损伤-应答反应学说（内皮损伤学说）	①机械性、LDL、高胆固醇血症、吸烟、毒素和病毒等刺激因素使内皮细胞损伤，使其通透性增加，发生变性、坏死、脱落 ②损伤的内皮细胞分泌细胞因子或生长因子，吸引单核细胞聚集、黏附于内皮，并迁入到内皮下间隙，经其表面的清道夫受体、CD36 受体和 Fc 受体的介导，不断摄取已进入内膜发生氧化的脂质，形成单核细胞源性泡沫细胞 ③内皮细胞分泌的生长因子，可激活动脉中膜 SMC 经内弹力膜的窗孔迁入内膜，并发生增生、转化、分泌细胞因子以及合成细胞外基质。SMC 经其表面的 LPL 受体介导而吞噬脂质，形成 SMC 源性泡沫细胞

续表

名称	内容
动脉 SMC 的作用	动脉中膜 SMC 迁入内膜并增生,是动脉粥样硬化进展期病变的重要环节。迁移或增生的 SMC 细胞表面含有脂蛋白受体,可结合、摄取 LDL 和 VLDL,成为肌源性泡沫细胞。增生的 SMC 还可合成胶原蛋白、蛋白多糖等细胞外基质,使病变的内膜增厚、变硬,促进斑块形成,加速 AS 发展
慢性炎症学说	炎症机制贯穿了 AS 病变的起始、进展和并发症形成的全过程,慢性促炎症因素可通过慢性炎症过程导致内皮细胞损害,内皮功能障碍致使 LDL-C 和炎症细胞进入内皮下,形成泡沫细胞和 AS。各种炎症因素也是 AS 和心脑血管疾病的危险因素,最主要的生化标志是高敏 C 反应蛋白(CRP)

四、病理变化

1. 基本病理变化

(1)脂纹:是 AS 肉眼可见的最早病变。

1)肉眼观:为点状或条纹状黄色不隆起或微隆起于内膜的病灶,常见于主动脉后壁及其分支开口处。

2)镜下观:病灶处的内膜下有大量泡沫细胞聚集。泡沫细胞来源于巨噬细胞和 SMC,苏丹Ⅲ染色呈橘黄(红)色,为脂质成分。

(2)纤维斑块:由脂纹发展而来。

1)肉眼观:内膜表面见散在不规则隆起的斑块,颜色为浅黄色、灰黄色或瓷白色。

2)镜下观:病灶表面为一层纤维帽,由大量的胶原纤维、蛋白聚糖及散在的 SMC 等组成,胶原纤维可发生玻璃样变。在纤维帽之下可见数量不等的泡沫细胞、SMC、细胞外基质和炎症细胞。

(3)粥样斑块:亦称粥瘤,由纤维斑块深层细胞的坏死发展而来,是 AS 的典型病变。

1)肉眼观:内膜面可见明显的灰黄色斑块。

2)镜下观:在纤维帽下含有大量不定形的坏死崩解产物、胆固醇结晶(针状空隙)、钙盐沉积,斑块底部和边缘出现肉芽组织,少量淋巴细胞和泡沫细胞,中膜变薄。

(4)继发性病变(表9-2):是指在纤维斑块和粥样斑块的基础上继发的病变。

表 9-2　动脉粥样硬化的继发性病变

名称	特点
斑块内出血	斑块内新生的血管破裂形成血肿,血肿使斑块进一步隆起,甚至完全闭塞管腔,导致急性供血中断
斑块破裂	斑块表面的纤维帽破裂,粥样物自裂口溢入血流,遗留粥瘤样溃疡。排入血流的坏死物质和脂质可形成胆固醇栓子,引起栓塞

续表

名称	特点
血栓形成	斑块破裂形成溃疡后,由于胶原暴露,可促进血栓形成,引起动脉管腔阻塞进而引起器官梗死
钙化	在纤维帽和粥瘤病灶内可见钙盐沉积,致管壁变硬、变脆
动脉瘤形成	严重的粥样斑块底部的中膜平滑肌可发生萎缩和弹性下降,在血管内压力的作用下,动脉壁局限性扩张,形成动脉瘤。动脉瘤破裂可致大出血
血管腔狭窄	弹力肌层动脉(中等动脉)可因粥样斑块而导致管腔狭窄,引起所供应区域的血量减少,致相应器官发生缺血性病变

2. 主要动脉的病理变化

（1）主动脉粥样硬化:病变好发于主动脉的后壁及其分支开口处,以腹主动脉病变最为严重,其后依次为胸主动脉、主动脉弓和升主动脉。前述各种 AS 病变均可见到,病变严重者易形成动脉瘤,动脉瘤破裂可致致命性大出血。

（2）冠状动脉粥样硬化:是冠状动脉最常见的疾病。

1）病变检出率以左冠状动脉前降支为最高,其余依次为右主干、左主干或左旋支、后降支。

2）AS 的基本病变均可在冠状动脉中发生。冠状动脉粥样硬化常并发冠状动脉痉挛,引起心肌缺血和相应的心脏病变,如心绞痛、心肌梗死等。

3）按管腔狭窄的程度分级:Ⅰ级≤25%;Ⅱ级 26%~50%;Ⅲ级 51%~75%;Ⅳ级≥76%。

（3）冠心病:冠状动脉粥样硬化是 CHD 最常见的原因。CHD 时心肌缺血缺氧的原因有冠状动脉供血不足和心肌耗氧量剧增。CHD 的主要临床表现如下。

1）心绞痛:是心肌急剧的、暂时性缺血缺氧所致。临床用硝酸酯制剂或稍休息后可缓解。心绞痛是心肌缺血所引起的反射性症状。

2）心肌梗死(MI):是由于冠状动脉供血中断,致供血区持续缺血而导致的较大范围的心肌坏死。临床用硝酸酯类制剂或休息后症状不能完全缓解。

a. MI 的分类(表 9-3)

表 9-3　MI 的分类

项目	心内膜下 MI	透壁性 MI
主要累及部位	心室壁内层 1/3 的心肌,波及肉柱和乳头肌	心室壁全层或未累及全层而深达室壁 2/3
病变范围	多发性、小灶性坏死,直径 0.5~1.5cm	病灶较大,最大直径 >2.5cm
病变分布	常不规则地分布于左心室四周,严重时病灶扩大融合累及整个心内膜下心肌,引起环状梗死	多发生在左冠状动脉前降支的供血区,其中以左心室前壁、心尖部及室间隔前 2/3 及前内乳头肌多见,约占全部 MI 的 50%

透壁性 MI 常有相应的一支冠状动脉病变突出,并常附加动脉痉挛或血栓形成。

b. MI 的病理变化:多属贫血性梗死。一般梗死在 6h 后肉眼能辨认,梗死灶呈苍白色,8~9h 后成土黄色。光镜下,心肌纤维早期凝固性坏死、核碎裂、消失,胞质均质红染或不规则粗颗粒状,即收缩带。间质水肿,不同程度的中性粒细胞浸润。4d 后,梗死灶外围出现充血出血带。1~2 周,边缘区开始出现肉芽组织,或肉芽组织向梗死灶内长入,呈红色。3 周后肉芽组织开始机化,逐渐形成瘢痕组织。

c. MI 并发症:包括心力衰竭、心脏破裂(好发部位是左心室下 1/3 处、室间隔和左心室乳头肌)、室壁瘤(常见于 MI 愈合期)、附壁血栓形成、心源性休克(MI 面积 >40% 时发生)、急性心包炎、心律失常。

3)心肌纤维化:是由于中至重度的冠状动脉狭窄引起的心肌纤维持续性和 / 或反复加重的缺血、缺氧所产生的结果,是逐渐发展为心力衰竭的慢性缺血性心脏病。

a. 肉眼观:心脏体积增大,重量增加,所有心腔扩张,以左心室明显,心室壁厚度一般可正常。

b. 光镜观:心肌细胞肥大或 / 和萎缩,核固缩,心内膜下心肌细胞弥漫性空泡变,多灶性的陈旧性心肌梗死灶或瘢痕。

4)冠状动脉性猝死:是心源性猝死中最常见的一种。可发生于某种诱因后,如饮酒、劳累、吸烟及运动后。多发生在冠状动脉粥样硬化的基础上。无心肌梗死时也可发生猝死,此类患者通常有致心律失常性基础病变。

(4)慢性缺血性心脏病(或称缺血性心肌病):冠状动脉呈中到重度的动脉粥样硬化。镜下见严重的心肌纤维化,残存的心肌细胞呈肥大或萎缩改变。心肌细胞胞质液化(细胞肌质溶解)非常普遍,以心内膜下区域明显。

3. 颈动脉及脑动脉粥样硬化　最常见于颈内动脉起始部、基底动脉、大脑中动脉和 Willis 环。纤维斑块和粥样斑块常导致管腔狭窄,甚至闭塞。

(1)脑动脉管腔狭窄,脑组织长期供血不足而发生脑萎缩,斑块处常继发血栓形成致管腔阻塞,引起脑梗死(脑软化)。

(2)动脉瘤多见于 Willis 环部,小动脉瘤破裂引起脑出血。

4. 肾动脉粥样硬化　最常累及肾动脉开口处及主动脉近侧端,亦可累及叶间动脉和弓状动脉。

(1)斑块所致管腔狭窄,终致肾组织缺血、肾实质萎缩和间质纤维组织增生。

(2)因斑块合并血栓形成致肾组织梗死,梗死灶机化后遗留较大凹陷瘢痕,多个瘢痕可使肾脏缩小,称为 AS 性固缩肾。

5. 四肢动脉粥样硬化　以下肢动脉为重,常发生在髂动脉、股动脉及前后胫动脉。

(1)较大的动脉管腔狭窄时,可引起下肢供血不足,出现间歇性跛行。

(2)肢体长期慢性缺血时,可引起萎缩。

(3)管腔完全阻塞、侧支循环又不能代偿时,可导致缺血部位的干性坏疽。

6. **肠系膜动脉粥样硬化**　当管腔狭窄甚至阻塞时,可导致肠梗死、麻痹性肠梗阻及休克等。

第二节　高　血　压

一、概述

1. **血压(BP)**　一般指体循环动脉血压,是推动血液在动脉血管内向前流动的压力,也是血液作用于动脉管壁上的侧压力。

2. **高血压**　成年人收缩压≥140mmHg 和 / 或舒张压≥90mmHg 被定为高血压。诊断标准见表 9-4。

表 9-4　中国高血压的诊断标准

分类	收缩压 /mmHg		舒张压 /mmHg
正常血压	<120	和	<80
正常高值血压	120~<140	和 / 或	80~<90
高血压	≥140	和 / 或	≥90
1 级高血压(轻度)	140~<160	和 / 或	90~<100
2 级高血压(中度)	160~<180	和 / 或	100~<110
3 级高血压(重度)	≥180	和 / 或	≥110
单纯收缩期高血压	≥140	和	<90

注:当收缩压和舒张压分属于不同级别时,以较高的分级为准。

3. **高血压的分类**

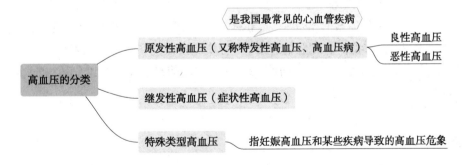

二、病因和发病机制

1. **危险因素**　包括遗传和基因因素、超重肥胖、高盐膳食及饮酒、社会心理因素(如长期或反复处于紧张状态)、缺乏体力活动以及神经内分泌因素(细动脉的交感神经纤维兴奋性增强是主要神经因素)。

2. 发病机制

（1）遗传机制：有单基因遗传和多基因遗传两种模式。

（2）高血压产生的机制

1）肾素－血管紧张素－醛固酮系统（RAAS）：血管紧张素Ⅱ（AngⅡ）在高血压发病中是中心环节，机制如下。

　　a. 强烈收缩小动脉，增加外周阻力。收缩微静脉，增加回心血量和心排出量。

　　b. 促进原癌基因表达，促进 SMC 增生，增加外周阻力。

　　c. 作用于交感神经，使交感缩血管活性增强，并释放儿茶酚胺，促进血管内皮细胞释放缩血管因子。

　　d. 促进醛固酮的释放，增加钠、水的重吸收，增加循环血量。

　　e. 促进神经垂体释放抗利尿激素，增加血容量。

　　f. 直接作用于肾血管，使其收缩，致尿量减少，增加血容量。

2）交感神经系统

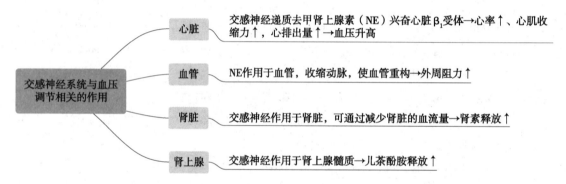

3）血管内皮功能紊乱：高血压患者表现为内皮 NO 水平或活性下调；局部 RAAS 过度激活；类花生四烯酸物质代谢异常。

4）胰岛素抵抗：胰岛素有舒张血管、抗炎、抗凋亡和抗动脉粥样硬化等心血管保护效应，50% 高血压患者，特别伴有肥胖的患者，具有胰岛素抵抗和高胰岛素血症。

（3）血管重构机制：高血压血管重构分为壁 / 腔比值增大型、壁 / 腔比值减小型、壁 / 腔比值不变型和微血管减少型四型。

 提示

　　遗传机制是高血压发生的基础之一。

三、病理变化

1. 良性高血压（又称缓进性高血压）

（1）功能紊乱期：为高血压的早期阶段。全身细小动脉间歇性痉挛收缩、血压升高，因动脉无器质性病变,痉挛缓解后血压可恢复正常。临床表现不明显,但有波动性血压升高,经适当休息和治疗,血压可恢复正常。

（2）动脉病变期（表9-5）:临床表现为明显的血压升高,失去波动性,需服降压药。

表 9-5　良性高血压的动脉病变期

表现	病理变化
细动脉硬化	是高血压的主要病变特征,表现为细小动脉玻璃样变。细动脉玻璃样变最易累及肾的入球动脉、视网膜动脉和脾的中心动脉
小动脉硬化	主要累及肌型小动脉。小动脉内膜胶原纤维及弹性纤维增生,内弹力膜分裂。中膜SMC增生、肥大,胶原纤维和弹力纤维增生,血管壁增厚,管腔狭窄
大动脉硬化	弹力肌型或弹力型大动脉无明显病变或并发AS

（3）内脏病变期（表9-6）

表 9-6　良性高血压的内脏病变期

部位	病变	临床病理联系
心脏	①主要为左心室肥大。心脏重量增加,可≥400g ②向心性肥大时左心室壁增厚,可达1.5~2.0cm。左心室乳头肌和肉柱明显增粗,心腔不扩张,相对缩小 ③光镜观,心肌细胞增粗、变长,分支较多;细胞核肥大、深染 ④晚期心腔扩张,称为离心性肥大,严重者心力衰竭	心脏发生的上述病变,称为高血压心脏病
肾脏	①肾入球动脉的玻璃样变和肌型小动脉的硬化,管壁增厚,管腔狭窄 ②肾小球缺血发生纤维化、硬化或玻璃样变 ③肾小管缺血萎缩,间质纤维组织增生,淋巴细胞浸润 ④双侧肾脏对称性缩小,质地变硬,肾表面凸凹不平,呈细颗粒状,称为原发性颗粒性固缩肾	早期一般不出现肾功能障碍,晚期可见水肿、蛋白尿和肾病综合征,甚至出现尿毒症
脑	①脑小动脉硬化和痉挛,局部组织缺血,毛细血管通透性增加→脑水肿	头痛、呕吐、视盘水肿等
	②脑内细动脉痉挛和病变→高血压脑病症状和高血压危象	头痛、头晕、视力障碍等
	③细小动脉病变造成供血区脑组织缺血→脑软化;供血区脑组织缺血而发生多数小坏死灶,即微梗死灶,严重者细小动脉壁纤维素样坏死,并发血栓形成和微动脉瘤	根据累及范围,表现不同

续表

部位	病变	临床病理联系
脑	④脑血管的细小动脉硬化使血管壁变脆,亦可由于血管壁弹性下降而局部膨出形成小动脉瘤和微小动脉瘤,当血压突然升高时,引起破裂性出血,颅内高压,并发脑疝形成	因出血部位、出血量不同而临床表现不同,可见偏瘫、昏迷、失语甚至死亡
视网膜	视网膜中央动脉发生细动脉硬化	眼底检查:血管迂曲,反光增强,动静脉叉处出现压痕。严重者视盘水肿,视网膜出血,视力减退

> **提示**
>
> 　　脑出血是高血压最严重的、往往是致命的并发症。常发生于基底节、内囊,其次为大脑白质、脑桥和小脑。

　　脑出血多见于基底节区域(尤以豆状核区最多见),是因为供应该区域的豆纹动脉从大脑中动脉呈直角分支,直接受到大脑中动脉压力较高的血流冲击和牵引,致豆纹动脉易破裂出血。

　　2. 恶性高血压(又称急进型高血压)

　　(1)多见于青少年,血压显著升高,常超过 230/130mmHg,病变进展迅速,可发生高血压脑病,或较早就出现肾衰竭,或常出现视网膜出血及视盘水肿。

　　(2)病理变化:主要累及肾。

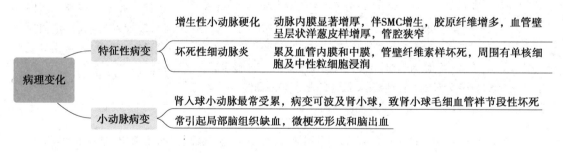

第三节　动　脉　瘤

一、概述

　　动脉瘤是指动脉壁因局部病变(可因薄弱或结构破坏)而向外膨出,形成永久性局限性扩张。动脉瘤最严重的并发症为破裂出血。

二、分类

1. **按病因分类**　先天性动脉瘤和后天性动脉瘤（多继发于 AS、细菌感染和梅毒等）。

2. **按形态和结构分类**　囊状、梭形、蜿蜒性、舟状动脉瘤、夹层动脉瘤和假性动脉瘤。

第四节　风　湿　病

一、概述（表 9-7）

表 9-7　风湿病的概述

项目	内容
致病菌	A 组 β 型溶血性链球菌
诱因	潮湿和寒冷
好发年龄	主要为 5~15 岁，以 6~9 岁为发病高峰，出现心瓣膜变形常在 20~40 岁
累及部位	主要为全身结缔组织及血管，最常累及心脏（最严重）、关节和血管等处
典型病变	特征性风湿肉芽肿即 Aschoff 小体或风湿小体，对诊断风湿病有意义
急性期表现（风湿热）	①发热、心脏和关节损害、皮肤环形红斑、皮下小结、风湿性舞蹈症等。②抗链球菌溶血素抗体 O 滴度升高，血沉加快，白细胞增多。③心电图示 PR 间期延长等
发病情况	风湿热病变可呈急性或慢性反复发作，急性期过后，常造成心脏病变，可遗留心脏瓣膜病变，形成风湿性心瓣膜病

二、病因和发病机制

1. **A 组溶血性链球菌感染**　对人致病的 A 组链球菌多数呈 β 溶血性。A 组链球菌中的 M 蛋白质抗原与人心脏瓣膜和脑等组织存在交叉抗原性，可引起交叉免疫反应，故 M 蛋白被认为是"致风湿源性"的标记。

2. **自身免疫反应机制**　A 组溶血性链球菌的某些成分，其分子结构可能和人体组织的分子结构相同或类似，因而产生交叉反应。

3. **遗传易感性**　风湿热患者亲属患病的风险要比无风湿热的家庭高。

4. **链球菌毒素学说**　链球菌产生多种细胞外毒素和一些酶，可直接造成人体内组织器官的损伤。

三、基本病理变化（表9-8）

表9-8　风湿病的基本病理变化

分期	可持续时间	病变特点
变质渗出期	1个月	是早期改变。心脏、浆膜、关节、皮肤等病变部位出现结缔组织基质的黏液样变性和胶原纤维素样坏死。在浆液纤维素渗出时，有少量淋巴细胞、浆细胞、单核细胞浸润
增生期（肉芽肿期）	2~3个月	在变质渗出的基础之上，在心肌间质、心内膜下和皮下结缔组织中，可见Aschoff小体
纤维化期（硬化期）	2~3个月	Aschoff小体中的坏死组织被吸收，风湿细胞变为成纤维细胞，使风湿小体逐渐纤维化，最后形成梭形小瘢痕

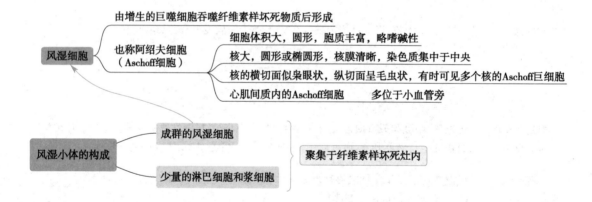

（i）提示

风湿病时全身各器官均可受累，但以心脏、血管和浆膜等处的病变最明显。

四、器官病变

1. 风湿性心脏病

（1）风湿性心内膜炎：病变主要侵犯心瓣膜，其中二尖瓣最常受累，其次为二尖瓣和主动脉瓣同时受累。

1）病变初期：受累瓣膜肿胀，瓣膜内出现黏液样变性和纤维素样坏死，浆液渗出和炎症细胞浸润。病变瓣膜表面，尤以瓣膜闭锁缘上形成疣状赘生物。

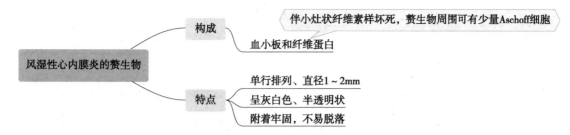

2）病变后期:纤维组织增生,可形成慢性心瓣膜病。当炎症病变累及房、室内膜时,引起内膜灶状增厚及附壁血栓形成。由于病变所致瓣膜口狭窄或关闭不全,受血流反流冲击较重,引起内膜灶状增厚,称为 McCallum 斑。

（2）风湿性心肌炎

1）病变主要累及心肌间质结缔组织,常表现为灶状间质性心肌炎,间质水肿,在间质血管附近可见 Aschoff 小体和少量淋巴细胞浸润。病变常见于左心室、室间隔、左心房及左心耳等处。

2）在儿童可发生急性充血性心力衰竭。可出现传导阻滞。

（3）风湿性心外膜炎:病变主要累及心外膜脏层,呈浆液性或纤维素性炎症。

1）以浆液渗出为主:形成心外膜腔积液。

2）以纤维素渗出为主:覆盖于心外膜表面的纤维素可形成绒毛状,称为绒毛心。渗出的大量纤维素如不能被溶解吸收,则发生机化,形成缩窄性心外膜炎。

> **① 提示**
>
> 风湿病引起的病变如累及心脏全层组织,则称风湿性全心炎或风湿性心脏炎,儿童患者中 60%~80% 有风湿性全心炎表现。

2. 风湿性关节炎 约 75% 患者在疾病早期出现。

（1）最常侵犯膝、踝、肩、腕、肘等大关节,呈游走性、反复发作性。

（2）关节局部红、肿、热、痛和功能障碍。

（3）关节腔内有浆液及纤维蛋白渗出,病变滑膜充血肿胀,邻近软组织内可见不典型的 Aschoff 小体。

（4）一般不留后遗症。

3. 皮肤病变（表 9-9） 急性风湿病时,皮肤出现环形红斑和皮下结节,具有诊断意义。

4. 风湿性动脉炎 大小动脉均可受累,以小动脉受累较常见,包括冠状动脉、肾动脉、肠系膜动脉、脑动脉及肺动脉等。

（1）急性期:血管壁纤维素样坏死,伴淋巴细胞浸润、Aschoff 小体形成。

（2）病变后期:血管壁纤维化而增厚,管腔狭窄,可并发血栓形成。

表 9-9　风湿病的皮肤病变

项目	环形红斑	皮下结节
病变性质	渗出性	增生性
好发部位	躯干和四肢皮肤	肘、腕、膝、踝关节附近的伸侧面皮下结缔组织
光镜表现	红斑处真皮浅层血管充血，血管周围水肿，淋巴细胞和单核细胞浸润	结节中心为大片状纤维素样坏死物，周围为呈放射状排列的 Aschoff 细胞和成纤维细胞，伴以淋巴细胞为主的炎症细胞浸润
特点	常在 1~2d 消退	结节直径 0.5~2cm，呈圆形或椭圆形，质硬、无压痛

5. 风湿性脑病　多见于 5~12 岁女孩。主要病变为脑的风湿性动脉炎和皮质下脑炎。当锥体外系受累时，出现肢体的不自主运动，称为风湿性舞蹈症（曾称小舞蹈病）。

第五节　感染性心内膜炎

一、分类

1. 按病情和病程分类　急性和亚急性心内膜炎。
2. 按瓣膜类型分类　自体瓣膜和人工瓣膜心内膜炎。

二、病因和发病机制

1. 自体瓣膜感染性心内膜炎　病原体主要为链球菌。急性感染性心内膜炎以金黄色葡萄球菌最多见。亚急性感染性心内膜炎以草绿色链球菌最多见，肠球菌次之。

2. 人工瓣膜感染性心内膜炎　早期是因手术期感染而累及心脏，主要致病菌为表皮葡萄球菌和金黄色葡萄球菌；晚期多由一过性菌血症所致，主要致病菌为金黄色葡萄球菌。

3. 有器质性心血管疾病的患者易患感染性心内膜炎，如风湿性心瓣膜病（约 80%）、先天性心脏病、人工瓣膜置换术及老年性退行性心脏病等。无器质性心血管疾病患者仅占 2%~10%。

三、病理变化及临床病理联系

1. 急性感染性心内膜炎（急性细菌性心内膜炎）

（1）主要由致病力强的化脓菌（如金黄色葡萄球菌、溶血性链球菌和肺炎链球菌等）引起。病原体常在身体某部位发生感染，当机体抵抗力降低时，细菌入血引起脓毒血症、败血症并侵犯心内膜。

（2）主要侵犯<u>二尖瓣和主动脉瓣</u>,引起急性化脓性心瓣膜炎,受累心瓣膜上可见赘生物。赘生物破碎后<u>形成含菌性栓子</u>,可引起心、脑、肾、脾等器官的<u>感染性梗死和脓肿</u>。受累瓣膜可发生破裂、穿孔或腱索断裂。

2. <u>亚急性感染性心内膜炎</u>(亚急性细菌性心内膜炎)

（1）<u>主要由毒力相对较弱的草绿色链球菌所引起(约占 75%)</u>,肠球菌、革兰氏阴性杆菌、立克次体、真菌等均可引起。

（2）<u>心脏</u>:此病<u>最常侵犯二尖瓣和主动脉瓣</u>,特点是常在有病变的瓣膜上<u>形成赘生物</u>。受累瓣膜易变形,发生溃疡和穿孔。溃疡底部可见肉芽组织增生、淋巴细胞和单核细胞浸润。瓣膜损害可致瓣膜口狭窄或关闭不全。瓣膜变形严重可出现心力衰竭。

（3）<u>血管</u>:由于细菌毒素和赘生物破裂脱落形成的栓子,引起动脉性栓塞和血管炎。<u>栓塞最多见于脑</u>,其次为肾、脾等。栓子不含菌或仅含极少的细菌,细菌毒力弱,<u>常为无菌性梗死</u>。

（4）<u>变态反应</u>:因变态反应和 / 或微栓塞的发生可引起局灶性或弥漫性肾小球肾炎。因皮下小动脉炎可致皮肤出现红色、微隆起、有压痛的小结节,称 Osler 小结。

（5）<u>败血症</u>:脱落的赘生物内有细菌,侵入血流,并在血流中繁殖所致。

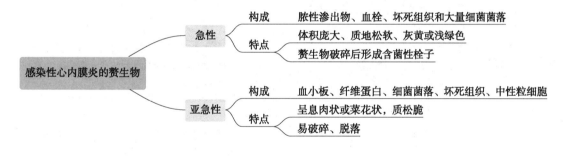

第六节　心瓣膜病

一、概述

1. 心瓣膜病或心脏瓣膜病　是指心瓣膜受各种原因损伤后或先天性发育异常所造成的器质性病变,表现为瓣膜口狭窄和 / 或关闭不全,最后导致心功能不全,引起全身血液循环障碍,是最常见的慢性心脏病之一。瓣膜口狭窄和关闭不全合并存在时,称为联合瓣膜病。

2. 受累瓣膜

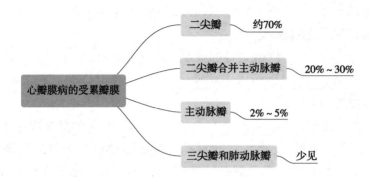

二、二尖瓣狭窄（MS）

1. 病因　主要是<u>风湿热</u>,多由上呼吸道反复链球菌感染致风湿性心内膜炎反复发作所致。多见于 20~40 岁女性。

2. <u>病理变化</u>　早期瓣膜轻度增厚,呈隔膜状;后期瓣叶增厚、硬化、腱索缩短,使瓣膜呈<u>鱼口状</u>。腱索及乳头肌明显粘连短缩,常合并关闭不全。MS 的标志性病变是<u>相邻瓣叶粘连</u>。单纯性 MS 不累及左心室。

3. <u>血流动力学及心脏变化</u>（表 9–10）

表 9–10　二尖瓣狭窄的血流动力学及心脏变化

项目	早期	后期
血流动力学变化	二尖瓣口狭窄,心脏舒张期从左心房流入左心室的血流受阻	左心房代偿失调,左心房内血液淤积,肺静脉回流受阻,引起<u>肺淤血、肺水肿或漏出性出血</u>。当肺静脉压升高（>25mmHg）时,通过神经反射引起肺内小动脉收缩或痉挛,使肺动脉压升高
心脏变化	左心房代偿性扩张肥大	长期肺动脉高压,可致右心室代偿性肥大,继而失代偿,右心室扩张,三尖瓣因相对关闭不全,最终引起<u>右心房淤血及体循环静脉淤血</u>
临床病理联系	血液通过狭窄口可产生<u>心尖区舒张期隆隆样杂音</u>	早期表现 + 颈静脉怒张、肝淤血肿大、下肢水肿及浆膜腔积液等<u>心力衰竭症状</u>
X 射线检查	<u>左心房增大</u>,<u>左心室缩小</u>,呈"梨形心"	

三、二尖瓣关闭不全

1. 病因　多为<u>风湿心内膜炎</u>引起,可由亚急性细菌性心内膜炎、瓣环钙化等引起。

2. <u>血流动力学及心脏变化</u>（表 9–11）

表 9-11　二尖瓣关闭不全的血流动力学及心脏变化

项目	左心代偿期	左心失代偿期
血流动力学变化	在收缩期,左心室部分血液通过关闭不全的瓣膜口反流到左心房内,并在局部引起旋涡与震动	肺淤血、肺动脉高压
心脏变化	左心房接受肺静脉、左心室反流的血液,久之左心房代偿性肥大,继而左心房、左心室容积性负荷增加,使左心室代偿性肥大	右心室和右心房代偿性肥大,进而右心衰竭和体循环淤血
临床病理联系	血液反流到左心房内,产生心尖区全收缩期吹风样杂音	代偿期表现 + 颈静脉怒张、肝淤血肿大等
X 射线检查	左心室肥大,呈"球形心"	

提示

二尖瓣狭窄和关闭不全常合并发生。

四、主动脉瓣狭窄

1. 病因　主要由风湿性主动脉炎引起,少数由先天性发育异常、动脉粥样硬化引起瓣膜钙化所致。

2. 血流动力学及心脏变化(表 9-12)

表 9-12　主动脉瓣狭窄的血流动力学及心脏变化

项目	早期	后期
血流动力学变化	主动脉瓣狭窄后,左心室血液排出受阻	肺淤血和体循环淤血
心脏变化	左心室发生代偿性肥大,室壁增厚,向心性肥大	左心代偿性失调,出现左心衰竭、右心衰竭
临床病理联系	主动脉瓣区可闻及粗糙喷射性收缩期杂音	早期表现 + 心绞痛、脉压减小等
X 射线检查	心脏呈"靴形"	

五、主动脉瓣关闭不全

1. 病因　主要由风湿性主动脉炎引起,亦可由感染性心内膜炎、主动脉粥样硬化、梅毒性主动脉炎引起。类风湿性主动脉炎及马方综合征也可引起。

2. 血流动力学及心脏变化（表 9-13）

表 9-13　主动脉瓣关闭不全的血流动力学及心脏变化

项目	早期	后期
变化	在舒张期,因主动脉瓣关闭不全,主动脉部分血液反流至左心室,使左心室血容量增加,发生代偿性肥大	相继发生左心衰竭、肺淤血、肺动脉高压,进而引起右心肥大、体循环淤血
临床病理联系	主动脉瓣区听诊可闻及舒张期吹风样杂音	早期表现 + 可见颈动脉搏动、水冲脉、血管枪击音及毛细血管搏动现象

> ⓘ 提示
>
> 　　心瓣膜病可引起血流动力学的变化,失代偿时出现心功能不全,并发全身血液循环障碍。

第七节　心　肌　病

一、概述

1. **心肌病**　是指除 CHD、高血压心脏病、心脏瓣膜病、先天性心脏病和肺源性心脏病等以外的以心肌结构和功能异常为主要表现的一组疾病。

2. **心肌病的类型**　目前包括扩张型心肌病、肥厚型心肌病、限制型心肌病、致心律失常性右室心肌病、未分类的心肌病及特异性心肌病（包括克山病）。

二、扩张型心肌病

1. **概述**　扩张型心肌病（DCM）亦称充血性心肌病（CCM）,以左心室、右心室或双心室腔扩大,收缩功能障碍等为特征。

2. **病因和发病机制**　按病因可分为特发性、家族遗传性、获得性和继发性 DCM 等。免疫介导的心肌损害可能是重要的病因与发病机制。

3. **病理变化**　主要表现为心脏扩大,并有一定程度的心肌肥厚。

（1）肉眼观:心脏重量增加（可≥800g）,两侧心腔明显扩张,心室壁略厚或正常（离心性肥大）,心尖部室壁常呈钝圆形。二尖瓣和三尖瓣可因心室扩张致关闭不全。心内膜增厚,常见附壁血栓。

（2）镜下观:心肌细胞不均匀性肥大、伸长,细胞核大,浓染,核型不整。肥大和萎缩心肌细胞交错排列。心肌细胞常见空泡变、小灶性肌溶解,心肌间质纤维化和微小坏死灶或瘢痕灶。

4. 临床表现　主要为心力衰竭。心电图（ECG）显示心肌劳损和心律失常,部分患者可猝死。

三、肥厚型心肌病

1. 概述　肥厚型心肌病（HCM）以左心室和／或右心室肥厚、心室腔变小、左心室充盈受阻和舒张期顺应性下降为特征。

2. 病因和发病机制

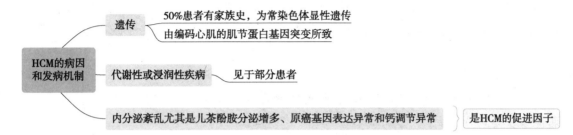

3. 病理变化　特征是非对称性室间隔肥厚,可见均匀肥厚型、心尖肥厚型和左心室前壁肥厚型等。

（1）肉眼观：心脏增大、重量增加,两侧心室壁肥厚、室间隔厚度大于左心室壁的游离侧,二者之比 >1.3（正常为 0.95）。乳头肌肥大、心室腔狭窄,左心室尤其显著。可见二尖瓣增厚和主动脉瓣下的心内膜局限性增厚。

（2）镜下观：心肌细胞弥漫性肥大,核大、畸形、深染,明显的心肌纤维走行紊乱。

4. 临床表现　心排出量下降,肺动脉高压可致呼吸困难,附壁血栓脱落可引起栓塞。

提示
> 肥厚型心肌病是青年猝死的常见原因之一。

四、限制型心肌病（RCM）

1. 概述　限制型心肌病（RCM）以单侧或双侧心室充盈受限和舒张期容量减少为特征。收缩功能和室壁厚度正常或接近正常,间质纤维组织增生。我国仅有散发病例。

2. 病因和发病机制　RCM 的病因目前仍未阐明。可能与非化脓性炎症、体液免疫反应异常、过敏反应和营养代谢不良等有关。最近报道本病可呈家族性发病。

3. 病理变化

（1）肉眼观：心腔狭窄,心内膜及心内膜下纤维性增厚,以心尖部为重,向上蔓延,累及三尖瓣或二尖瓣（可引起关闭不全）。

（2）镜下观：心内膜纤维化,可发生玻璃样变和钙化,伴附壁血栓形成。心内膜下心肌常见萎缩和变性改变,亦称心内膜心肌纤维化。

4. 临床表现 主要为心力衰竭和栓塞,少数可猝死。

五、致心律失常性右室心肌病

1. 概述 致心律失常性右室心肌病又称右室心肌病,病变早期呈区域性,晚期累及整个右心室,或向左心室和心房蔓延。多见于中青年,男性多发。

2. 病理变化 主要是右心室局部或全部心肌为脂肪组织或纤维脂肪组织替代,主要累及流出道、心尖或前下壁,心肌组织可见淋巴细胞浸润。病变区心室壁变薄,可伴瘤样扩张。

3. 临床表现 主要为右心室进行性扩大、难治性右心衰竭和 / 或室性心动过速。

六、特异性心肌病（SCM）

1. 概述 特异性心肌病（SCM）也称继发性心肌病,多数伴心室扩大和各种心律失常,临床表现类似 DCM。

2. 常见病（表 9-14）

表 9-14　SCM 的常见病

名称	特点	病理变化
克山病	是一种地方性心肌病,可能是由于缺乏硒等某些微量元素和营养物质	主要是心肌严重的变性、坏死和瘢痕形成
酒精性心肌病	长期过量饮酒（常 >10 年）后出现心脏肥大、心力衰竭等,早发现、早戒酒,可逆转或终止左心室功能减退	与 DCM 相似
围生期心肌病	在妊娠末期或产后 5 个月内首次发生	与 DCM 相似
药物性心肌病	最常见的药物是抗肿瘤药物或抗精神病药物等	类似 DCM 和非梗阻性 HCM

第八节　心　肌　炎

一、概述

1. 定义 心肌炎是各种原因引起的心肌局限性或弥漫性炎症病变。

2. 分类

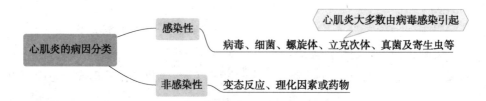

二、病毒性心肌炎

1. 病因　由嗜心肌性病毒感染所致,常见病毒是柯萨奇 B 组 2~5 型和 A 组 9 型病毒,其次是埃可病毒和腺病毒,还有流感病毒、风疹病毒、巨细胞病毒及肝炎病毒等。

2. 病理变化　病毒直接导致心肌细胞损伤,也可通过 T 细胞介导的免疫反应间接引起心肌细胞的损伤。

（1）肉眼观:心脏略增大或无明显变化。

（2）镜下观:心肌细胞间质水肿,其间可见淋巴细胞和单核细胞浸润,将心肌分割成条索状,有的心肌断裂,伴心肌间质纤维化等。

三、细菌性心肌炎

1. 病因　由细菌引起,常见细菌有白喉杆菌、沙门菌属、链球菌、结核分枝杆菌、脑膜炎双球菌和肺炎双球菌等。

2. 病理变化　心肌及间质有多发性小脓肿灶,其周围有心肌细胞变性坏死,间质以中性粒细胞浸润为主。

四、孤立性心肌炎（又称特发性心肌炎、Fiedler 心肌炎）

1. 弥漫性间质性心肌炎　主要表现为心肌间质或小血管周围有较多淋巴细胞、单核细胞和巨噬细胞浸润。早期心肌细胞较少变性、坏死。病程较长者,心肌间质纤维化,心肌细胞肥大。

2. 特发性巨细胞性心肌炎　病灶处可见心肌灶状坏死和肉芽肿形成,中心有红染、无结构的坏死物,周围有淋巴细胞、单核细胞、浆细胞或嗜酸性粒细胞浸润,并混有多量的多核巨细胞。

五、免疫反应性心肌炎

1. 病因

（1）主要见于一些变态反应疾病,如风湿性心肌炎、类风湿性心肌炎、系统性红斑狼疮和结节性多动脉炎所引起的心肌炎。

（2）其次是某些药物引起的过敏性心肌炎,如磺胺类、抗生素、消炎药以及抗癫痫药等。

2. 病理变化　主要表现为心肌间质性炎。在心肌间质及小血管周围可见嗜酸性粒细胞、淋巴细胞、单核细胞浸润,偶见肉芽肿形成。心肌细胞有变性、坏死。

第九节　心　包　炎

一、急性心包炎

1. 概述　急性心包炎多为渗出性炎症，常形成心包积液。
2. 分类（表9-15）

表9-15　急性心包炎的分类

项目	浆液性心包炎	纤维素性及浆液纤维素性心包炎	化脓性心包炎	出血性心包炎
病因	主要为非感染性疾病，如风湿病、系统性红斑狼疮等	常为系统性红斑狼疮、风湿病、尿毒症、结核以及心外科手术等	链球菌、葡萄球菌和肺炎双球菌等化脓菌感染	大多为结核分枝杆菌感染，可由恶性肿瘤引起，可继发于心外科手术
渗出物	以浆液性为主	由浆液、纤维蛋白、少量的炎症细胞和变性的坏死组织构成	大量变性、坏死的中性粒细胞及无结构粉染物质	浆液性、血性
病理变化	心外膜血管扩张、充血，血管壁通透性增高；心包腔有浆液性渗出液，伴少量的中性粒细胞、淋巴细胞和单核细胞的渗出	心包脏、壁两层表面附着一层黄白色纤维素性渗出物，形成绒毛心	炎症累及周围心肌细胞明显时，称为心肌心包炎；累及心脏周围组织明显时，称纵隔心包炎	—
临床表现	胸闷不适，心界扩大，听诊心音弱而远	心前区疼痛，可闻及心包摩擦音	感染症状＋可伴浆液性、纤维素性心包炎的症状和体征	—

二、慢性心包炎

1. 概述　慢性心包炎多由急性心包炎转化而来，临床病程持续3个月以上。
2. 分型（表9-16）

表 9-16 慢性心包炎的分型

类型		病理变化	常见病因
非特殊型		仅局限于心包本身,病变较轻	结核病、尿毒症、变态反应性疾病(如风湿病)等
特殊型	粘连性纵隔心包炎	心外膜粘连闭塞,并与纵隔及周围器官粘连。心脏肥大、扩张	化脓性心包炎、干酪样心包炎、心外科手术或纵隔放射性损伤之后
	缩窄性心包炎	心包腔内渗出物机化和瘢痕形成,致心脏舒张期充盈受限	化脓性心包炎、结核性心包炎和出血性心包炎

第十节 先天性心脏病

一、分类

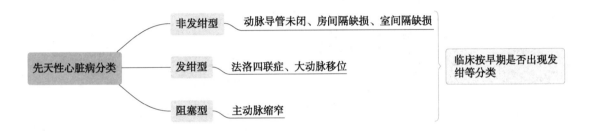

二、房间隔缺损

房间隔缺损(ASD)时,虽然左右两心房压力接近,左心房的血流在左心室舒张时通过缺损向右心房、右心室分流,由于右心血流量增加,导致右心舒张期负荷加重,右心房、右心室扩大,肺动脉扩张,肺血流增多,促使右心室衰竭。

三、室间隔缺损

1. 概述 室间隔缺损是临床上最常见的重要先天性心内畸形,可合并其他心脏畸形。单纯室间隔缺损(VSD)的病理生理取决于缺损大小及肺血管阻力。

2. 适合手术治疗的患者

(1)充血性心力衰竭患者,通常是婴儿,生长停止,有反复胸部感染史,其缺损较大,肺血管阻力低,伴大量左向右分流。

(2)大儿童,症状不明显,缺损及左向右分流亦较大,可伴肺血管压力或阻力增高。

四、法洛四联症

1. 概述 法洛四联症是成人最常见的发绀型先天性心肌病,也是存活婴儿中发病率最高的青紫型心脏病。X射线显示,心脏大小一般正常,肺动脉相对偏小,呈"靴形心"。

2. 典型特征　①室间隔缺损。②右心室流出道梗阻(肺动脉口狭窄)。③主动脉骑跨。④右心室肥厚。其中①②为基本病变。

五、动脉导管未闭

1. 分流量甚小者　无主观症状,明显体征为胸骨左缘第2肋间及左锁骨下方可闻及连续性机械样杂音,伴震颤,脉压轻度增大。

2. 中等分流量者　常有乏力、劳累后心悸、气喘胸闷等症状,心脏听诊杂音性质同上,更为响亮,伴震颤,传导范围广泛。

3. 分流量大者　常伴继发性严重肺动脉高压,致右向左分流。患者多有青紫,临床症状严重。

六、主动脉缩窄(表9-17)

表9-17　主动脉缩窄

项目	婴儿型主动脉缩窄	成人型主动脉缩窄
又称	导管前狭窄	导管后狭窄
狭窄程度	常较重	常较轻
动脉导管情况	常开放	常闭锁
临床病理联系	合并动脉导管开放的患儿,由于含氧量低的肺循环血液可经开放的导管进入主动脉远端供应下半身,患儿可以存活;下半部因动脉血氧含量低而青紫、下肢凉冷、跛行等	狭窄以上的主动脉段(胸主动脉以上)与狭窄以下的主动脉段(腹主动脉及分支)形成较大的脉压,两者之间的动脉分支常形成广泛而明显的侧支循环,以代偿下肢的血液供应

七、大动脉移位(表9-18)

表9-18　大动脉移位

项目	纠正型大动脉移位	非纠正型(完全性)大动脉移位
主动脉	前移,出自左心室	出自右心室
肺动脉	后移,出自右心室	出自左心室
血液循环	无异常	①右心室血液不能注入肺,而经主动脉流入体循环 ②左心室血液不能流入体循环,而经肺动脉注入肺

○ 经 典 试 题 ○

（研）1. 脑动脉粥样硬化病变最常见的部位是

    A. 小脑   B. 大脑基底核

    C. 脑桥   D. 丘脑

（研）2. 下列对风湿热的描述中，错误的是

    A. 属于变态反应性疾病   B. 发病与溶血性链球菌感染有关

    C. 常可导致关节畸形   D. 心脏病变的后果对人体危害最严重

（研）3. 高血压常见的血管病变是

    A. 动脉玻璃样变性   B. 动脉纤维素样变性

    C. 动脉粥样硬化   D. 动脉中层钙化

（研）4. 引起绒毛心的原发疾病是

    A. 浆液性心包炎   B. 纤维素性心包炎

    C. 化脓性心包炎   D. 结核性心包炎

（执）5. 导致儿童风湿热的最常见病原体是

    A. 肺炎克雷伯菌   B. 肺炎链球菌

    C. A组β型溶血性链球菌   D. 流感嗜血杆菌

    E. 大肠埃希菌

（研）6. 肥厚型心肌病的肉眼病理变化有

    A. 左心室壁肥厚   B. 室间隔不均肥厚

    C. 二尖瓣肥厚   D. 左心房壁肥厚

（研）7. 高血压可引起的脑内病变有

    A. 脑水肿   B. 脑梗死

    C. 脑出血   D. 脑内微小动脉瘤

【答案与解析】

1. B 2. C 3. A 4. B 5. C 6. AB

7. ABCD。解析：高血压可引起脑内病变，主要表现如下。①脑水肿或高血压脑病。②脑软化，是细小动脉病变造成的供血区域脑组织缺血的结果。供血区脑组织缺血而发生多数小坏死灶，即微梗死灶。③脑出血。脑出血是由于脑血管的细小动脉硬化使血管壁变脆，亦可由于血管壁弹性下降，局部膨出形成小动脉瘤和微小动脉瘤，当血压突然升高时破裂出血。故选ABCD。

◦ 温 故 知 新 ◦

特征 血管内膜形成粥瘤或纤维斑块，主要累及大、中动脉，致管壁变硬、管腔狭窄和弹性减弱

危险因素 高脂血症、高血压、吸烟、致继发性高脂血症的疾病、遗传、性别与年龄、代谢综合征

发病机制 脂质渗入学说、损伤–应答反应学说、动脉SMC的作用、慢性炎症学说

基本病理变化 脂纹→纤维斑块→粥样斑块→继发性病变

继发性病变 斑块内出血、斑块破裂、血栓形成、钙化、动脉瘤形成、血管腔狭窄

动脉粥样硬化

主要动脉的病理变化

主动脉 以腹主动脉病变最严重，动脉瘤破裂可致致命性大出血

冠状动脉 以左冠状动脉前降支最多见

冠状动脉粥样硬化是CHD最常见的原因

引起CHD，主要表现：心绞痛、心肌梗死、心肌纤维化、冠状动脉性猝死

引起慢性缺血性心脏病

颈动脉及脑动脉 最常见于颈内动脉起始部、基底动脉、大脑中动脉和Willis环

可致脑萎缩、脑梗死（脑软化）、脑出血（小动脉瘤破裂）

肾动脉 最常累及肾动脉开口处及主动脉近侧端

可致AS性固缩肾

四肢动脉 以下肢动脉为重，可致间歇性跛行、肢体萎缩、干性坏疽

肠系膜动脉 可致肠梗死、麻痹性肠梗阻及休克等

定义 —— 成年人收缩压≥140mmHg和/或舒张压≥90mmHg

诊断标准分类 —— 正常血压，正常高值血压，1级（轻度）、2级（中度）和3级（重度）高血压，单纯收缩期高血压

病因 —— 遗传和基因因素、超重肥胖、高盐膳食及饮酒、社会心理因素、缺乏体力活动及神经内分泌因素

发病机制
- 遗传机制　单基因遗传、多基因遗传
- 高血压产生机制　涉及RAAS及交感神经系统、血管内皮功能紊乱、胰岛素抵抗
- 血管重构机制

高血压

良性高血压
- 功能紊乱期　全身细小动脉间歇性痉挛收缩、血压升高 —— 波动性血压升高，经休息和治疗后可恢复正常
- 动脉病变期
  - 细动脉硬化　细小动脉玻璃样变
  - 小动脉硬化　主要累及肌型小动脉
  - 大动脉硬化　无明显病变或并发AS
  —— 明显血压升高，失去波动性，需服降压药
- 内脏病变期
  - 心脏　主要为左心室肥大，初为向心性肥大，晚期为离心性肥大 —— 引起高血压心脏病
  - 肾脏　原发性颗粒性固缩肾 —— 可见水肿、蛋白尿和肾病综合征，甚至尿毒症
  - 脑
    - 脑水肿 —— 头痛、呕吐、视乳头水肿等
    - 脑内细动脉痉挛和病变 —— 高血压脑病症状和高血压危象
    - 脑软化、形成微梗死灶、并发血栓形成和微动脉瘤 —— 根据累及范围，表现不同
    - 脑出血，并发脑疝 —— 可见偏瘫、昏迷、失语甚至死亡
  - 视网膜　中央动脉细动脉硬化 —— 血管迂曲，反光增强，动静脉叉处出现压痕等

恶性高血压
- 临床特点　多见于青少年，血压常超过230/130mmHg，病变进展迅速
- 特征性病变　增生性小动脉硬化和坏死性细动脉炎 —— 主要累及肾

致病菌 —— A组β型溶血性链球菌

累及部位 —— 主要是全身结缔组织及血管，最常累及心脏（最严重）、关节和血管等处

典型病变 —— 特征性风湿肉芽肿即Aschoff小体

发病机制 —— 自身免疫反应机制、遗传易感性、链球菌毒素学说

风湿病

基本病理变化
- 变质渗出期 —— 结缔组织基质的黏液样变性和胶原纤维素样坏死
- 增生期或肉芽肿期 —— 可见Aschoff小体
- 纤维化期或硬化期 —— 风湿细胞转变为成纤维细胞，风湿小体纤维化、形成梭形小瘢痕

器官病变

风湿性心脏病
- 风湿性心内膜炎 —— 二尖瓣最常受累，可形成赘生物、McCallum斑
- 风湿性心肌炎 —— 主要累及心肌间质结缔组织
- 风湿性心外膜炎 —— 主要累及心外膜脏层
  - 浆液性炎症 —— 引起积液
  - 纤维素性炎症 —— 可形成绒毛心、缩窄性心外膜炎

风湿性关节炎 —— 最常侵犯膝、踝、肩、腕、肘等大关节，呈游走性、反复发作性，一般不留后遗症

皮肤病变 —— 环形红斑和皮下结节 } 有诊断意义

风湿性动脉炎 —— 以小动脉受累较常见

风湿性脑病 —— 主要为风湿性动脉炎和皮质下脑炎，锥体外系受累可表现为小舞蹈病

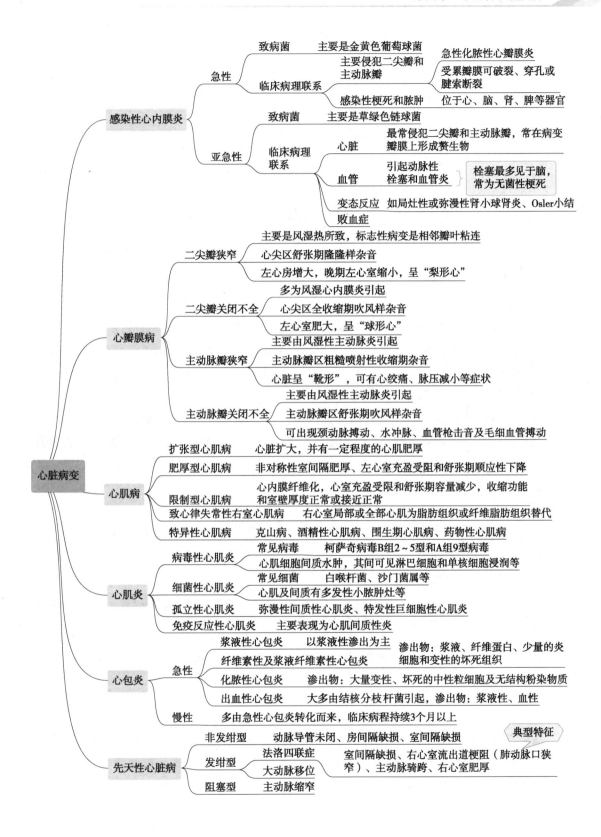

感染性心内膜炎
- 急性
  - 致病菌　主要是金黄色葡萄球菌
  - 临床病理联系
    - 主要侵犯二尖瓣和主动脉瓣　急性化脓性心瓣膜炎／受累瓣膜可破裂、穿孔或腱索断裂
    - 感染性梗死和脓肿　位于心、脑、肾、脾等器官
- 亚急性
  - 致病菌　主要是草绿色链球菌
  - 临床病理联系
    - 心脏　最常侵犯二尖瓣和主动脉瓣，常在病变瓣膜上形成赘生物
    - 血管　引起动脉性栓塞和血管炎　[栓塞最多见于脑，常为无菌性梗死]
    - 变态反应　如局灶性或弥漫性肾小球肾炎、Osler小结
    - 败血症

心瓣膜病
- 二尖瓣狭窄
  - 主要是风湿热所致，标志性病变是相邻瓣叶粘连
  - 心尖区舒张期隆隆样杂音
  - 左心房增大，晚期左心室缩小，呈"梨形心"
- 二尖瓣关闭不全
  - 多为风湿心内膜炎引起
  - 心尖区全收缩期吹风样杂音
  - 左心室肥大，呈"球形心"
- 主动脉瓣狭窄
  - 主要由风湿性主动脉炎引起
  - 主动脉瓣区粗糙喷射性收缩期杂音
  - 心脏呈"靴形"，可有心绞痛、脉压减小等症状
- 主动脉瓣关闭不全
  - 主要由风湿性主动脉炎引起
  - 主动脉瓣区舒张期吹风样杂音
  - 可出现颈动脉搏动、水冲脉、血管枪击音及毛细血管搏动

心脏病变

心肌病
- 扩张型心肌病　心脏扩大，并有一定程度的心肌肥厚
- 肥厚型心肌病　非对称性室间隔肥厚、左心室充盈受阻和舒张期顺应性下降
- 限制型心肌病　心内膜纤维化，心室充盈受限和舒张期容量减少，收缩功能和室壁厚度正常或接近正常
- 致心律失常性右室心肌病　右心室局部或全部心肌为脂肪组织或纤维脂肪组织替代
- 特异性心肌病　克山病、酒精性心肌病、围生期心肌病、药物性心肌病

心肌炎
- 病毒性心肌炎
  - 常见病毒　柯萨奇病毒B组2~5型和A组9型病毒
  - 心肌细胞间质水肿，其间可见淋巴细胞和单核细胞浸润等
- 细菌性心肌炎
  - 常见细菌　白喉杆菌、沙门菌属等
  - 心肌及间质有多发性小脓肿灶等
- 孤立性心肌炎　弥漫性间质性心肌炎、特发性巨细胞性心肌炎
- 免疫反应性心肌炎　主要表现为心肌间质性炎

心包炎
- 急性
  - 浆液性心包炎　以浆液性渗出为主　渗出物：浆液、纤维蛋白、少量的炎细胞和变性的坏死组织
  - 纤维素性及浆液纤维素性心包炎
  - 化脓性心包炎　渗出物：大量变性、坏死的中性粒细胞及无结构粉染物质
  - 出血性心包炎　大多由结核分枝杆菌引起，渗出物：浆液性、血性
- 慢性　多由急性心包炎转化而来，临床病程持续3个月以上

先天性心脏病
- 非发绀型　动脉导管未闭、房间隔缺损、室间隔缺损
- 发绀型
  - 法洛四联症　[典型特征] 室间隔缺损、右心室流出道梗阻（肺动脉口狭窄）、主动脉骑跨、右心室肥厚
  - 大动脉移位
- 阻塞型　主动脉缩窄

第十章

呼吸系统疾病

第一节 呼吸道和肺炎症性疾病

一、鼻炎

1. 急性鼻炎

（1）急性病毒性鼻炎：初期，鼻黏膜充血、水肿（鼻塞），浆液渗出（浆液性卡他）。继而病毒性鼻炎常转化为黏液化脓性炎，表现为脓性卡他。黏膜上皮纤毛黏结，部分上皮脱落，2~3d 后上皮开始再生，约 2 周后经修复痊愈。未发育完善的婴幼儿有时可伴发鼻窦炎、中耳炎、肺炎、急性心肌炎等。

（2）过敏性鼻炎：属于Ⅰ型变态反应性疾病。镜下可见鼻黏膜上皮层内杯状细胞增多、纤毛受损，基膜增厚，间质水肿，肥大细胞增多，并有大量嗜酸性粒细胞、淋巴细胞和浆细胞浸润。

2. 慢性鼻炎

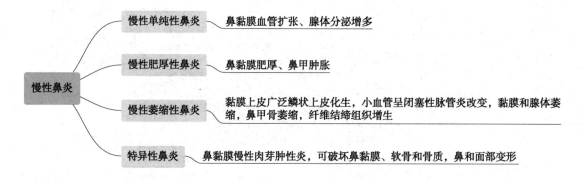

二、鼻窦炎

鼻窦炎以上颌窦炎的发病率最高。所有鼻窦受累则称为全鼻窦炎。病理类型包括急性浆液性卡他性鼻窦炎、急性化脓性鼻窦炎和慢性鼻窦炎。病变严重时，可并发骨髓炎、眼眶蜂窝织炎、软脑膜炎和脑脓肿、败血症等。

三、咽炎

1. 急性咽炎　多由柯萨奇病毒、腺病毒和副流感病毒引起。病变可表现为单纯性咽炎和急性化脓性咽炎。

> **ⓘ提示**
>
> 　　由溶血性链球菌引起的急性脓毒性咽炎,局部和全身症状及病变都较严重,甚至引起脓毒败血症。

2. 慢性咽炎　按病变特点可分为单纯性咽炎、肥厚性和萎缩性咽炎。

四、喉炎

1. 急性喉炎
(1)感冒病毒引起者:主要表现为急性卡他性喉炎。
(2)白喉杆菌引起者:表现为假膜性炎,多由咽白喉蔓延而来。
(3)流感所致喉炎:可有假膜形成,最常表现为出血性炎,若夹杂葡萄球菌和链球菌感染,常导致黏膜坏死和溃疡形成。
(4)其他:理化因素、异物或检查器械所致的损伤均可引起急性喉炎。
2. 慢性喉炎　根据病理变化分为慢性单纯性喉炎和慢性增生性喉炎。

五、急性气管支气管炎

病理变化:肉眼观,黏膜红肿,表面黏附白色或淡黄色黏性分泌物,重症病例可出现黏膜坏死和溃疡形成。根据病变特点分为:①急性卡他性气管支气管炎。②急性化脓性气管支气管炎。③急性溃疡性气管支气管炎。特殊类型有白喉时的假膜性炎和麻疹时的巨细胞支气管炎等。

六、急性细支气管炎

病理变化:①细支气管黏膜充血肿胀,单层纤毛柱状上皮坏死脱落,代之以增生的无纤毛柱状上皮或扁平上皮,杯状细胞增多,黏液分泌增加,管壁内有淋巴细胞和单核细胞浸润。②管腔内充满渗出物,管腔部分或完全阻塞而导致小灶性肺萎缩或急性阻塞性肺气肿。炎症扩散可形成细支气管周围炎或局限性肺炎。③病变较轻、范围较局限时可痊愈。少数病变严重者,可形成纤维闭塞性细支气管炎。

七、细菌性肺炎

1. 大叶性肺炎
(1)概述:大叶性肺炎以肺泡内弥漫性纤维素渗出为主,病变通常累及肺大叶的全部或大部。本病多见于青壮年,起病急,主要症状为寒战高热、咳嗽、胸痛、呼吸困难和咳铁锈色痰,有肺实变体征及外周血白细胞增多等。一般经 5~10d 体温下降,症状和体征消退。

（2）病因和发病机制

1）大叶性肺炎多由肺炎链球菌引起,其中 1、2、3 和 7 型多见,以 3 型毒力最强。

2）当受寒、醉酒、疲劳和麻醉时呼吸道的防御功能减弱,机体抵抗力降低,易致细菌侵入肺泡而发病。

（3）病理变化及临床病理联系:大叶性肺炎的主要病理变化为肺泡腔内的纤维素性炎,常发生于单侧肺,多见于左肺或右肺下叶,也可同时或先后发生于两个或多个肺叶。典型的自然发展过程,见表 10-1。

表 10-1　典型的自然发展过程

项目	充血水肿期	红色肝样变期	灰色肝样变期	溶解消散期
发病时间	第 1~2 天	第 3~4 天	第 5~6 天	1 周左右
肉眼观	肺叶肿胀,暗红色	肿大的肺叶充血呈暗红色,质地变实,切面灰红	病变肺叶仍肿大,但充血消退,由红色变为灰白色,质实如肝	肺内实变病灶消失,病变肺组织质地较软
毛细血管	肺泡间隔内毛细血管弥漫性扩张充血	肺泡间隔内毛细血管仍扩张充血	肺泡壁毛细血管受压迫	肺组织结构和功能恢复正常
渗出液及纤维素	大量的浆液性渗出液	充满纤维素	渗出纤维素增多	纤维素溶解,胸膜渗出物被吸收或机化
肺泡腔内红细胞	少量	大量	较少	极少
肺泡腔内中性粒细胞	少量	少量	大量	变性坏死
肺泡腔内巨噬细胞	少量	少量	较多	增多
X 射线检查	片状分布的模糊阴影	大片致密阴影	—	恢复正常
临床表现	寒战、高热及外周血白细胞计数升高等	发绀等缺氧症状,铁锈色痰,胸膜炎时有胸痛	缺氧状况改善,铁锈色痰转为黏液脓痰	体温下降,症状和体征减轻、消失

（4）并发症

1）肺肉质变(又称机化性肺炎):是由于肺内炎性病灶中中性粒细胞渗出过少,释放的蛋白酶量不足以溶解渗出物中的纤维素,大量未能被溶解吸收的纤维素被肉芽组织取代而机化。病变肺组织呈褐色肉样外观,故称肺肉质变。

2）胸膜肥厚和粘连:是由于胸膜及胸膜腔内的纤维素不能被完全溶解吸收而发生机化所致。

3）肺脓肿及脓胸:当病原菌毒力强大或机体抵抗力低下时,由金黄色葡萄球菌和肺炎链球菌混合感染者,易并发肺脓肿,并常伴脓胸。

4）败血症或脓毒败血症:严重感染时,细菌侵入血液大量繁殖并产生毒素所致。

5）感染性休克:见于重症病例,是严重并发症,死亡率较高。

提示

　　大叶性肺炎的并发症现已少见。

2. 小叶性肺炎

（1）概述:小叶性肺炎（又称支气管肺炎）主要由化脓性细菌引起,是以肺小叶为病变单位的急性化脓性炎症。主要见于儿童、体弱老人及久病卧床者。

（2）病因和发病机制

1）常见致病菌有葡萄球菌、肺炎链球菌、流感嗜血杆菌、肺炎克雷伯菌、链球菌、铜绿假单胞菌及大肠埃希菌等。其中致病力较弱的4、6、10型肺炎链球菌是最常见的致病菌。

2）机体抵抗力下降时可引起小叶性肺炎。小叶性肺炎常是麻疹后肺炎、手术后肺炎、吸入性肺炎、坠积性肺炎等的并发症。

（3）病理变化:病变特征是以细支气管为中心的肺组织化脓性炎症。

1）肉眼观:双肺表面和切面散在分布灰黄、质实病灶,以下叶和背侧多见。病灶大小不一,直径多在0.5~1cm（相当于肺小叶范围),形状不规则,病灶中央常可见病变细支气管的横断面。严重病例,病灶可互相融合成片,甚或累及整个大叶,发展为融合性支气管肺炎,一般不累及胸膜。

2）镜下观

a. 早期,病变的细支气管黏膜充血、水肿,表面附着黏液性渗出物,周围肺组织无明显改变或肺泡间隔仅轻度充血。

b. 随病情进展,病灶中支气管、细支气管管腔及其周围的肺泡腔内出现较多中性粒细胞、少量红细胞及脱落的肺泡上皮细胞。病灶周围肺组织充血,可有浆液渗出,部分肺泡过度扩张。

c. 严重时,病灶中中性粒细胞渗出增多,支气管和肺组织遭破坏,呈完全化脓性炎症改变。

（4）临床病理联系:发热、咳嗽和咳痰仍最常见。支气管黏膜受累引起咳嗽,痰液常为黏液脓性或脓性。X射线检查可见肺内散在不规则小片状或斑点状模糊阴影。由于病变部位细支气管和肺泡腔内含有渗出物,听诊可闻及湿啰音。

（5）结局和并发症：经治疗，大多可痊愈。小叶性肺炎的并发症远较大叶性肺炎多，且危险性大，呼吸功能不全、心力衰竭、脓毒血症、肺脓肿和脓胸等较常见。

3. 军团菌肺炎　是由嗜肺军团杆菌引起的，以肺组织急性纤维素性化脓性炎为病变特点的急性传染病。

八、病毒性肺炎

1. 病因　常见病毒有流感病毒，其次为呼吸道合胞病毒、腺病毒、副流感病毒、麻疹病毒、单纯疱疹病毒及巨细胞病毒等。除流感病毒、副流感病毒外，其余病毒所致肺炎多见于儿童。

2. 发病机制　可由一种病毒感染，也可由多种病毒混合感染，或继发于细菌感染。

3. 临床表现　临床症状差别较大，可见发热、全身中毒症状、频繁咳嗽、气急和发绀等。

4. 病理变化　主要为肺间质炎症。检见病毒包涵体是病理组织学诊断病毒性肺炎的重要依据。

（1）肉眼观：病变肺组织因充血水肿而轻度肿大。

（2）镜下观：常见肺泡间隔明显增宽，其内血管扩张、充血，间质水肿及淋巴细胞、单核细胞浸润，肺泡腔内一般无渗出物或仅有少量浆液。病变较严重时，肺泡腔内出现由浆液、少量纤维素、红细胞及巨噬细胞混合成的渗出物，甚至肺组织坏死。

九、严重急性呼吸综合征（SARS）

现有报告显示 SARS 以肺和免疫系统的病变最突出，心、肝、肾、肾上腺等实质性器官也可受累。

十、支原体肺炎

1. 概述　支原体肺炎由肺炎支原体引起，儿童和青少年发病率较高，秋、冬季发病较多，主要经飞沫传播，常为散发性，偶尔流行。

2. 临床特征　患者起病较急，多有发热、头痛、咽喉痛及顽固而剧烈的咳嗽、气促和胸痛，咳痰常不显著。听诊常闻及干、湿啰音，胸部 X 射线检查显示节段性纹理增强及网状或斑片状阴影。白细胞计数轻度升高，淋巴细胞和单核细胞增多。

3. 病理变化　肺炎支原体感染可波及整个呼吸道。肺部病变常累及一叶肺组织，以下叶多见，偶可波及双肺。病变主要发生于肺间质，故病灶实变不明显，常呈节段性分布。

第二节　慢性阻塞性肺疾病

一、概述

慢性阻塞性肺疾病（COPD）的共同特点为肺实质和小气道受损，导致慢性气道阻塞、呼吸阻力增加和肺功能不全，主要包括慢性支气管炎、支气管哮喘、支气管扩张症和肺气肿等疾病。

二、慢性支气管炎

1. 概述

（1）慢性支气管炎是发生于支气管黏膜及其周围组织的慢性非特异性炎性疾病，是一种常见病、多发病。

（2）主要临床特征为反复发作的咳嗽、咳痰或伴喘息症状，且症状每年至少持续3个月，连续2年以上。病情持续多年者常并发肺气肿及慢性肺源性心脏病。

2. 病因和发病机制（表10-2）

表 10-2　慢性支气管炎的病因和发病机制

病因	发病机制
病毒和细菌感染	凡能引起上呼吸道感染的病毒和细菌在慢性支气管炎病变的发展过程中，都可起重要作用
吸烟	吸烟对慢性支气管炎的发病起重要作用，香烟烟雾的有害物质能损伤呼吸道黏膜，降低局部抵抗力；烟雾又可刺激小气道产生痉挛，增加气道阻力
空气污染	工业烟雾、粉尘等造成的大气污染与慢性支气管炎有明显因果关系
过敏因素	过敏因素与慢性支气管炎有一定关系，喘息型慢性支气管炎患者常有过敏史
机体内在因素	如机体抵抗力降低、呼吸系统防御功能受损及内分泌功能失调等与本病的发生发展密切相关

3. 主要病理变化

（1）呼吸道黏液 - 纤毛排送系统受损，纤毛柱状上皮变性、坏死脱落，再生的上皮杯状细胞增多，并发生鳞状上皮化生。

（2）黏膜下腺体增生肥大和浆液性上皮发生黏液腺化生，导致分泌黏液↑。

（3）管壁充血水肿，淋巴细胞、浆细胞浸润。

（4）管壁平滑肌断裂、萎缩（喘息型者：平滑肌束增生、肥大），软骨可变性、萎缩或骨化。

> ⓘ 提示
>
> 慢性支气管炎的早期病变常限于较大支气管，后逐渐累及较小的支气管和细支气管。

4. 临床病理联系

（1）支气管黏膜受炎症刺激及分泌的黏液增多：出现咳嗽、咳痰。痰液一般为白色黏液泡沫状，在急性发作期，咳嗽加剧，出现黏液脓性或脓性痰。

（2）支气管的痉挛或狭窄及黏液和渗出物阻塞管腔：常致喘息。

（3）双肺听诊可闻及哮鸣音，干、湿啰音。

（4）慢性萎缩性气管炎：支气管黏膜和腺体萎缩，分泌物减少而痰量减少或无痰。

（5）小气道的狭窄和阻塞：可致阻塞性通气障碍，此时呼气阻力的增加大于吸气，久之，使肺过度充气，肺残气量明显增多而并发肺气肿。

三、支气管哮喘

1. 概述　支气管哮喘简称哮喘，是一种由呼吸道过敏引起的以支气管可逆性发作性痉挛为特征的慢性阻塞性炎性疾病。

2. 病因　诱发哮喘的过敏原，如花粉、尘埃、动物毛屑、真菌（曲菌）、某些食品和药品等。呼吸道感染和精神因素亦可诱发哮喘发作。

3. 发病机制　除过敏原方面的影响和机体本身的状态外，其发作过程主要涉及多种细胞（淋巴细胞、单核细胞、肥大细胞和嗜酸性粒细胞等）表面的受体及它们合成和分泌的多种介质和细胞因子，并经过信息的接收、传递和调控等复杂步骤共同完成全部反应过程。此外，机体的特应性气道壁的炎性增生和气道的高反应性均导致对过敏原的敏感性增高，轻微刺激即可引起气道阻力显著增高，也是哮喘发病的重要环节。

4. 病理变化

（1）肉眼观：肺因过度充气而膨胀，常伴灶性萎陷。支气管管腔内可见黏液栓，偶见支气管扩张。

（2）镜下观

1）黏膜上皮局部脱落，基底膜显著增厚及玻璃样变，黏膜下水肿，黏液腺增生，杯状细胞增多，管壁平滑肌增生肥大。

2）管壁各层均可见嗜酸性粒细胞、单核细胞、淋巴细胞和浆细胞浸润。

3）在管壁及黏液栓中常可见嗜酸性粒细胞的崩解产物夏科－莱登（Charcot-Leyden）结晶。

5. 临床病理联系

（1）哮喘发作时，因细支气管痉挛和黏液栓阻塞，引起呼气性呼吸困难并伴哮鸣音。症状可自行缓解或经治疗后缓解。

（2）长期反复的哮喘发作可致胸廓变形及弥漫性肺气肿，有时可合并自发性气胸。

四、支气管扩张症

1. 概述　支气管扩张症是以肺内小支气管管腔持久性扩张伴管壁纤维性增厚为特征的慢性呼吸道疾病。临床表现为慢性咳嗽、大量脓痰及反复咯血等症状。

2. 病因和发病机制

（1）支气管扩张症多继发于慢性支气管炎、麻疹和百日咳后的支气管肺炎及肺结核病等。因反复感染常导致管壁平滑肌、弹力纤维和软骨等支撑结构破坏；同时受支气管壁外周肺组织慢性炎症所形成的纤维瘢痕组织的牵拉及咳嗽时支气管腔内压的增加，最终导致支气管壁持久性扩张。

（2）先天性及遗传性支气管发育不全或异常时，因支气管壁的平滑肌、弹力纤维和软骨薄弱或缺失，管壁弹性降低易致支气管扩张，如巨大气管支气管扩张症。

3. 病理变化

（1）肉眼观

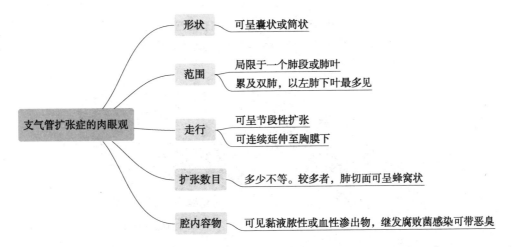

（2）镜下观：支气管壁明显增厚，黏膜上皮增生伴鳞状上皮化生，可有糜烂及小溃疡形成。黏膜下血管扩张充血，淋巴细胞、浆细胞甚或中性粒细胞浸润，管壁腺体、平滑肌、弹力纤维和软骨遭受破坏，萎缩或消失，代之以肉芽组织或纤维组织。邻近肺组织常纤维化及淋巴组织增生。

4. 临床病理联系　少数患者可合并肺脓肿、脓胸及脓气胸。慢性重症患者常伴严重的肺功能障碍，出现气急、发绀和杵状指等，晚期可并发肺动脉高压和慢性肺源性心脏病。

五、肺气肿

1. 概述　肺气肿是末梢肺组织（呼吸性细支气管、肺泡管、肺泡囊和肺泡）因含气量过多伴肺泡间隔破坏，肺组织弹性减弱，导致肺体积膨大、通气功能降低的一种疾病状态，是支气管和肺部疾病最常见的并发症。

2. 病因　肺气肿常继发于其他肺阻塞性疾病，其中最常见的是慢性支气管炎。此外，吸烟、空气污染和肺尘埃沉着病（尘肺）等也是常见的发病原因。

3. 发病机制　主要有关因素为：①阻塞性通气障碍。②呼吸性细支气管和肺泡壁弹性降低。③α_1- 抗胰蛋白酶水平（α_1-AT）降低。

4. 类型

（1）肺泡型肺气肿（表 10-3、图 10-1）：病变发生在肺腺泡内，因其常合并有小气道的阻塞性通气障碍，故也称阻塞性肺气肿。

表 10-3　肺泡型肺气肿

分型	特点
腺泡中央型肺气肿	最常见。位于肺腺泡中央的呼吸性细支气管呈囊状扩张,肺泡管和肺泡囊扩张不明显
腺泡周围型肺气肿（也称隔旁肺气肿）	腺泡的呼吸性细支气管基本正常,远侧端位于其周围的肺泡管和肺泡囊扩张
全腺泡型肺气肿	常见于青壮年、先天性 α_1-AT 缺乏症患者。呼吸性细支气管、肺泡管、肺泡囊和肺泡都扩张,含气小囊腔布满肺腺泡内。肺泡间隔破坏严重时,气肿囊腔融合形成直径超过 1cm 的较大囊泡,则称囊泡性肺气肿

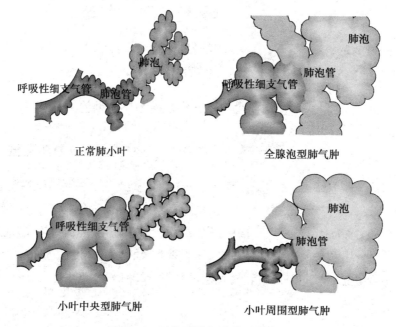

图 10-1　肺泡型肺气肿类型模式图

（2）间质性肺气肿:肋骨骨折、胸壁穿透伤或剧烈咳嗽引起肺内压急剧增高等均可导致细支气管或肺泡间隔破裂,使空气进入肺间质形成间质性肺气肿。

（3）其他类型肺气肿:①瘢痕旁肺气肿（也称不规则型肺气肿）。若气肿囊腔直径超过 2cm,破坏了肺小叶间隔时,称肺大疱,位于肺膜下的肺大疱破裂可引起气胸。②代偿性肺气肿。③老年性肺气肿。

5. 病理变化

（1）肉眼观:肺体积显著膨大,色灰白,边缘钝圆,柔软而缺乏弹性,指压后压痕不易消退。切面因肺气肿类型不同。

（2）镜下观:肺泡扩张,肺泡间隔变窄并断裂,相邻肺泡融合成较大的囊腔。肺泡间隔内毛细血管床数量减少,间质内肺小动脉内膜纤维性增厚。小支气管和细支气管可见慢性炎症改变。

6. 临床病理联系　除咳嗽、咳痰等慢性支气管炎症状外,常因阻塞性通气障碍而出现呼气性呼吸困难,气促、胸闷、发绀等缺氧症状。严重者形成肺气肿的特有体征"桶状胸"。后期肺循环阻力增加,最终导致慢性肺源性心脏病。

第三节　肺尘埃沉着病

一、肺硅沉着病(简称硅肺)

1. 病因　吸入空气中游离二氧化硅(SiO$_2$)粉尘是肺硅沉着病(简称硅肺)发病的主要原因。发病与否的密切相关因素如下。

（1）吸入二氧化硅的数量:当吸入硅尘数量超出正常肺的清除能力或肺清除能力降低时均能使硅尘沉积于肺内。

（2）吸入形状:以四面体的石英结晶致纤维化的作用最强。

（3）吸入颗粒大小

1）硅尘颗粒 >5μm 者大多被清除至体外。

2）硅尘颗粒 <5μm 者可被吸入肺内直达肺泡并被聚集于肺泡间隔或支气管周围的巨噬细胞吞噬,形成早期硅肺的细胞性结节。

3）硅尘颗粒越小致病力越强,以 1~2μm 者致病性最强。

2. 发病机制

（1）硅尘颗粒引起硅肺的发病机制目前认为主要与 SiO$_2$ 的性质和巨噬细胞有关。

1）当吸入肺组织的硅尘被巨噬细胞吞入后,SiO$_2$ 与水聚合形成硅酸,致使溶酶体膜通透性增高或破裂;被激活的巨噬细胞形成的氧自由基也可直接损伤细胞质膜。

2）溶酶体破裂后释放的多种溶酶体酶导致巨噬细胞崩解自溶,同时释放出硅尘。游离的硅尘又可被其他巨噬细胞再吞噬。

3）崩解的和已激活的巨噬细胞均可释放多种细胞因子和炎症介质,引起肺组织的炎症反应、成纤维细胞增生和胶原沉积,导致肺纤维化。

4）反复吸入并沉积在肺内的硅尘,特别是巨噬细胞破裂再释放出的硅尘使肺部病变不断发展和加重。即便患者脱离硅尘环境,肺部病变仍继续发展。

（2）免疫因素:在硅肺的发病中可能发挥作用。玻璃样变的硅结节内含较多的免疫球蛋白,患者血清中可见 IgG、IgM 及抗核抗体等的异常。

3. 病理变化　硅肺的基本病变如下。

（1）硅结节的形成

硅结节

特点　境界清楚、圆形或椭圆形，直径3～5mm，色灰白，质硬，触之有沙砾感

形成阶段

早期　由吞噬硅尘的巨噬细胞聚集形成的细胞性结节

病情进展
- 结节内成纤维细胞增生、发生纤维化，形成纤维性结节
- 结节内胶原纤维呈同心圆或旋涡状排列，部分胶原纤维玻璃样变
- 结节中央的小血管常管壁增厚，管腔狭窄
- 相邻硅结节可融合成大病灶，其中央常因缺血缺氧而坏死、液化，形成硅肺性空洞

（2）肺组织的弥漫性纤维化：晚期病例纤维化肺组织可达全肺 2/3 以上。胸膜可因弥漫性纤维化而广泛增厚（可达 1~2cm）。

4. 硅肺的分期和病变特点（表 10-4）

表 10-4　硅肺的分期和病变特点

项目	I期硅肺	II期硅肺	III期硅肺（重症硅肺）
主要表现	①肺门淋巴结肿大，有硅结节形成和纤维化改变 ②肺组织内硅结节数量较少，主要分布于双肺中、下叶近肺门处，结节直径一般为 1~3mm	①硅结节数量↑，体积增大，肺纤维化较明显 ②结节性病变以中、下肺叶近肺门部密度较高，总病变范围不超过全肺的 1/3	硅结节密度增大并与肺纤维化融合成团块，病灶周肺组织常有肺气肿或肺不张
X 射线检查	肺门阴影增大，密度增强，肺野内可见少量类圆形或不规则形小阴影	肺野内见较多直径 <1cm 的阴影，分布范围较广	肺内可见直径 >2cm 的大阴影。肺门淋巴结肿大，密度高，可见蛋壳样钙化
肺变化	重量、体积和硬度无明显改变	重量和硬度增加，体积增大	重量和硬度增加，新鲜肺标本可竖立，入水可下沉
胸膜变化	可有硅结节形成，增厚不明显	增厚	增厚明显

5. 并发症

（1）肺结核病：硅肺患者易并发结核病，称硅肺结核病。硅肺病变愈严重，肺结核并发率愈高。

（2）慢性肺源性心脏病：多数晚期患者并发慢性肺源性心脏病。患者可因右心衰竭而死亡。

（3）肺部感染和阻塞性肺气肿：患者抵抗力低下，呼吸道防御功能减弱，易继发严重的细菌和病毒感染，导致死亡。晚期硅肺患者常合并阻塞性肺气肿，可出现肺大疱，若破裂则形成自发性气胸。

二、肺石棉沉着病

1. 概述　肺石棉沉着病也称石棉肺，是长期吸入石棉粉尘引起的以肺组织和胸膜纤维

化为主要病变的职业病。

2. 病理变化 石棉肺的病变特点为肺间质弥漫性纤维化（内含石棉小体）及胸膜脏层肥厚和胸膜壁层形成胸膜斑。

3. 并发症 恶性肿瘤（以恶性胸膜间皮瘤的发生率高）、肺结核病与肺源性心脏病。

第四节 慢性肺源性心脏病

一、概述

慢性肺源性心脏病，简称肺心病，是因慢性肺疾病、肺血管及胸廓的病变引起肺循环阻力增加，肺动脉压升高而导致以右心室壁肥厚、心腔扩大甚或发生右心衰竭的心脏病。

二、病因和发病机制

1. 肺疾病 最常引起肺心病的是慢性阻塞性肺疾病，其中又以慢性支气管炎并发阻塞性肺气肿最常见，占80%~90%，其后依次为支气管哮喘、支气管扩张症、肺尘埃沉着病、慢性纤维空洞性肺结核和肺间质纤维化等。此类疾病时肺毛细血管床减少，小血管纤维化、闭塞，使肺循环阻力增加。阻塞性通气障碍及肺泡毛细血管膜破坏等均可导致肺泡气氧分压降低，二氧化碳分压升高。缺氧引起肺小动脉痉挛、肺血管构型改建，使肺动脉压升高，最终导致右心肥大、扩张。

2. 胸廓运动障碍性疾病 较少见。严重的脊柱弯曲、类风湿关节炎、胸膜广泛粘连及其他严重的胸廓畸形均可引起限制性通气障碍，还可因肺部受压而增加肺循环阻力引起肺动脉压升高及肺心病。

3. 肺血管疾病 甚少见。原发性肺动脉高压症及广泛或反复发生的肺小动脉栓塞等可直接引起肺动脉高压，导致肺心病。

三、病理变化

1. 肺部病变 除原有肺疾病所表现的肺部病变外，肺内的主要病变是肺小动脉的变化（表10-5），特别是肺腺泡内小血管的构型重建。

表 10-5 肺心病时肺小动脉的变化

名称	病理变化
无肌型细动脉	动脉肌化
肌型小动脉	中膜增生、肥厚，内膜下出现纵行平滑肌束等
其他	肺小动脉炎，弹力纤维及胶原纤维增生，腔内血栓形成和机化，肺泡间隔毛细血管数量减少等

2. 心脏病变

（1）以右心室的病变为主，心室壁肥厚，心室腔扩张，扩大的右心室占据心尖部，外观钝圆。心脏重量增加。常以肺动脉瓣下 2cm 处右心室前壁肌层厚度超过 5mm（正常 3~4mm）作为诊断肺心病的病理形态标准。

（2）镜下可见右心室壁心肌细胞肥大，核增大、深染；心肌纤维萎缩、肌质溶解、横纹消失，间质水肿和胶原纤维增生等。

四、临床病理联系

肺心病发展缓慢，患者除原有肺疾病的临床症状和体征外，逐渐出现的呼吸功能不全和右心衰竭为其主要临床表现。病情严重者可并发肺性脑病。

第五节 呼吸窘迫综合征

本节主要介绍成人呼吸窘迫综合征。

一、概述

成人呼吸窘迫综合征（ARDS）是指全身遭受严重创伤、感染及肺内严重疾病时出现的一种以进行性呼吸窘迫和低氧血症为特征的急性呼吸衰竭综合征。

二、病因

本病多继发于严重的全身感染、创伤、休克和肺的直接损伤，如败血症、大面积烧伤、溺水、药物中毒等，它们均能引起肺毛细血管和肺泡上皮的严重损伤。

三、发病机制

ARDS 的确切发病机制尚未阐明，现认为肺毛细血管内皮和肺泡上皮的损伤是由白细胞及某些介质（如白细胞介素、细胞因子、氧自由基、补体及花生四烯酸的代谢产物等）所引起。

四、病理变化

1. 肉眼观 双肺肿胀，重量增加，暗红色，湿润，可有散在出血点或出血斑。切面膨隆，含血量多，可有实变区或萎陷灶。

2. 镜下观 肺间质毛细血管扩张、充血，肺泡腔和肺间质内有大量含蛋白质浆液（肺水肿）。在肺呼吸性细支气管、肺泡管及肺泡腔内见薄层红染的膜状物被覆，即透明膜形成。间质内可有点状出血和灶状坏死，微血管内常见透明血栓和白细胞栓塞，肺泡上皮弥漫性损伤。

第六节　呼吸系统常见肿瘤

一、鼻咽癌

1. **概述**　鼻咽癌是鼻咽部上皮组织发生的恶性肿瘤。临床症状为鼻出血、鼻塞、耳鸣、听力减退、复视、偏头痛和颈部淋巴结肿大等。

2. **病因**　发病因素：①EB病毒，与鼻咽癌的关系密切。其主要证据为瘤细胞内存在EBV-DNA和核抗原（EBNA）。②遗传因素，鼻咽癌不仅有明显的地域性，部分病例亦有明显的家族性。③化学致癌物质，如亚硝酸胺类、多环芳烃类及微量元素镍等与鼻咽癌的发病也有一定关系。

3. **病理变化**　最常发生于鼻咽顶部，其次是外侧壁和咽隐窝，前壁最少见；也有同时发生于两个部位，如顶部和侧壁。早期鼻咽癌常表现为局部黏膜粗糙或略隆起，或形成隆起黏膜面的小结节，随后可发展成结节型、菜花型、黏膜下浸润型和溃疡型肿块。鼻咽癌以结节型最多见，其次为菜花型。

4. **组织学类型**　鼻咽癌绝大多数起源于鼻咽黏膜柱状上皮的储备细胞，少数来源于鳞状上皮的基底细胞。柱状上皮中的储备细胞是一种原始的具有多向分化潜能的细胞。

（1）鳞癌（表10-6）

表 10-6　鼻咽癌的组织学类型——鳞癌

分类		病理特点			
		癌巢内细胞分层	细胞角化	细胞间桥	角化珠形成
分化性鳞癌	角化型鳞癌（高分化鳞癌）	明显	可见	有时可见	癌巢中央可有
	非角化型鳞癌（低分化鳞癌）	不明显。细胞大小形态不一，常呈卵圆形、多角形或梭形	无	无	无
未分化性鳞癌	泡状核细胞癌	癌细胞呈片状或不规则巢状分布，境界不如分化性癌清晰。癌细胞胞质丰富，境界不清，常呈合体状。细胞核大，圆形或卵圆形，空泡状，核分裂象少见。癌细胞或癌巢间有较多淋巴细胞浸润			
	未分化鳞癌	癌细胞小，胞质少，呈小圆形或短梭形，弥漫分布，无明显的巢状结构			

> **ⓘ 提示**
>
> 非角化型鳞癌为鼻咽癌中最常见的类型，且与EB病毒感染关系密切。泡状核细胞癌占鼻咽癌总数10%左右，对放射治疗敏感。

（2）腺癌：少见，主要来自鼻咽黏膜的柱状上皮，也可来自鼻咽部小腺体。

1）高分化者表现为柱状细胞腺癌或乳头状腺癌。

2）低分化腺癌癌巢不规则，腺样结构不明显，癌细胞小。

3）也有极少病例为黏液腺癌。

5. 扩散途径　包括直接蔓延、淋巴道转移、血道转移。

6. 临床病理联系

（1）鼻咽癌因早期症状常不明显，确诊时已多是中、晚期，常有转移，故治愈率低。

（2）治疗以放疗为主，其疗效和预后与病理组织学类型有关。

（3）恶性程度高的低分化鳞状细胞癌和泡状核细胞癌对放疗敏感，经治疗后病情可明显缓解，但较易复发。

二、喉癌

1. 病因　长期大量吸烟或酗酒以及环境污染是主要危险因素。

2. 临床表现　声嘶是喉癌（声带癌）患者常见的早期症状，发生于声带外侧者可无声嘶症状。

3. 病理变化

（1）按喉癌发生的解剖部位分类：声带型（声带癌）、声门上型、跨声门型、声带下型。

（2）喉癌的组织学类型：①鳞状细胞癌，按发展程度分为原位癌、早期浸润癌和浸润癌。②腺癌。

4. 扩散途径　包括直接蔓延、淋巴道转移、血道转移。

三、肺癌

1. 病因　有关因素如下。

（1）吸烟：吸烟是肺癌致病的最危险因素之一。研究证明吸烟者肺癌的发病率比普通人高 20~25 倍，且与吸烟的量和吸烟时间的长短正相关。香烟燃烧的烟雾中含有的化学物质超过上千种，其中已确定的致癌物质有 3,4- 苯并芘、尼古丁、焦油等。

（2）空气污染：①肺癌的发病率与空气中 3,4- 苯并芘的浓度呈正相关。②吸入家居装饰材料散发的氡及氡子体等物质是肺癌发病的危险因素。

（3）职业因素：长期接触放射性物质（铀）或吸入含石棉、镍、砷等化学致癌粉尘的工人，肺癌发生率明显增高。

（4）分子遗传学改变（表 10-7）

2. 病理变化

（1）大体类型（表 10-8）

早期肺癌和隐性肺癌，介绍如下。

1）中央型早期肺癌：发生于段支气管以上的大支气管，其癌组织仅局限于管壁生长，包括腔内型和管壁浸润型，后者不突破外膜，未侵及肺实质，无局部淋巴结转移。

表 10-7 分子遗传学改变

改变内容	小细胞癌	非小细胞癌
c-myc 基因活化	10%~40%	很少见
p53 基因突变	约 80%	约 50%
RB 基因突变	80%	25%
3p（3 号染色体短臂）缺失	可见	可见
原癌基因 Bcl-2 表达	—	25% 的鳞癌和 10% 的腺癌

表 10-8 肺癌的大体类型

项目	中央型（肺门型）	周围型	弥漫型
占肺癌的比例	60%~70%	30%~40%	2%~5%
发生部位	主支气管或叶支气管	肺段或其远端支气管	末梢的肺组织
病变特点	肺门部巨大肿块	孤立的结节状或球形癌结节	粟粒大小结节或多发性结节
浸润及转移	肿瘤破坏气管壁向周围肺组织浸润、扩展；经淋巴管转移至支气管和肺门淋巴结，肿大的淋巴结常与肺门肿块融合	淋巴结转移常较中央型晚，但可侵犯胸膜	沿肺泡管及肺泡弥漫性浸润生长

2）周围型早期肺癌：发生于小支气管，在肺组织内呈结节状，直径 <2cm，无局部淋巴结转移。

3）隐性肺癌：肺内无明显肿块，影像学检查阴性而痰液细胞学检查癌细胞阳性，手术切除标本经病理学证实为支气管黏膜原位癌或早期浸润癌，而无淋巴结转移。

（2）常见组织学类型

1）腺癌：是女性肺癌最常见的类型，多为非吸烟者。65% 为周围型肺癌。肿块常位于胸膜下，境界不甚清晰，常累及胸膜（77%）。腺癌伴纤维化和瘢痕形成较多见，有人称此为瘢痕癌，认为是对肿瘤出现的间质胶原纤维反应。

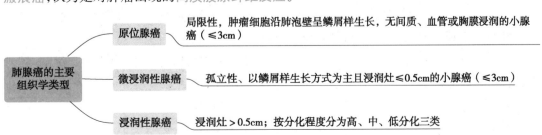

147

2）鳞癌：80%~85% 为中央型肺癌。患者绝大多数为中老年男性且大多有吸烟史。

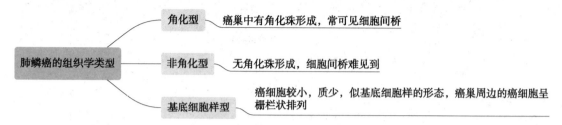

肺鳞癌的组织学类型
- 角化型　　癌巢中有角化珠形成，常可见细胞间桥
- 非角化型　　无角化珠形成，细胞间桥难见到
- 基底细胞样型　　癌细胞较小，质少，似基底细胞样的形态，癌巢周边的癌细胞呈栅栏状排列

3）神经内分泌癌：包括小细胞癌、大细胞神经内分泌癌和类癌等。

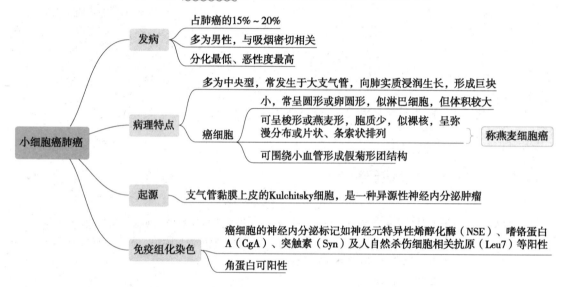

小细胞癌肺癌
- 发病
  - 占肺癌的15% ~ 20%
  - 多为男性，与吸烟密切相关
  - 分化最低、恶性度最高
- 病理特点
  - 多为中央型，常发生于大支气管，向肺实质浸润生长，形成巨块
  - 癌细胞
    - 小，常呈圆形或卵圆形，似淋巴细胞，但体积较大
    - 可呈梭形或燕麦形，胞质少，似裸核，呈弥漫分布或片状、条索状排列 ｝称燕麦细胞癌
    - 可围绕小血管形成假菊形团结构
- 起源　　支气管黏膜上皮的Kulchitsky细胞，是一种异源性神经内分泌肿瘤
- 免疫组化染色
  - 癌细胞的神经内分泌标记如神经元特异性烯醇化酶（NSE）、嗜铬蛋白A（CgA）、突触素（Syn）及人自然杀伤细胞相关抗原（Leu7）等阳性
  - 角蛋白可阳性

4）大细胞癌：又称大细胞未分化癌。

a. 半数大细胞癌发生于大支气管，肿块常较大。

b. 癌细胞常呈实性团块或片状，或弥漫分布。

c. 癌细胞体积大，胞质丰富，常均质淡染，可呈颗粒状或胞质透明。核圆形、卵圆形或不规则形，染色深，异型性明显，核分裂象多见。

d. 癌组织无任何腺癌、鳞癌或神经内分泌癌分化的组织学形态特点及免疫表型。

e. 恶性程度高，生长迅速，转移早、广泛，生存期大多在 1 年之内。

5）腺鳞癌：较少见。癌组织内含有腺癌和鳞癌两种成分，两种成分各占 10% 以上。

3. 扩散途径

（1）直接蔓延：中央型肺癌常直接侵犯纵隔、心包及周围血管，或沿支气管向同侧甚至对侧肺组织蔓延。周围型肺癌可直接侵犯胸膜并侵入胸壁。

（2）转移：肺癌淋巴道转移常较早。癌组织转移→支气管旁、肺门淋巴结→纵隔、锁骨上、腋窝及颈部淋巴结。血道转移常见于脑、肾上腺、骨等器官和组织，也可转移至肝、肾、甲状腺和皮肤等处。

4. 临床病理联系　　肺癌早期症状不明显，以后常有咳嗽、痰中带血、胸痛等症状，其中咯血较易引起患者的注意因而就诊。有异位内分泌作用的肺癌可引起副肿瘤综合征。肿瘤的浸润压迫症状见表 10-9。

表 10-9 肺癌的浸润压迫症状

项目	表现
压迫支气管	远端肺组织局限性萎缩或肺气肿
合并感染	引发化脓性炎或脓肿形成
癌组织侵入胸膜	胸痛、血性胸腔积液
压迫上腔静脉	面、颈部水肿及颈胸部静脉曲张
侵犯交感神经链	病侧眼睑下垂、瞳孔缩小和胸壁皮肤无汗等交感神经麻痹症状
侵犯臂丛神经	上肢疼痛和肌肉萎缩等

 提示

　　小细胞癌能分泌大量 5-羟色胺而引起类癌综合征,表现为支气管痉挛、阵发性心动过速、水样腹泻和皮肤潮红等。

　　5. 非小细胞肺癌（NSCLC）的分子分型及临床意义　　NSCLC 占肺癌总数的 85%~90%。常见的突变基因有 *EGFR*（30%）、*K-RAS*（4%）、*EML4-ALK*（2%~7%）和 *ROS1*（1%）等,而在肺腺癌中突变的概率则更高。NSCLC 常用的基因检测见表 10-10。

表 10-10 NSCLC 常用的基因检测

项目	概述	突变型的靶向药物
EGFR 基因突变检测	NSCLC 存在 *EGFR* 基因突变,其突变率约占 50%	酪氨酸激酶抑制剂如吉非替尼、盐酸厄洛替尼
K-RAS 基因突变检测	*K-RAS* 是 EGFR 信号通路上的关键基因	接受 EGFR 单抗药物治疗的有效率低,目前没有针对 *K-RAS* 突变的治疗方法
EML4-ALK 基因突变检测	*EML4-ALK* 是 NSCLC 发生发展独立和关键的分子靶点	克唑替尼（存在突变的肺腺癌,效果好）
ROS1 基因重排和 *c-MET* 扩增检测	*ROS1* 基因重排可引起癌基因 *ROS1* 融合激酶的表达及对 *ROS1* 激酶抑制剂的敏感性。*c-MET* 扩增可致类似效果	克唑替尼

第七节　胸　膜　疾　病

一、胸膜炎

1. 病因　多种原因可引起胸膜炎症,较常见的是肺的炎症性疾病蔓延至胸膜。

2. 分类

（1）按病因分：感染性胸膜炎（如细菌性、真菌性）和非感染性胸膜炎（如类风湿性、淀粉样变性等）。

（2）按渗出物性质分：浆液性胸膜炎、纤维素性胸膜炎及化脓性胸膜炎。

二、胸膜间皮瘤

胸膜间皮瘤是原发于胸膜间皮的肿瘤，系由被覆胸膜的间皮细胞发生。间皮瘤有双向分化特征。良性胸膜间皮瘤罕见，多呈局限性生长；恶性胸膜间皮瘤为高度恶性肿瘤，肿瘤沿胸膜表面弥漫浸润扩展。

○ 经 典 试 题 ○

（研）1. 下列病理改变符合病毒性肺炎的是

　　A. 常有肺泡结构破坏　　　　　　　　B. 肺泡间隔水肿，炎症细胞浸润

　　C. 肺泡内壁常有大量纤维素渗出　　　D. 局部区域中性粒细胞浸润

（研）2. 中性粒细胞渗出过少的大叶性肺炎易发生的并发症是

　　A. 肺肉质变　　　　　　　　　　　　B. 肺脓肿

　　C. 脓胸　　　　　　　　　　　　　　D. 败血症

（研）3. 腺泡周围型肺气肿的病理表现是

　　A. 呼吸性细支气管不扩张，其周围的肺泡扩张

　　B. 呼吸性细支气管扩张，周围肺泡扩张不明显

　　C. 肺泡间隔内出现成串小气泡

　　D. 呼吸性细支气管、肺泡管和肺泡囊均扩张

（执）4. 肺癌最常见的转移部位是

　　A. 脾　　　　　　　　　　　　　　　B. 脑

　　C. 肠　　　　　　　　　　　　　　　D. 胃

　　E. 肾

（执）5. 最可能引起副肿瘤综合征的肺癌类型是

　　A. 小细胞癌　　　　　　　　　　　　B. 鳞癌

　　C. 腺鳞癌　　　　　　　　　　　　　D. 肉瘤样癌

　　E. 乳头状腺癌

（研）（6~7 题共用备选答案）

　　A. 鳞癌　　　　　　　　　　　　　　B. 腺癌

　　C. 小细胞癌　　　　　　　　　　　　D. 大细胞癌

　　6. 中老年男性吸烟患者易发生的肺癌是

　　7. 女性患者易发生的肺癌是

【答案】
1．B　2．A　3．A　4．B　5．A　6．A　7．B

○ 温 故 知 新 ○

鼻炎 ── 急性 ── 急性病毒性鼻炎　浆液性卡他→脓性卡他→修复痊愈
　　　　　　　　过敏性鼻炎　　属于Ⅰ型变态反应性疾病
　　　　慢性 ── 分为慢性单纯性、肥厚性和萎缩性鼻炎，特异性鼻炎

鼻窦炎 ── 以上颌窦炎的发病率最高
　　　　　病理类型：急性浆液性卡他性、急性化脓性和慢性鼻窦炎

咽炎 ── 病理类型　单纯性咽炎和急性化脓性咽炎，慢性咽炎

喉炎 ── 急性 ── 感冒病毒引起者→主要为急性卡他性喉炎
　　　　　　　　白喉杆菌引起者→假膜性炎
　　　　　　　　流感所致喉炎→最常表现为出血性炎
　　　　慢性 ── 分为慢性单纯性、增生性喉炎

呼吸道和肺炎症性疾病

大叶性肺炎 ── 致病菌　为肺炎链球菌，以3型毒力最强
　　　　　　　病理变化　以肺泡内弥漫性纤维素渗出为主，多见于左肺或右肺下叶
　　　　　　　自然发展过程 ── 充血水肿期　病变肺叶肿胀，暗红色
　　　　　　　　　　　　　　红色肝样变期　肿大的肺叶质地变实，切面灰红
　　　　　　　　　　　　　　灰色肝样变期　病变肺叶肿大，充血消退，由红色逐渐转变为灰白色，质实如肝
　　　　　　　　　　　　　　溶解消散期　肺组织结构和功能恢复正常
　　　　　　　并发症 ── 肺肉质变（又称机化性肺炎）、胸膜肥厚和粘连、肺脓肿及脓胸　｜少见
　　　　　　　　　　　　败血症或脓毒败血症、感染性休克

小叶性肺炎 ── 致病菌　4、6、10型肺炎链球菌最常见
　　　　　　　病变特征　以细支气管为中心的肺组织化脓性炎症
　　　　　　　并发症　远较大叶性肺炎多，且危险性大
　　　　　　　呼吸功能不全、心力衰竭、脓毒血症、肺脓肿和脓胸等较常见

军团菌肺炎 ── 致病菌　为嗜肺军团杆菌
　　　　　　　病变特点　为肺组织急性纤维素性化脓性炎

病毒性肺炎 ── 致病菌　常见流感病毒，其次为呼吸道合胞病毒等
　　　　　　　病理变化　主要为肺间质炎症，肺泡腔内一般无渗出物或仅有少量浆液
　　　　　　　检见病毒包涵体是病理组织学诊断的重要依据

支原体肺炎 ── 致病菌　肺炎支原体
　　　　　　　病理变化　肺部病变常累及一叶肺组织，以下叶多见病变
　　　　　　　病变主要发生于肺间质，常呈节段性分布

慢性支气管炎
- 主要临床特征：反复发作的咳嗽、咳痰或伴喘息症状，症状每年至少持续3个月，连续2年以上
- 病因
  - 病毒和细菌感染、吸烟（重要因素）、空气污染与过敏因素
  - 机体内在因素，如机体抵抗力↓等
- 主要病理变化
  - 呼吸道纤毛柱状上皮变性、坏死脱落，再生的上皮杯状细胞↑，并发生鳞状上皮化生
  - 黏膜下腺体增生肥大和浆液性上皮发生黏液腺化生→使黏液分泌↑
  - 管壁充血水肿，淋巴细胞、浆细胞浸润
  - 管壁平滑肌断裂、萎缩，软骨变性、萎缩或骨化等

支气管哮喘
- 特征：以支气管可逆性发作性痉挛为特征
- 病因：常由花粉、尘埃、动物毛屑等过敏原诱发
- 发病机制：主要涉及多种细胞表面的受体及其合成和分泌的介质和细胞因子共同作用的过程
- 病理变化
  - 肉眼观：肺膨胀，常伴灶性萎陷，支气管管腔内可见黏液栓
  - 镜下观：管壁及黏液栓中常可见夏科－莱登结晶等
- 临床病理联系：长期反复的哮喘发作可致胸廓变形及弥漫性肺气肿，可合并自发性气胸

支气管扩张症
- 特征：以肺内小支气管管腔持久性扩张伴管壁纤维性增厚为特征
- 病因：多继发于慢性支气管炎、麻疹和百日咳后的支气管肺炎及肺结核病等
- 病理变化
  - 肉眼观：病变部位呈囊状或筒状扩张，以左肺下叶最多见
  - 镜下观：支气管壁明显增厚，支气管黏膜上皮增生伴鳞状上皮化生等
- 并发症：肺脓肿、脓胸、脓气胸、肺动脉高压和慢性肺源性心脏病

慢性阻塞性肺疾病

肺气肿
- 发病机制
  - 阻塞性通气障碍
  - 呼吸性细支气管和肺泡壁弹性降低
  - α_1－抗胰蛋白酶水平降低
- 类型
  - 肺泡性肺气肿
    - 腺泡中央型 ┃ 最常见
    - 腺泡周围型肺气肿
    - 全腺泡型肺气肿 ┃ 常见于先天性 α_1－AT 缺乏症患者
  - 间质性肺气肿
  - 其他：瘢痕旁肺气肿（也称不规则型肺气肿）、代偿性肺气肿、老年性肺气肿
- 病理变化：肺体积显著膨大，柔软而缺乏弹性；肺泡扩张，肺泡间隔变窄并断裂，间质内肺小动脉内膜纤维性增厚等

主要病因 —— 吸入空气中游离二氧化硅（SiO_2）粉尘 —— 1～2μm的硅尘颗粒、四面体的石英结晶致病性最强

发病机制 —— 主要与SiO_2的性质和巨噬细胞有关，免疫因素可能发挥作用

基本病理变化 —— 硅结节的形成 —— 细胞性结节→纤维性结节→硅肺性空洞
—— 肺组织的弥漫性纤维化

肺硅沉着病

分期

Ⅰ期
—— 主要表现 —— 肺门淋巴结肿大，有硅结节形成和纤维化改变
—— X线 —— 肺门阴影增大，密度增强，肺野内少量类圆形或不规则形小阴影
—— 肺的重量、体积和硬度 —— 无明显改变
—— 胸膜 —— 增厚不明显

Ⅱ期
—— 主要表现 —— 硅结节数量增多，体积增大，肺纤维化较明显，结节性病变范围≤全肺的1/3
—— X线 —— 肺野内较多直径<1cm的阴影，分布范围较广
—— 肺 —— 重量和硬度增加，体积增大
—— 胸膜 —— 增厚

Ⅲ期
—— 主要表现 —— 硅结节密度增大并与肺纤维化融合成团块，常有肺气肿或肺不张
—— X线 —— 肺内直径>2cm的大阴影，肺门淋巴结肿大，蛋壳样钙化
—— 肺 —— 重量和硬度增加，新鲜肺标本可竖立，入水可下沉
—— 胸膜 —— 增厚

并发症 —— 肺结核病、慢性肺源性心脏病、肺部感染和阻塞性肺气肿（可形成自发性气胸）

慢性肺源性心脏病

病因和发病机制

肺疾病
—— 慢性阻塞性肺疾病最常见 [又以慢性支气管炎并发阻塞性肺气肿最常见]
—— 肺毛细血管床减少，小血管纤维化、闭塞→肺循环阻力增加
—— 阻塞性通气障碍及肺泡毛细血管膜破坏等→缺氧→肺小动脉痉挛、肺血管构型改建→肺动脉压升高→右心肥大、扩张

胸廓运动障碍性疾病
—— 如严重的脊柱弯曲等引起限制性通气障碍
—— 肺部受压而增加肺循环阻力→肺动脉压升高及肺心病

肺血管疾病 —— 可直接引起肺动脉高压，导致肺心病

病理变化
—— 原有肺疾病所表现的肺部病变

肺小动脉
—— 无肌型细动脉 —— 动脉肌化
—— 肌型小动脉 —— 中膜增生、肥厚，内膜下出现纵行平滑肌束等
—— 其他 —— 肺小动脉炎，弹力纤维及胶原纤维增生，肺泡间隔毛细血管数量减少等

心脏
—— 以右心室的病变为主，心室壁肥厚，心室腔扩张，心脏重量增加等
—— 右心室壁心肌细胞肥大，心肌纤维萎缩、间质水肿和胶原纤维增生等

临床病理联系 —— 逐渐出现呼吸功能不全和右心衰竭，可并发肺性脑病

鼻咽癌
- 发病有关因素　①EB病毒，与鼻咽癌的关系密切；②遗传因素；③化学致癌物质
- 病理变化　最常发生于鼻咽顶部，其次是外侧壁和咽隐窝；鼻咽癌以结节型最多见
- 组织学类型
  - 鳞癌
    - 分化性
      - 角化型鳞癌　可见细胞内角化、细胞间桥，癌巢中央可有角化珠形成
      - 非角化型鳞癌（最常见）　无细胞角化、细胞间桥及角化珠形成
    - 未分化性　包括泡状核细胞癌和未分化鳞癌
  - 腺癌　少见，主要来自鼻咽黏膜的柱状上皮
- 扩散途径　直接蔓延、淋巴道转移、血道转移
- 临床病理联系　早期症状常不明显，确诊时多是中、晚期；以放疗为主，疗效和预后与组织学类型有关

喉癌
- 长期大量吸烟或酗酒以及环境污染是主要危险因素

呼吸系统常见肿瘤

肺癌
- 发病有关因素　吸烟（最危险因素之一）、空气污染（如3,4-苯并芘、氡及氡子体）、职业因素和分子遗传学改变
- 大体类型
  - 中央型（60%~70%）
    - 发生部位　主支气管或叶支气管
    - 特点　肺门部巨大肿块
  - 周围型
    - 发生部位　肺段或其远端支气管
    - 特点　孤立的结节状或球形癌结节
  - 弥漫型
    - 发生部位　末梢的肺组织
    - 特点　粟粒大小结节或多发性结节
- 注意　早期肺癌（中央型和周围型）、隐性肺癌
- 常见组织学类型
  - 腺癌
    - 大多数为周围型肺癌　女性最常见，多为非吸烟者
    - 主要类型：原位腺癌、微浸润性、浸润性腺癌
  - 鳞癌
    - 多为中央型肺癌　多见于中老年男性且大多有吸烟史
    - 类型：角化型、非角化型、基底细胞样型鳞癌
  - 神经内分泌癌
    - 小细胞癌　多为中央型，分化最低、恶性度最高　多为男性，与吸烟密切相关
    - 大细胞神经内分泌癌和类癌等
  - 大细胞癌　肿块常较大，癌细胞常呈实性团块或片状，或弥漫分布，恶性程度高
  - 腺鳞癌　癌组织内含有腺癌和鳞癌两种成分
- 扩散途径
  - 直接蔓延
    - 中央型肺癌：常直接侵犯纵隔、心包及周围血管等
    - 周围型肺癌：可直接侵犯胸膜并侵入胸壁
  - 淋巴道转移　常发生较早
  - 血道转移　常见于脑、肾上腺、骨等
- 临床病理联系
  - 早期症状不明显，以后常有咳嗽、痰中带血、胸痛等
  - 有异位内分泌作用的肺癌可引起副肿瘤综合征　小细胞癌能分泌大量5-羟色胺而引起类癌综合征
  - 肿瘤浸润可导致相应部位的压迫症状
- NSCLC常见的突变基因　*EGFR*（30%）、*K-RAS*、*EML4-ALK*和*ROS1*等

第十一章

消化系统疾病

第一节 食管的炎症、狭窄与扩张

一、食管炎症

1. 反流性食管炎　属于胃食管反流性疾病，是由于胃液反流至食管，引起食管下部黏膜慢性炎性改变。长期慢性炎症的病例可形成 Barrett 食管。

2. Barrett 食管　是指食管远端出现柱状上皮化生（鳞状上皮→柱状上皮）。Barrett 食管是大部分食管腺癌的癌前病变。

> ⓘ 提示
>
> 　　Barrett 食管的主要并发症与反流性食管炎一样，包括消化性溃疡、狭窄、出血，并可发生异型增生和腺癌。

二、食管狭窄

食管狭窄可分为先天性狭窄和后天性狭窄。在狭窄部位上方常伴食管扩张和肥厚。炎症破坏或化学药品腐蚀修复后形成瘢痕、食管肿瘤阻塞、食管周围组织病变压迫食管是后天性狭窄的主要原因。

三、食管扩张

1. 原发性扩张
（1）广泛性扩张：又称为巨大食管症，为先天性扩张。
（2）局限性扩张：又称憩室。常分为真性膨出性憩室和假性牵引性憩室。
2. 继发性扩张　发生在食管狭窄部上方的扩张。

四、贲门弛缓不能

贲门弛缓不能发生在食管中下段及贲门。常引起吞咽困难。由于中下段食管痉挛狭窄常伴发食管上段扩张，贲门部也发生痉挛，其肌层亦明显肥厚。

第二节 胃 炎

一、急性胃炎

急性胃炎常由理化因素及病原生物感染引起,常分为:①急性刺激性胃炎。②急性出血性胃炎。③急性感染性胃炎。

二、慢性胃炎

1. 病因和发病机制 ①幽门螺杆菌感染,幽门螺杆菌可分泌尿素酶、细胞毒素相关蛋白及细胞空泡毒素等物质而致病。②长期慢性刺激,如长期饮酒、吸烟、滥用水杨酸类药物、喜食热烫及刺激性食物,以及急性胃炎反复发作等。③十二指肠液反流对胃黏膜屏障的破坏。④自身免疫性损伤。

2. 类型及病理变化

(1)非萎缩性胃炎:又称慢性浅表性胃炎、慢性单纯性胃炎,以胃窦部常见。病变呈多灶性或弥漫性。大多经治疗或合理饮食而痊愈。少数转变为慢性萎缩性胃炎,两者的病理变化见表11-1。

表 11-1 慢性胃炎的病理变化

病理	非萎缩性胃炎	慢性萎缩性胃炎
肉眼观	胃黏膜充血、水肿,呈淡红色,可伴点状出血和糜烂,表面可有灰黄或灰白色黏液性渗出物覆盖	胃黏膜由正常的橘红色变为灰色或灰绿色,黏膜层变薄,皱襞变浅、消失,黏膜下血管清晰可见,偶有出血及糜烂
镜下观	黏膜浅层固有膜内淋巴细胞、浆细胞等慢性炎症细胞浸润,但腺体完整,无萎缩性改变。严重者炎症可累及黏膜深层	①病变区胃黏膜变薄,腺体变小,数目减少,胃小凹变浅,并可有囊性扩张。②固有层内有多量淋巴细胞、浆细胞浸润,病程长者可形成淋巴滤泡。③胃黏膜内可见纤维组织增生。④常累腺上皮化生,表现为肠上皮化生(常见)和假幽门腺化生

(2)慢性萎缩性胃炎:其特点为胃黏膜萎缩变薄,黏膜腺体减少或消失并伴有肠上皮化生,固有层内多量淋巴细胞、浆细胞浸润。慢性萎缩性胃炎分为 A、B 两型(表11-2)。

表 11-2 慢性萎缩性胃炎 A、B 型区别

鉴别要点	A 型	B 型
病因与发病机制	自身免疫	Hp 感染(60%~70%)
病变部位	胃体部或胃底部	胃窦部
抗壁细胞和内因子抗体	阳性	阴性

续表

鉴别要点	A 型	B 型
血清胃泌素水平	高	低
胃内 G 细胞的增生	有	无
血清中自身抗体	阳性（>90%）	阴性
胃酸分泌	明显降低	中度降低或正常
血清维生素 B_{12} 水平	降低	正常
恶性贫血	常有	无
伴发消化性溃疡	无	高

> **ⓘ 提示**
>
> 　　慢性胃炎组织病理学变化主要包括 Hp、慢性炎症改变、炎症活动性、萎缩、肠化生。

3. 临床病理联系　　慢性萎缩性胃炎的病变特点主要为胃腺萎缩、壁细胞和主细胞减少或消失，故胃液分泌减少，引起消化不良、食欲不佳、上腹部不适等。A 型患者易发生恶性贫血。萎缩性胃炎伴肠腺化生，若出现异型增生，则可能导致癌变。

三、特殊类型胃炎

1. 慢性肥厚性胃炎　　又称巨大肥厚性胃炎、Menetrier 病。病变常发生在胃底及胃体部。
2. 化学性胃炎　　亦称化学性胃病、反应性胃炎。病理变化主要表现为小凹上皮细胞增生，炎症细胞浸润较少。
3. 疣状胃炎　　是一种有特征性病理变化的胃炎，病变多见于窦部。

第三节　消化性溃疡病

一、概述

消化性溃疡病，亦称消化性溃疡或慢性消化性溃疡，以胃或十二指肠黏膜形成慢性溃疡为特征，20~50 岁成人多见。十二指肠溃疡病（约 70%）较胃溃疡病多见。患者有周期性上腹部疼痛、反酸、嗳气等症状。

二、病因和发病机制

目前的有关因素如下。

1. 幽门螺杆菌(Hp)感染

（1）Hp 可释放细菌型血小板激活因子,促进表面毛细血管内血栓形成,导致血管阻塞、黏膜缺血等破坏胃十二指肠黏膜防御屏障。

（2）Hp 能分泌催化游离氨生成的尿素酶,裂解胃黏膜糖蛋白的蛋白酶,产生能破坏黏膜表面上皮细胞脂质膜的磷酸酯酶,及有生物活性的白细胞三烯和二十烷等,有利于胃酸直接接触上皮并进入黏膜内,并能促进胃黏膜 G 细胞增生,导致胃酸分泌增加。

（3）Hp 可趋化中性粒细胞,后者释放髓过氧化物酶而产生次氯酸,次氯酸与氨可合成一氯化铵,次氯酸和一氯化铵能破坏黏膜上皮细胞,诱发消化性溃疡。

（4）离体实验发现幽门螺杆菌易于黏附到表达 O 型血抗原的细胞上。

 提示

> Hp 感染在溃疡病的发病机制中有重要作用。

2. 黏膜抗消化能力降低 胃、十二指肠黏膜防御屏障功能的破坏是胃、十二指肠黏膜组织被胃酸与胃蛋白酶消化而形成溃疡的重要原因。其他如长期服用非甾体抗炎药物如阿司匹林等,除直接刺激胃黏膜外,还可抑制胃黏膜前列腺素的合成,影响血液循环;吸烟也可能损害黏膜血液循环,进而损害黏膜防御屏障。

3. 胃液的消化作用 溃疡病的发病是胃和十二指肠局部黏膜组织被胃酸和蛋白酶消化的结果。

4. 神经、内分泌功能失调 溃疡病患者常有精神过度紧张或忧虑、胃液分泌障碍及迷走神经功能紊乱等现象。

5. 遗传因素 溃疡病在一些家庭中有高发趋势,提示本病的发生可能与遗传因素有关。

三、病理变化

1. 胃溃疡

（1）肉眼观

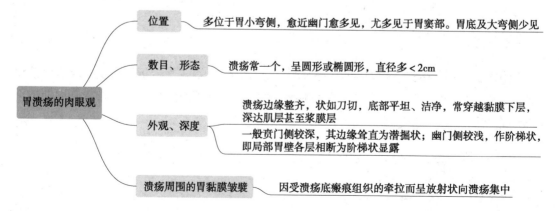

（2）镜下观

1）溃疡底部由内向外分四层（图 11-1），最表层为少量炎性渗出物（白细胞、纤维素等）；其下为一层坏死组织；再下则见较新鲜的肉芽组织层；最下层为陈旧瘢痕组织。

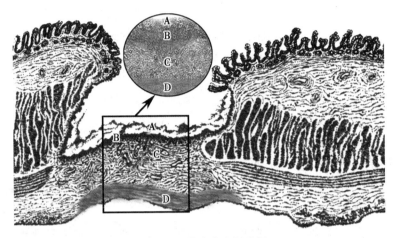

图 11-1 胃溃疡底部分层

溃疡底部由内向外分为：A. 炎性渗出层；B. 坏死组织层；C. 肉芽组织层；D. 瘢痕层。

2）瘢痕底部小动脉因炎症刺激常有增殖性动脉内膜炎，使小动脉管壁增厚，管腔狭窄，亦可伴血栓形成，可造成局部血供不足，影响组织再生使溃疡不易愈合。但这种变化却可防止溃疡血管破裂、出血。

3）溃疡底部的神经节细胞及神经纤维常发生变性和断裂及小球状增生，这种变化可能是患者产生疼痛症状的原因之一。

2. 十二指肠溃疡 病理变化与胃溃疡病变相似，但十二指肠溃疡多发生在球部的前壁或后壁，溃疡一般较小，直径 <1cm，溃疡较浅且易愈合。

四、结局及并发症

1. 愈合 渗出物及坏死组织被吸收、排出，已破坏的肌层不能再生，由底部的肉芽组织增生形成瘢痕组织修复，周围黏膜上皮再生覆盖溃疡面而愈合。

2. 并发症（表 11-3）

表 11-3 消化性溃疡的并发症

名称	占患者比例	特点	临床表现
出血	10%~35%	溃疡底部毛细血管破裂，使溃疡面少量出血	大便潜血试验常阳性
		溃疡底部大血管破裂	呕血、柏油样大便，甚至失血性休克
穿孔	约5%	十二指肠溃疡因肠壁较薄更易发生穿孔	胃肠内容物漏入腹腔，引起腹膜炎；胃后壁穿孔，则内容物漏入小网膜囊

续表

名称	占患者比例	特点	临床表现
幽门狭窄	约3%	瘢痕收缩可引起幽门狭窄	胃内容物潴留,继发胃扩张,反复呕吐,甚至碱中毒
癌变	一般<1%	癌变来自溃疡边缘的黏膜上皮或腺体	癌变多发生于长期胃溃疡患者,十二指肠溃疡几乎不发生癌变

五、临床病理联系

1. 周期性上腹部疼痛　是由于溃疡病胃液中的胃酸刺激溃疡局部的神经末梢所引起,与胃壁平滑肌痉挛也有关系。

2. 十二指肠溃疡常出现半夜疼痛发作　这与迷走神经兴奋性增高刺激胃酸分泌增多有关。

3. 反酸、嗳气　与胃幽门括约肌痉挛、胃逆蠕动及早期幽门狭窄导致胃内容物排空受阻、滞留在胃内的食物发酵等因素有关。

第四节　阑　尾　炎

一、病因和发病机制

1. 阑尾的解剖特点　阑尾细长,管腔狭小,易潴留来自肠腔的粪便及细菌;阑尾壁富于神经组织(如肌神经丛等),阑尾根部有类似括约肌的结构,故受刺激时易于收缩使管腔更为狭窄。

2. 主要发病因素

(1)细菌感染:无特定病原菌。

(2)阑尾腔的阻塞:50%~80% 的阑尾炎病例伴阑尾腔阻塞。阑尾腔可因粪石、寄生虫等造成机械性阻塞,也可因各种刺激引起阑尾挛缩,致使阑尾壁血液循环障碍造成黏膜损害,有利于细菌感染而引起阑尾炎。

二、病理变化

1. 急性阑尾炎

(1)急性单纯性阑尾炎:为早期阑尾炎,病变以阑尾黏膜或黏膜下层较重。阑尾轻度肿胀、浆膜面充血、失去正常光泽。黏膜上皮可出现缺损,并有中性粒细胞浸润和纤维素渗出。黏膜下各层有炎性水肿。

(2)急性蜂窝织炎性阑尾炎:或称急性化脓性阑尾炎,常由单纯性阑尾炎发展而来。阑尾显著肿胀,浆膜高度充血,表面可见脓苔。镜下,炎性病变呈扇面形由表浅层向深层扩延。阑尾壁各层均可见大量中性粒细胞弥漫浸润,并有炎性水肿及纤维素渗出。阑尾浆膜面可见渗出的纤维素和中性粒细胞。

(3)急性坏疽性阑尾炎:属重型阑尾炎。阑尾因内腔阻塞、积脓、腔内压力增高及阑尾系膜静脉受炎症波及而发生血栓性静脉炎等,均可引起阑尾壁血液循环障碍而坏死。此时,阑尾呈暗红色或黑色,常穿孔,引起弥漫性腹膜炎或阑尾周围脓肿。

2. 慢性阑尾炎 多为急性阑尾炎转变而来。主要病变为阑尾壁的纤维化及慢性炎症细胞浸润等。有时有右下腹疼痛,也可急性发作。

三、结局及并发症

1. 结局 急性阑尾炎经外科治疗,预后良好。少数病例可出现并发症或转变为慢性阑尾炎。

2. 并发症 急性弥漫性腹膜炎和阑尾周围脓肿,阑尾系膜静脉的血栓性静脉炎,肝脓肿。

第五节 非特异性肠炎

几种常见肠道炎症疾病的临床病理特点比较见表11–4。

表 11–4　几种常见肠道炎症疾病的临床病理特点比较

鉴别要点	急性出血性坏死性肠炎	克罗恩病(局限性肠炎)	溃疡性结肠炎	菌群失调性肠炎
常见人群	小儿	20~30 岁	>30 岁	各年龄
主要部位	小肠	回肠末端	结肠	肠道各段
肉眼观	节段性出血、坏死	病变节段性分布,水肿、增厚变硬、铺路石样(鹅卵石样)改变,黏膜面有纵行溃疡	病变呈连续性、弥漫性分布,溃疡伴假息肉形成	假膜形成
镜下观	肠壁出血、坏死	肠壁全层炎、全层淋巴滤泡增生、非干酪样肉芽肿	慢性溃疡性炎症病变	纤维素渗出、黏膜坏死,假膜形成
临床特点	急性经过、便血、休克	慢性腹部包块、肠瘘、肠梗阻	经过缓慢,病程越长,癌变风险越高	长期使用广谱抗生素造成的并发症

第六节 病毒性肝炎

一、各型肝炎病毒及其相应肝炎的特点（表 11-5）

表 11-5 各型肝炎病毒及其相应肝炎的特点

名称	性质	传染途径	转成慢性肝炎
甲型肝炎病毒（HAV）	单链 RNA	肠道	无
乙型肝炎病毒（HBV）	环状双链 DNA	密切接触、输血、注射	5%~10%
丙型肝炎病毒（HCV）	单链 RNA	同上	>70%
丁型肝炎病毒（HDV）	缺陷性 RNA	同上	共同感染 <5% 重叠感染 80%
戊型肝炎病毒（HEV）	单链 RNA	肠道	无
庚型肝炎病毒（HGV）	单链 RNA	输血、注射	无

注：共同感染，指 HDV 与 HBV 同时感染；重叠感染，指在慢性 HBV 感染的基础上重叠感染 HDV。

二、病因及发病机制

1. HAV 引起甲型肝炎，经消化道感染，潜伏期短（2~6 周），可散发或流行。

（1）HAV 通过肠道上皮经门静脉系统而达肝脏，病毒在肝细胞内复制，分泌入胆汁，故粪便中可查到病毒。

（2）HAV 不直接损伤细胞，可能通过细胞免疫机制损伤肝细胞。HAV 一般不引起携带者状态和慢性肝炎。

（3）通常急性起病，大多数可痊愈，极少发生急性重型肝炎。

2. HBV 完整的 HBV 颗粒呈球形，有双层衣壳，又称 Dane 颗粒。

（1）HBV 有一糖蛋白外壳称 B 型肝炎表面抗原（HBsAg），在感染的肝细胞表面可分泌大量 HBsAg，使机体免疫系统，尤其是 CD8$^+$ 的 T 细胞识别并杀伤感染细胞，导致肝细胞坏死或凋亡。

（2）乙型肝炎核心抗原（HBcAg）在感染的肝细胞内，在核心区还有一多肽转录物（HBeAg），HBeAg 则分泌到血液中。

（3）当机体缺乏有效免疫反应时，表现为携带者状态。HBV 是中国慢性肝炎的主要致病原，最终导致肝硬化。HBV 也可引起急性肝炎、急性重型肝炎和携带者状态。

3. HCV

（1）HCV 与肝细胞癌发生密切相关，饮酒可促进病毒复制激活和肝纤维化的发生。

（2）HCV 可直接破坏肝细胞，较多实验证明免疫因素也是肝细胞损伤的重要原因。

（3）HCV 感染者约 3/4 可演变成慢性肝炎，其中 20% 可进展为肝硬化，部分可发生肝细胞性肝癌。

4. HDV　复制缺陷型 RNA 病毒，须依赖同 HBV 复合感染才能复制。感染通过两种途径：①与 HBV 同时感染。②在 HBV 携带者中再感染 HDV。

5. HEV

（1）戊型肝炎易在雨季和洪水过后流行，多见于秋冬季。HEV 多感染 35 岁以上的中年人和老年人（病情常较重），妊娠期戊型肝炎发生重症肝炎的比例较高。

（2）HEV 引起的肝炎主要见于亚洲和非洲等发展中国家。

（3）HEV 一般不导致携带者状态和慢性肝炎。大多数病例预后良好，但在孕妇中死亡率可达 20%。

6. HGV　感染主要发生在透析的患者，通过污染的血液或血制品传播，也可经性接触传播。部分患者可变成慢性。

三、基本病理变化

1. 肝细胞变性
（1）细胞肿胀（最常见）

1）光镜观：肝细胞明显肿大，胞质疏松呈网状、半透明，称为胞质疏松化。进一步发展，肝细胞体积更加肿大，胞质几乎完全透明，称气球样变。

2）电镜观：内质网扩张，线粒体明显肿胀，溶酶体增多。

（2）嗜酸性变：一般仅累及单个或数个肝细胞，散在于肝小叶内。光镜下见病变肝细胞由于胞质水分脱失浓缩使肝细胞体积变小，胞质嗜酸性增强，故红染。细胞核染色亦较深。

（3）脂肪变性：肝细胞的胞质内出现球形脂滴。

2. 肝细胞坏死与凋亡
（1）溶解性坏死：由严重的细胞变性发展而来。其分类见表 11-6。

表 11-6　溶解性坏死的分类

类型	含　义	常见疾病
点状坏死	散在分布的单个或数个肝细胞的坏死	急性普通型肝炎
碎片状坏死（也称界面性肝炎）	肝小叶周边部界板肝细胞的灶性坏死和崩解，肝界板受到破坏	慢性肝炎
桥接坏死	指中央静脉与门管区之间，两个门管区之间，或两个中央静脉之间，出现的互相连接的坏死带	较重的慢性肝炎
亚大块坏死	肝细胞坏死占肝小叶大部分	重型肝炎
大块坏死	肝细胞坏死几乎占据整个肝小叶	重型肝炎

> **提示**
>
> 相邻肝小叶的亚大块或大块坏死均可相互融合。

（2）凋亡：由嗜酸性变发展而来，胞质进一步浓缩，核浓缩消失，最终形成深红色浓染的圆形小体，称为嗜酸性小体或凋亡小体。

3. 炎症细胞浸润　主要为淋巴细胞和单核细胞浸润于肝细胞坏死区或门管区。

4. 再生

（1）肝细胞再生：坏死的肝细胞由周围的肝细胞通过直接或间接分裂再生而修复。

（2）间质反应性增生：有库普弗细胞（Kupffer cell）、间叶细胞和成纤维细胞增生。

（3）小胆管增生：慢性且坏死较重的病例，可见小胆管增生。

5. 纤维化　肝脏的炎症反应和中毒性损伤等可引起纤维化。随纤维化的进展，肝脏直接被分割成由纤维包绕的结节，最终形成肝硬化。

> **提示**
>
> 各型病毒性肝炎病变基本相同，都以肝细胞变性、坏死为主，同时伴炎症细胞浸润、肝细胞再生和间质纤维组织增生。

四、各型病毒性肝炎的病变特点（表 11-7）

表 11-7　各型病毒性肝炎的病变特点

名称	主要病理变化
甲型肝炎	①肝细胞变性坏死：最常见者为早期肝细胞气球样变，并伴肝细胞嗜酸性变及嗜酸性小体形成，致肝窦消失，引起肝小叶内肝细胞排列紊乱。肝小叶中央静脉周围的肝细胞呈溶解性坏死 ②门管区见以大单核细胞和淋巴细胞为主的炎症细胞浸润 ③库普弗细胞增生
乙型肝炎	①毛玻璃样肝细胞，指在 HE 染色光镜下，在 HBsAg 携带者和慢性肝炎患者的肝组织常见到部分肝细胞体积较大，胞质内充满嗜酸性细颗粒物质，胞质不透明似毛玻璃样 ②免疫组织化学和免疫荧光检查 HBsAg 反应阳性 ③电镜下见滑面内质网增生，内质网池内有较多的 HBsAg 颗粒 ④在少数情况，肝细胞核内可充以大量的 HBcAg，形成砂粒样细胞核，表示 HBV 复制活跃
丙型肝炎	①有慢性肝炎的典型镜下病理学改变 ②独特改变，包括肝细胞脂肪变性、门管区淋巴细胞浸润和胆管损伤
丁型肝炎	①肝细胞嗜酸性变及小泡型脂肪变性，伴以炎症细胞浸润及门管区炎症 ②慢性 HBV 感染者重叠感染 HDV 后，有加重肝组织病变现象

续表

名称	主要病理变化
戊型肝炎	①门管区炎症,见大量库普弗细胞和多形核白细胞,淋巴细胞少见 ②肝细胞和毛细胆管胆汁淤积 ③肝细胞灶状或小片状至亚大块或大块坏死
庚型肝炎	①单一 HGV 感染的庚型肝炎病变较轻 ②急性肝炎以肝细胞肿胀和门管区炎症为主 ③慢性肝炎以肝细胞肿胀、点状坏死和门管区炎症及纤维组织轻度增生为主

提示

毛玻璃样肝细胞是乙型肝炎的特殊形态学特征。

五、临床病理类型

1. 普通型病毒性肝炎

（1）急性（普通型）肝炎:最常见。

1）临床分型:①黄疸型,我国多见,主要为乙型肝炎。②无黄疸型,多见于甲型、丁型和戊型肝炎。

2）病理变化

a. 肉眼观:肝脏肿大,质较软,表面光滑。

b. 镜下观:肝细胞广泛的肿胀变性（水样变）为主,伴气球样变,因肝细胞体积增大,排列紊乱拥挤,肝血窦受压而变窄,肝细胞内可见淤胆现象。肝细胞坏死轻微,可见点状坏死与嗜酸性小体。肝小叶内与门管区少量炎症细胞浸润。黄疸型坏死稍重,毛细胆管内常有淤胆和胆栓形成。

3）临床病理联系

a. 弥漫性肝细胞肿大,肝脏体积变大,包膜紧张,可引起肝区疼痛。

b. 肝细胞变质性改变,造成肝细胞内酶释放入血,血清谷丙转氨酶（SGPT）升高,同时还可有多种肝功能异常,病变严重者出现黄疸。

4）结局:患者多在 6 个月内治愈。

（2）慢性（普通型）肝炎:指病毒性肝炎病程持续半年以上者。

1）病理变化

a. 轻者:肝小叶结构完整,小叶内肝细胞坏死轻微;门管区少量慢性炎症细胞浸润,及少量纤维组织增生。

b. 重者:门管区持续的碎片状坏死和桥接坏死,门管区周围纤维间隔或桥接纤维化形成。随病变进展,晚期转变为肝硬化。此外,肝细胞和毛细胆管有淤胆,小胆管增生、库普弗细胞肥大增生较明显。

> **提示**
>
> 慢性肝炎轻、重病变之间可相互转化。

2）临床病理联系：临床病理医生按 Scheuer 方案对慢性肝炎进行诊断。临床表现多样，可有长期乏力、厌食、持续反复发作的黄疸、肝区不适等。转氨酶和肝功能异常，并随病情反复而波动。有些病例出现腹腔积液、消化道出血、肝功能不全时才引起注意；有些还伴血管炎、关节炎等。

3）结局：主要取决于感染病毒的类型。经适当治疗，大部分可恢复健康或病变趋于静止，症状缓解；部分发展为肝硬化。极少数转为重型肝炎。

2. 重型病毒性肝炎（表 11-8）最严重，较少见。

（1）急性重型肝炎（或暴发型肝炎）

1）概述：本病少见，起病急骤，病程短，大多为 10d 左右，病变严重，死亡率高。

表 11-8　重型病毒性肝炎的病理变化及结局

项目		急性重型肝炎（又称急性黄色肝萎缩或急性红色肝萎缩）	亚急性重型肝炎
肉眼观	肝体积	明显缩小	缩小
	被膜	皱缩	皱缩不平
	质地	软	软硬不一，部分区域呈结节状
	切面	呈黄色或红褐色，部分区域呈红黄相间的斑纹状	坏死区呈红褐色或土黄色，再生结节因胆汁淤积而呈黄绿色
镜下观		①以肝细胞严重、广泛（大块）坏死为特征②溶解坏死的肝细胞很快被清除，仅残留网状支架③肝血窦明显扩张，充血甚至出血，库普弗细胞增生肥大，吞噬活跃；肝小叶内及门管区可见以淋巴细胞和巨噬细胞为主的炎症细胞浸润④数日后网状支架塌陷，残留的肝细胞无明显再生现象	①既有肝细胞的亚大块坏死，又有结节状肝细胞再生②肝小叶内外可见明显的炎症细胞浸润，主要为淋巴细胞和单核细胞③肝小叶周边部有小胆管增生，较陈旧的病变区有明显的结缔组织增生
结局		大多在短期内死亡，死亡原因主要为肝衰竭（肝性脑病）、消化道大出血、肾衰竭及 DIC 等。少数转为亚急性重型肝炎	恰当、及时地治疗，病变可停止发展并有治愈可能；多数病例发展成肝硬化

2）临床病理联系：大量肝细胞溶解坏死可导致：①胆红素大量入血引起严重的<u>肝细胞性黄疸</u>。②凝血因子合成障碍导致明显的<u>出血倾向</u>。③<u>肝衰竭</u>，对各种代谢产物的解毒功能出现障碍导致<u>肝性脑病</u>。此外，由于胆红素代谢障碍及血液循环障碍等，还可诱发<u>肾衰竭</u>（<u>肝肾综合征</u>）。

（2）<u>亚急性重型肝炎</u>：起病较急性重型肝炎稍慢，病程较长（数周至数月）。

六、携带者状态

无明显症状或仅有轻微临床表现的慢性病毒性肝炎，患者呈现病毒抗原阳性，但无明显肝损伤。我国以 HBV 感染多见。

七、其他病毒引起的肝炎

1. EB 病毒感染　急性期可引起轻度肝炎。

2. 巨细胞病毒感染　特别是感染新生儿和免疫功能不全患者的几乎所有肝脏细胞，都可产生病毒相关的巨细胞样改变。

3. 单纯疱疹病毒感染　感染新生儿或免疫抑制者的肝细胞，导致细胞特征性病理变化和肝细胞坏死。

第七节　酒精性肝病和非酒精性脂肪肝病

一、酒精性肝病

1. 概述　酒精性肝病是慢性酒精中毒的主要表现之一。欧美国家多见。

2. 病理变化

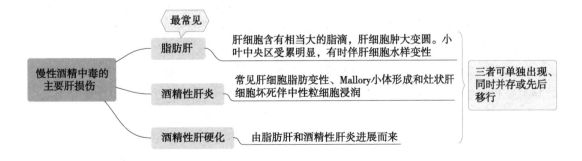

二、非酒精性脂肪肝病

非酒精性脂肪肝病是最常见的脂类代谢疾病，与糖尿病和肥胖有关，组织学改变与酒精性肝病相近，可表现为单纯性肝脂肪变性，脂肪性肝炎和脂肪性纤维化，最终可发展成肝硬化。

第八节 肝 硬 化

一、概述

1. 肝硬化是各种病因引起的肝脏疾病的终末期病变,病变以慢性进行性、弥漫性的肝细胞变性坏死、肝内纤维组织增生和肝细胞结节状再生为基本病理特征。广泛增生的纤维组织分割原来的肝小叶并包绕成大小不等的圆形或类圆形的肝细胞团形成假小叶,引起肝小叶结构及血管的破坏和改建。

2. 临床早期可无明显症状,晚期常有肝功能障碍和门静脉高压症等表现。

二、病因

1. 病毒性肝炎 尤其是乙型肝炎和丙型肝炎与肝硬化的发生密切相关。

2. 慢性酒精中毒 长期酗酒是引起肝硬化的另一个重要因素。

3. 胆汁淤积 任何原因引起的肝内、外胆道阻塞,持续胆汁淤积,都可发展为胆汁性肝硬化,此类较少见。

（1）原发性胆汁性肝硬化（PBC）：在我国少见,是自身免疫病。可由肝内小胆管的慢性非化脓性胆管炎引起。

（2）继发性胆汁性肝硬化：与长期肝外胆管阻塞和胆道上行性感染有关。长期的胆管阻塞、胆汁淤积,使肝细胞明显淤胆而变性坏死,坏死肝细胞肿大,胞质疏松呈网状,核消失,称网状或羽毛状坏死,该型假小叶周围结缔组织的分割包绕不完全。

4. 药物及化学毒物 长期服用损肝的药物或接触有毒物质（如四氯化碳、磷、砷等）可最终发展为肝硬化。

5. 代谢障碍 如铜代谢紊乱导致的肝豆状核变性引起的肝硬化。

6. 营养障碍 长期食物中营养不足或不均衡、多种慢性疾病导致消化吸收不良,以及肥胖或糖尿病等导致的脂肪肝都可发展为肝硬化。

7. 其他 血吸虫虫卵反复在肝脏沉积,可导致"血吸虫性肝硬化";肝静脉和/或下腔静脉阻塞和右心慢性衰竭,可导致"淤血性肝硬化"。

8. 原因不明 肝硬化的发病原因一时难以确定者,称为隐源性肝硬化。

> ⓘ 提示
>
> 引起肝硬化的病因中,在我国以病毒性肝炎为主,在欧美国家以慢性酒精中毒为主。

三、发病机制

1. 各种因素引起的肝细胞弥漫性损伤,如长期作用,反复发作,可导致肝内广泛的胶原纤维增生。同时,肝细胞坏死可启动肝细胞再生。

2. 肝小叶内网状支架塌陷后,再生的肝细胞不能沿原有支架排列,而形成不规则的再生肝细胞结节。广泛增生的胶原纤维可向肝小叶内伸展,分割肝小叶;也可与肝小叶内的胶原纤维连接,形成纤维间隔包绕原有的或再生的肝细胞团,形成假小叶。

3. 上述病变随着肝细胞不断坏死与再生而反复进行,最终形成弥漫全肝的假小叶,并导致肝内血液循环改建和肝功能障碍而形成肝硬化。

四、分型

1. 病因分类 肝炎后、酒精性、胆汁性、淤血性肝硬化等。

2. 大体形态学分类(表 11-9)

表 11-9 大体形态学分类

分类	特点
小结节性肝硬化	结节大小相仿,直径一般 <3mm,纤维间隔较细
大结节性肝硬化	结节粗大且大小不均,多数结节的直径 >3mm,纤维间隔较宽,且宽窄不一
混合结节性肝硬化	<3mm 和 >3mm 的结节约各占一半,为上述两型的混合型

五、病理变化

1. 肉眼观 早期肝体积可正常或稍增大,重量增加,质地正常或稍硬。晚期肝体积缩小,重量减轻,质地变硬。表面和切面呈弥漫全肝的结节,大、小结节性肝硬化的比较,见表 11-10。

表 11-10 大、小结节性肝硬化的比较

项目	大结节性肝硬化	小结节性肝硬化
旧称	坏死后性肝硬化或临床上的肝炎后肝硬化	门静脉性肝硬化或临床上的酒精性肝硬化
常见病因	重型肝炎或中毒性肝炎	轻型肝炎或慢性酒精中毒
肝细胞坏死	范围大,分布不均匀	范围小,分布均匀
再生结节	较大,且大小不等	小而均匀
纤维间隔	宽大、宽窄不一	较纤细

> **ⓘ 提示**
>
> 　　一般大结节性肝硬化易并发肝性脑病,小结节性肝硬化易并发食管 – 胃底静脉曲张破裂出血。

2. 镜下观

（1）肝小叶结构破坏,被假小叶取代。假小叶内的肝细胞排列紊乱,可见变性、坏死及再生的肝细胞;中央静脉常缺如,偏位或两个以上。也可见再生的肝细胞结节,其特点是肝细胞排列紊乱,再生的肝细胞体积大,核大且深染,或有双核。

（2）假小叶外周被纤维间隔包绕。纤维间隔内有数量不等的炎症细胞浸润及小胆管增生。

（3）不同病因引起的肝硬化,还可发现与病因有关的一些独特的组织学表现。

六、临床病理联系

1. **门静脉高压症**　主要表现:①慢性淤血性脾大。②腹腔积液（淡黄色透明的漏出液,量大时,可致腹部明显膨隆）形成。③侧支循环形成。④胃肠淤血、水肿。

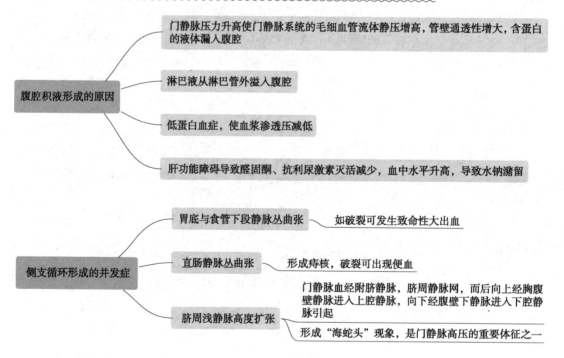

2. **肝功能障碍**　包括:①蛋白质合成障碍,使白蛋白降低,且白 / 球蛋白比值下降或倒置现象。②出血倾向,主要是肝脏合成纤维蛋白原、凝血酶原、凝血因子Ⅴ的减少。③胆色素代谢障碍。④对雌激素的灭活作用减弱。⑤肝性脑病（肝昏迷）。

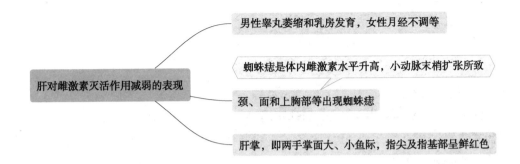

七、转归与并发症

1. 肝硬化呈慢性进行性,如能早期及时治疗,肝脏可能恢复正常。
2. 晚期肝硬化可引起肝性脑病、食管静脉曲张破裂出血、感染和肝细胞性肝癌等。

第九节　肝代谢性疾病与循环障碍

一、肝代谢性疾病

1. 肝豆状核变性(威尔逊病)　儿童及青少年多见。本病特点是铜代谢障碍,铜不能正常排出而蓄积于各器官。首先累及肝,之后为中枢神经系统。角膜周围出现绿褐色环(Kayser–Fleischer 环)。在肝细胞中可见脂褐素、铜结合蛋白及铁等沉着。

2. 含铁血黄素沉着症
(1) 含铁血黄素沉着症:主要由大量红细胞破坏、血红蛋白分解引起,如慢性溶血性贫血。含铁血黄素主要沉积于肝细胞内,库普弗细胞内亦常有该色素沉着,但一般较肝细胞轻。
(2) 血色素沉着病:肝病变为全身病变的一部分,表现为肝内重度含铁血黄素沉着,全肝呈铁锈色。后期伴肝纤维化或肝硬化。

二、肝循环障碍

1. 门静脉阻塞　较少见。病变以局部肝淤血为主,病变区呈圆形或长方形,暗红色,界清。镜下为肝小叶中央区的高度淤血并有出血。局部肝细胞萎缩、坏死或消失。病变恢复期可见阻塞的门静脉周围出现新吻合支。
2. 肝静脉阻塞
(1) 分类:①肝小静脉闭塞症。②Budd–Chiari 综合征,其病因有原发和继发两种。
(2) 病理变化:主要为肝淤血,肝细胞萎缩、变性以致坏死。此外,还有肝出血,慢性病例可发展为淤血性肝硬化。

第十节　胆囊炎与胆石症

一、胆囊炎

1. 概述　胆囊炎多由细菌引起,胆汁淤滞是发病的重要基础。主要的细菌为大肠埃希菌、葡萄球菌等。

2. 病理变化

（1）急性胆管炎和胆囊炎:黏膜充血水肿,上皮细胞变性、坏死脱落,管壁内中性粒细胞浸润。可出现卡他性胆囊炎、蜂窝织炎性胆囊炎、胆囊积脓、坏疽性胆囊炎、胆囊穿孔（引起胆汁性腹膜炎）。

（2）慢性胆管炎和胆囊炎:胆管及胆囊黏膜多发生萎缩,各层组织中均有淋巴细胞、单核细胞浸润和明显纤维化。

二、胆石症

1. 病因　①胆汁理化性状的改变。②胆汁淤滞。③胆道感染。
2. 胆石分类　①色素性胆石,多见于胆管。②胆固醇性胆石,多见于胆囊。③混合性胆石,多发生于胆囊或较大胆管内。在我国,胆红素为主的混合性胆石最多见。

第十一节　胰　腺　炎

一、急性胰腺炎

1. 病因　急性胰腺炎好发于中年男性暴饮暴食或胆道疾病后。

2. 病理类型及病变特点

（1）急性水肿性（间质性）胰腺炎:较多见。病变多局限在胰尾。胰腺肿大、变硬,间质充血水肿并有中性粒细胞及单核细胞浸润。可发生局限性脂肪坏死。腹腔可有少量渗出液。少数病例可转成急性出血性胰腺炎。

（2）急性出血性胰腺炎:病情危重。以广泛出血坏死为特征。

1）肉眼观:胰腺肿大,质软呈无光泽暗红色,胰腺原有的分叶结构模糊消失;胰腺、大网膜及肠系膜等处可见散在浑浊的黄白色斑点（钙皂）,或小灶状脂肪坏死。

2）镜下观:胰腺组织大片凝固性坏死,细胞结构不清,间质小血管壁坏死,故有大量出血。在坏死胰腺组织的四周,可见少量炎症细胞。

3. 临床病理联系　急性胰腺炎时可引起休克、腹膜炎、血和尿淀粉酶升高,血钙、血钾、血钠下降等。

二、慢性胰腺炎

病理变化如下。

1. 肉眼观　胰腺呈结节状萎缩,质较硬。切面见弥漫性纤维化,胰管扩张,管内偶见结石。有时胰腺内灶状坏死或被纤维包裹的假性囊肿可见。

2. 镜下观　胰腺组织内广泛纤维化,腺泡和胰腺组织萎缩、消失,间质有淋巴细胞和浆细胞浸润。

第十二节　消化系统常见肿瘤

一、食管癌

1. 病因　相关因素:①生活习惯,如长期饮酒、长期吸烟、长期食用过热、过硬及粗糙的饮食等,亚硝酸盐可诱发食管癌。②慢性炎症。③遗传因素。

2. 病理变化　食管癌好发于三个生理性狭窄部,以中段最多见,其次为下段,上段最少。

(1)早期癌:病变局限,多为原位癌或黏膜内癌,未侵犯肌层,无论是否存在淋巴结转移。

1)肉眼观:癌变处黏膜轻度糜烂或表面呈颗粒状、微小的乳头状。

2)镜下观:绝大部分为鳞癌。

(2)中晚期癌(进展期癌)

1)肉眼观(表11-11)

表 11-11　中晚期食管癌的病理变化——肉眼观

类型	特点	浸润特点
髓质型	管壁增厚、管腔变小。切面癌组织质地较软,似脑髓,色灰白。癌组织表面常有溃疡	在食管壁内浸润性生长累及食管全周或大部分
蕈伞型	癌呈扁圆形肿块,突向食管腔,表面有浅溃疡,边缘外翻	侵犯食管管周的部分或大部分
溃疡型	肿瘤表面有较深溃疡,深达肌层,底部凹凸不平	多浸润食管管周的一部分
缩窄型	癌组织质硬,癌组织内有明显的结缔组织增生,局部食管壁呈环形狭窄。狭窄上端食管腔则明显扩张	浸润食管全周

 提示

髓质型是中晚期食管癌最多见的类型。

2）镜下观：<u>中国人最常见的为鳞癌（约占 90% 以上）</u>，腺癌次之。

（3）Barrett 食管腺癌：由 Barrett 食管恶变而来。

3. 扩散

（1）<u>直接蔓延</u>：癌组织穿透食管壁向周围组织及器官浸润。

（2）转移

1）<u>淋巴道转移</u>：转移部位与食管淋巴引流途径一致。上段可转移至颈淋巴结和上纵隔淋巴结；中段常转移到食管旁或肺门淋巴结；下段常转移至食管旁、贲门旁及腹腔上部淋巴结。

2）<u>血道转移</u>：晚期可发生，常转移至肝、肺。

4. 临床病理联系　早期部分食管癌患者出现轻微的胸骨后疼痛、烧灼感或哽噎感，可能是由于食管痉挛或肿瘤浸润黏膜所致。中晚期肿瘤不断浸润生长，使管壁狭窄，患者出现吞咽困难，甚至不能进食，最终导致恶病质使全身衰竭而死亡。

二、胃癌

1. 概述　胃癌是由胃黏膜上皮和腺上皮发生的恶性肿瘤。占我国恶性肿瘤的第二位。好发年龄在 40~60 岁，男多于女。<u>好发于胃窦部小弯侧。</u>

2. 病因　可能因素：①环境因素。②食物中含有亚硝基类化合物。③幽门螺杆菌感染。

 提示

　　长期未治愈的慢性胃疾病如慢性萎缩性胃炎、胃息肉、胃溃疡病伴异型增生及胃黏膜大肠型肠上皮化生是胃癌发生的病理基础。

3. 病理变化

（1）<u>早期胃癌</u>：指癌组织浸润仅限于黏膜层或黏膜下层，无论有无淋巴结转移。

1）肉眼观：早期胃癌大体分为隆起型（较少）、表浅型、凹陷型（又名溃疡周边癌性糜烂，最多见）三型。

2）镜下观：以管状腺癌多见，其次为乳头状腺癌，未分化癌最少见。

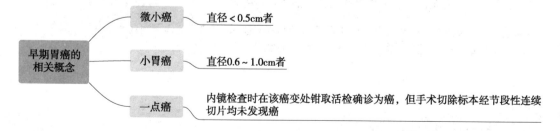

早期胃癌的相关概念
- 微小癌　直径 < 0.5cm 者
- 小胃癌　直径 0.6 ~ 1.0cm 者
- 一点癌　内镜检查时在该癌变处钳取活检确诊为癌，但手术切除标本经节段性连续切片均未发现癌

（2）中晚期胃癌（进展期胃癌）：指癌组织浸润超过黏膜下层的胃癌。癌组织侵袭越深，预后越差。

1）肉眼观（表 11-12）

表 11-12 中晚期胃癌的病理变化——肉眼观

分型	特点
息肉型或蕈伞型	又称结节蕈伞型，癌组织向黏膜表面生长，呈息肉状或蕈伞状，突入胃腔内
溃疡型	癌组织坏死脱落形成溃疡，溃疡一般较大，边界不清，多呈皿状或隆起如火山口状，底部凹凸不平
浸润型	①癌组织向胃壁内局限性或弥漫性浸润，与周围正常组织分界不清楚。其表面胃黏膜皱襞大部分消失，有时可见浅表溃疡 ②弥漫性浸润时可致胃壁普遍增厚，变硬，胃腔变小，状如皮革，故称"革囊胃"

当癌细胞分泌大量黏液时，癌组织肉眼呈半透明的胶冻状，称为胶样癌。

2）镜下观：主要为腺癌，WHO 常见类型有管状腺癌、乳头状腺癌、黏液腺癌、低黏附性癌（包括印戒细胞癌）和混合性癌。腺鳞癌、鳞癌、未分化癌等少见。

4. 扩散

（1）直接蔓延：癌组织向胃壁各层浸润，当穿透浆膜后，癌组织可向周围组织和邻近器官广泛蔓延生长，例如向肝脏和大网膜等部位浸润蔓延。

（2）转移

1）淋巴道转移：为主要转移途径。首先转移到局部淋巴结（幽门下胃小弯者最常见），进一步转移至腹主动脉旁淋巴结、肝门或肠系膜根部淋巴结。晚期可经胸导管转移至左锁骨上淋巴结（Virchow 信号结）。

2）血道转移：多见于晚期，常经门静脉转移至肝，也可转移到肺、脑及骨等器官。

3）种植性转移：癌细胞可种植于腹腔及盆腔器官的浆膜上。常在双侧卵巢形成转移性黏液癌，称克鲁根勃（Krukenberg）瘤。

5. 胃良、恶性溃疡的大体形态鉴别表（表 11-13）

表 11-13 胃良、恶性溃疡的大体形态鉴别表

项目	良性溃疡（胃溃疡）	恶性溃疡（溃疡型胃癌）
形状	圆形或椭圆形	不规则，皿状或火山口状
大小	溃疡直径一般 <2cm	溃疡直径一般 >2cm
深度	较深	较浅
边缘	整齐、不隆起	不整齐、隆起
底部	较平坦	凹凸不平，有坏死，出血明显
周围黏膜	黏膜皱襞向溃疡集中	黏膜皱襞中断，呈结节状肥厚

三、大肠息肉和腺瘤

1. 大肠息肉的分类（表 11-14）

表 11-14 大肠息肉的分类

分类	举 例
非肿瘤性息肉	增生性息肉和幼年性息肉
散发性腺瘤性息肉	管状腺瘤、绒毛状腺瘤和管状－绒毛状腺瘤、锯齿状腺瘤
遗传性家族性息肉病	家族性腺瘤性息肉病（FAP）、Peutz-Jepher（PJ）综合征、幼年性息肉病和增生性息肉病等

2. 病理学特点

（1）管状腺瘤：腺上皮细胞数增多，核细长，如笔杆状，可呈假复层，排列呈大小形态不一的腺管状结构，呈不同程度的上皮内瘤变。可有绒毛状结构，但不超过 20%~25%。

（2）绒毛状腺瘤：增生的上皮向黏膜突起，形成绒毛状和乳头状，乳头中央可见由纤维组织及血管构成的中心索。绒毛状结构至少 >50%。瘤体常较大，无蒂，上皮有上皮内瘤变，易恶变。

（3）管状绒毛状腺瘤：绒毛状成分占 25%~50%。其余为腺管状结构。上皮有上皮内瘤变，可伴恶变。

（4）锯齿状腺瘤：以腺腔锯齿状为特征，可以有管状腺瘤和绒毛状腺瘤的成分。

（5）广基锯齿状腺瘤：又称广基锯齿状腺息肉。息肉大，锯齿状结构更明显，但没有上皮内瘤变的存在。组织学特征是腺窝扩张，有的腺窝基底部向两侧扩张似烧瓶，称水平腺窝。多见于近端结肠。

（6）FAP：由 *APC* 基因突变引起。整个结肠、直肠布满成百至数千大小不一的腺瘤，多数为管状腺瘤。如伴有皮肤表皮样囊肿、下颌骨骨瘤、先天性视网膜色素上皮肥大等表现为 Gardner 综合征。结肠腺瘤性息肉明显减少者，称为轻型 FAP。

（7）Turcot 综合征：是一种常染色体显性遗传病。除多发性结肠腺瘤性息肉外，伴有中枢神经系统肿瘤。

（8）PJ 综合征：以在整个胃肠道出现多发性错构瘤性息肉为特征。患者多有口唇黏膜和手指、足趾皮肤黑色素沉着。典型息肉较大，有蒂。由树枝状增生的平滑肌束作为支架（相当于肠壁的黏膜肌层），该支架外被覆黏膜。腺上皮由吸收细胞、杯状细胞、帕内特细胞和嗜银细胞等组成。

四、大肠癌

1. 概述

大肠癌是大肠黏膜上皮和腺体发生的恶性肿瘤，包括结肠癌与直肠癌。临床表现常有贫血、消瘦、大便次数增多、黏液血便、腹痛、腹块或肠梗阻等。

2. 病因和发病机制

（1）饮食习惯：高营养而少纤维的饮食与本病发生有关。

（2）遗传因素

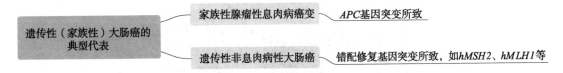

（3）某些伴肠黏膜增生的慢性肠疾病：如肠息肉状腺瘤、增生性息肉病、幼年性息肉病、绒毛状腺瘤、慢性血吸虫病及慢性溃疡性结肠炎等由于黏膜上皮过度增生而发展为癌。

（4）大肠黏膜上皮逐步癌变的分子生物学基础

1）在大肠癌发生发展过程中，需要众多基因改变的相互作用如 *APC*、*c-myc*、*ras*、*p53*、*p16*、*DCC*、*MCC*、*DPC4*、*BRAF* 或错配修复基因等。

2）约 90% 大肠癌可见 *c-myc* 癌基因的过度表达，多数大肠癌有 *p53* 基因突变、*von Hippel-Lindau* 基因缺失。

3）目前认为，与大肠癌发生关系密切的分子机制通路包括 APC-β-catenin 通路、微卫星不稳定性通路、CpG 岛甲基化表型。

3. 病理变化 大肠癌的好发部位依次为直肠（50%）、乙状结肠、盲肠及升结肠、横结肠、降结肠。

（1）肉眼观

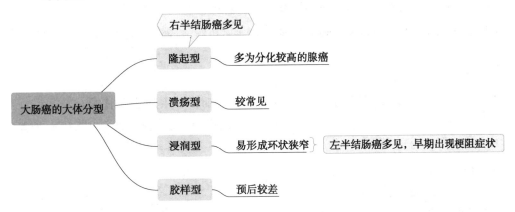

（2）镜下观：可见管状腺癌（临床多见）、黏液腺癌、印戒细胞癌（以形成大片黏液湖为特点）、锯齿状腺癌、髓样癌、筛状粉刺型腺癌、微乳头状腺癌、未分化癌、腺鳞癌、鳞癌（常发生于直肠肛门附近）、梭形细胞癌等多种类型。

4. 分期与预后

（1）分期：包括 Dukes 分期、WHO 的 TNM 分期。

（2）预后：WHO肿瘤分类对大肠癌的定义已有明确的界定，大肠肿瘤组织只有侵犯黏膜肌层到达黏膜下层才称为癌。只要不超过黏膜肌层，就称为上皮内瘤变。原先的上皮重度非典型增生和原位癌归入高级别上皮内瘤变。对大肠而言，学者们注意到黏膜内癌（图11-2）5年存活率高达100%。肿瘤细胞一旦浸润到黏膜下层，5年存活率明显下降。

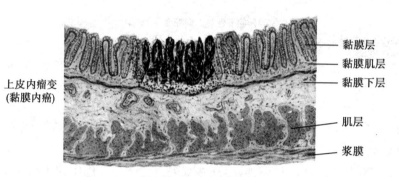

上皮内瘤变
（黏膜内癌）

黏膜层
黏膜肌层
黏膜下层
肌层
浆膜

图11-2　大肠黏膜内癌示意图
黏膜内癌未突破黏膜肌层。

5. 扩散

（1）直接蔓延：当癌组织浸润肌层达浆膜层后，可直接蔓延至邻近器官，如前列腺、膀胱及腹膜等处。

（2）淋巴道转移：癌组织未穿透肠壁肌层时，较少发生淋巴道转移。一旦穿透肌层，则转移率明显增加。一般先转移至癌所在部位的局部淋巴结，再沿淋巴引流方向到达远隔淋巴结，偶尔可侵入胸导管而达锁骨上淋巴结。

（3）血道转移：晚期可转移至肝，甚至更远的器官，例如肺和脑等。

（4）种植性转移：癌组织穿破肠壁浆膜后，癌细胞可脱落，播散到腹腔内形成种植转移。

五、原发性肝癌

1. 概述　原发性肝癌是肝细胞或肝内胆管上皮细胞发生的恶性肿瘤。根据组织学来源和特点分为三型：肝细胞癌（占比>90%）、胆管细胞癌（占比<10%）和兼有前两者的混合细胞型肝癌（极少见）。

2. 肝细胞癌

（1）病因：相关因素如下。

1）肝炎病毒：HBV和HCV与肝癌关系密切。

a. HBV基因组编码的HBx蛋白能抑制p53蛋白功能，还能激活有丝分裂原活化的蛋白激酶（MAPK）和Janus家族酪氨酸激酶（JAK）信号转导和转录激活因子通路（STATA），活化原癌基因，诱导肝癌发生。

b. HCV的致癌机制尚不明确，可能与HCV的直接细胞毒作用和宿主介导的免疫损伤有关。

2）肝硬化：我国肝癌常合并肝硬化，尤其是HBV引起的肝硬化。一般需经7年左右肝硬化可发展为肝癌。

3）酒精：属于肝癌的致癌因子。

4）真菌及其毒素：黄曲霉菌等可引起实验性肝癌，尤其是黄曲霉毒素 B1 与肝细胞肝癌的关系密切。

（2）病理变化

1）肉眼观（表 11-15）

表 11-15　肝细胞癌的病理变化——肉眼观

分型	特点	其他
小肝癌型	①单个癌结节最大直径 <3cm 或两个癌结节合计最大直径 <3cm 的原发性肝癌 ②小肝癌多呈球形，界清，切面均匀一致，出血及坏死少见	大多数病例属于早期肝癌
（多）结节型	癌结节可为单个或多个，散在，圆形或椭圆形，大小不等	最常见，常合并肝硬化
弥漫型	癌组织弥散于肝内，结节不明显，常发生在肝硬化基础上，形态上与肝硬化易混淆	较少见
巨块型	①肿瘤体积巨大，直径多 >10cm，圆形，右叶多见 ②切面中心部常有出血、坏死。瘤体周围常有卫星状癌结节	不合并或仅合并轻度肝硬化

2）镜下观：肝细胞癌分化程度差异较大。分化高者癌细胞类似于肝细胞，分泌胆汁，癌细胞排列呈巢状，血管多（似肝血窦），间质少。分化低者异型性明显。癌细胞大小不一，形态各异。除了巨块型外，常并发肝硬化。

（3）扩散

1）直接蔓延：癌组织先在肝内直接蔓延，易在肝内沿门静脉分支播散、转移，使肝内出现多处转移结节。

2）淋巴道转移：肝外转移通过淋巴道，可转移至肝门淋巴结、上腹部淋巴结和腹膜后淋巴结。

3）血道转移：晚期通过肝静脉转移至肺、肾上腺、脑及肾等处。

4）种植性转移：侵入肝表面的癌细胞脱落后可形成种植性转移。

3. 胆管细胞癌

（1）病因：不明确，可能与胆管内寄生虫或接触胆管造影剂有关。

（2）病理变化：①肉眼观：多为单个肿块，含丰富纤维结缔组织，色苍白。②镜下观：癌细胞呈腺管状排列，可分泌黏液，癌组织间质较多。

（3）扩散：易发生肝外转移，常见部位为肺、骨、脑等。

六、胰腺癌

1. 病因和发病机制　吸烟可使患病风险加倍，约 90% 患者出现 K-RAS 基因点突变，可

有 *c-myc* 过度表达和 *p53* 基因突变。

2. 病理变化

（1）部位：胰腺癌发生于胰腺的头（60%）、体（15%）、尾部（5%）或累及整个胰腺。

（2）肉眼观：肿块大小和形态不一，肿瘤呈硬性结节突出于胰腺表面，或瘤结节埋藏于胰腺内，不进行深部取材难以确诊。癌周组织常见硬化，使全腺变硬，甚至剖腹探查时都很难与慢性胰腺炎相鉴别。

（3）镜下观：常见导管腺癌（>85%）、囊腺癌、黏液癌及实性癌。还有未分化癌或多形性癌，鳞癌或腺鳞癌少见。

3. 扩散　胰头癌早期可直接蔓延至邻近组织和器官。稍后转移至胰头旁及胆总管旁淋巴结。经门静脉肝内转移最常见，尤以体尾部癌为甚，进而侵入腹腔神经丛周淋巴间隙，远处转移至肺和骨等。体尾部癌常伴有多发性静脉血栓形成。

4. 临床病理联系

（1）胰头癌的主要症状为无痛性黄疸。

（2）体尾部癌的主要症状是深部刺痛（癌侵入腹腔神经丛）、腹腔积液（癌侵入门静脉）、脾大（癌压迫脾静脉）、贫血、呕血及便秘等症状，但常无黄疸。

> **提示**
>
> 　　胰腺癌如不能早期确诊，预后不佳，多在 1 年内死亡。

七、胆道肿瘤

1. 肝外胆管癌　①肉眼观：息肉状、结节状或胆管壁深部浸润的硬化状。②镜下观：绝大多数为腺癌。

2. 胆囊癌　①肉眼观：囊壁增厚、变硬，灰白色（多呈弥漫浸润性生长），也可呈息肉状生长，基底部较宽。②镜下观：大多数为腺癌。

八、胃肠间质瘤

1. 胃肠间质瘤是胃肠道最常见的一类起源于胃肠道间叶组织的肿瘤。50 岁以上多见。

2. 最常见于胃，其次为小肠，少数位于大肠与食管及胃肠道以外（如网膜等）。表现为圆形肿物，大多数肿瘤没有完整的包膜，可伴随囊性变、坏死和局灶性出血。

3. 免疫组织化学的诊断特征是细胞强阳性表达 Kit（CD117 阳性），还可表达 Dog1，60%~70% 的胃肠道间质瘤 CD34 阳性。

○ 经 典 试 题 ○

（研）1. 不会引起慢性肝炎的肝炎病毒是

A. HAV   B. HBV

C. HCV   D. HDV

（研）2. 下列肝硬化的病变中,符合假小叶的是

A. 肉眼下见肝内大小不等的结节

B. 再生的肝细胞所形成的结节

C. 广泛增生的纤维组织包绕的肝细胞结节

D. 异型增生肝细胞所形成的结节

（执）3. 可出现血液中抗壁细胞抗体阳性的疾病是

A. 慢性非萎缩性胃炎

B. 急性胃炎

C. 慢性萎缩性胃炎

D. 反流性食管炎

E. 十二指肠溃疡

（研）4. 消化性溃疡好发部位是

A. 十二指肠球部

B. 十二指肠升部

C. 胃窦部小弯侧

D. 胃窦部大弯侧

（研）5. 下列选项中,符合早期胃癌描述的有

A. 肿瘤最大直径 <2cm

B. 肿瘤尚未侵及肌层

C. 可有局部淋巴结转移

D. 可有肝转移

（研）6. 大肠癌的肉眼类型有

A. 隆起型   B. 溃疡型

C. 浸润型   D. 胶样型

【答案与解析】

1. A   2. C   3. C   4. AC

5. BC。解析:早期胃癌是指癌组织浸润仅限于黏膜层或黏膜下层,无论有无淋巴结转移。故选 BC。

6. ABCD

◦ 温 故 知 新 ◦

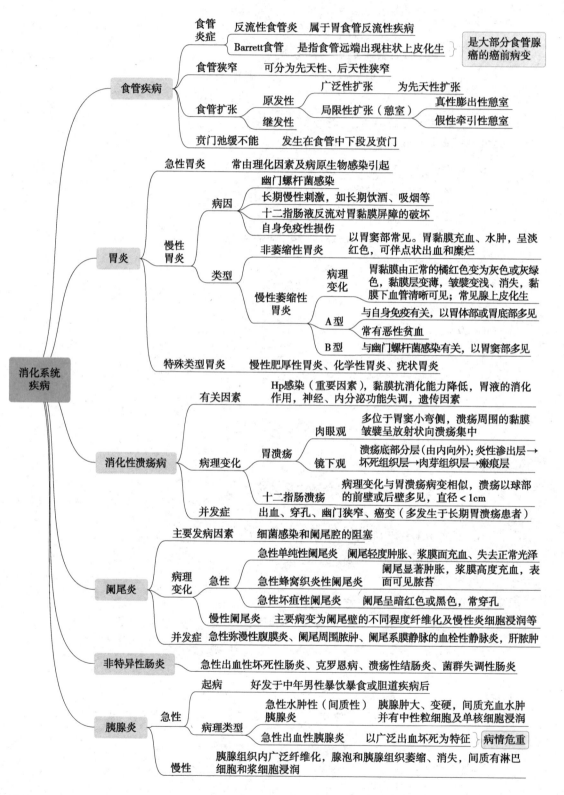

食管疾病
- 食管炎症
  - 反流性食管炎　属于胃食管反流性疾病
  - Barrett食管　是指食管远端出现柱状上皮化生 } 是大部分食管腺癌的癌前病变
- 食管狭窄　可分为先天性、后天性狭窄
- 食管扩张
  - 原发性
    - 广泛性扩张　为先天性扩张
    - 局限性扩张（憩室）
      - 真性膨出性憩室
      - 假性牵引性憩室
  - 继发性
- 贲门弛缓不能　发生在食管中下段及贲门

胃炎
- 急性胃炎　常由理化因素及病原生物感染引起
- 慢性胃炎
  - 病因
    - 幽门螺杆菌感染
    - 长期慢性刺激，如长期饮酒、吸烟等
    - 十二指肠液反流对胃黏膜屏障的破坏
    - 自身免疫性损伤
  - 类型
    - 非萎缩性胃炎　以胃窦部常见。胃黏膜充血、水肿，呈淡红色，可伴点状出血和糜烂
    - 慢性萎缩性胃炎
      - 病理变化　胃黏膜由正常的橘红色变为灰色或灰绿色，黏膜面变薄，皱襞变浅、消失，黏膜下血管清晰可见；常见腺上皮化生
      - A型　与自身免疫有关，以胃体部或胃底部多见
        - 常有恶性贫血
      - B型　与幽门螺杆菌感染有关，以胃窦部多见
- 特殊类型胃炎　慢性肥厚性胃炎、化学性胃炎、疣状胃炎

消化性溃疡病
- 有关因素　Hp感染（重要因素），黏膜抗消化能力降低，胃液的消化作用，神经、内分泌功能失调，遗传因素
- 病理变化
  - 胃溃疡
    - 肉眼观　多位于胃窦小弯侧，溃疡周围的黏膜皱襞呈放射状向溃疡集中
    - 镜下观　溃疡底部分层（由内向外）：炎性渗出层→坏死组织层→肉芽组织层→瘢痕层
  - 十二指肠溃疡　病理变化与胃溃疡病变相似，溃疡以球部的前壁或后壁多见，直径＜1cm
- 并发症　出血、穿孔、幽门狭窄、癌变（多发生于长期胃溃疡患者）

阑尾炎
- 主要发病因素　细菌感染和阑尾腔的阻塞
- 病理变化
  - 急性
    - 急性单纯性阑尾炎　阑尾轻度肿胀、浆膜面充血、失去正常光泽
    - 急性蜂窝织炎性阑尾炎　阑尾显著肿胀，浆膜高度充血，表面可见脓苔
    - 急性坏疽性阑尾炎　阑尾呈暗红色或黑色，常穿孔
  - 慢性阑尾炎　主要病变为阑尾壁的不同程度纤维化及慢性炎细胞浸润等
- 并发症　急性弥漫性腹膜炎、阑尾周围脓肿、阑尾系膜静脉的血栓性静脉炎，肝脓肿

非特异性肠炎　急性出血性坏死性肠炎、克罗恩病、溃疡性结肠炎、菌群失调性肠炎

胰腺炎
- 急性
  - 起病　好发于中年男性暴饮暴食或胆道疾病后
  - 病理类型
    - 急性水肿性（间质性）胰腺炎　胰腺肿大、变硬，间质充血水肿并有中性粒细胞及单核细胞浸润
    - 急性出血性胰腺炎　以广泛出血坏死为特征 } 病情危重
- 慢性　胰腺组织内广泛纤维化，腺泡和胰腺组织萎缩、消失，间质有淋巴细胞和浆细胞浸润

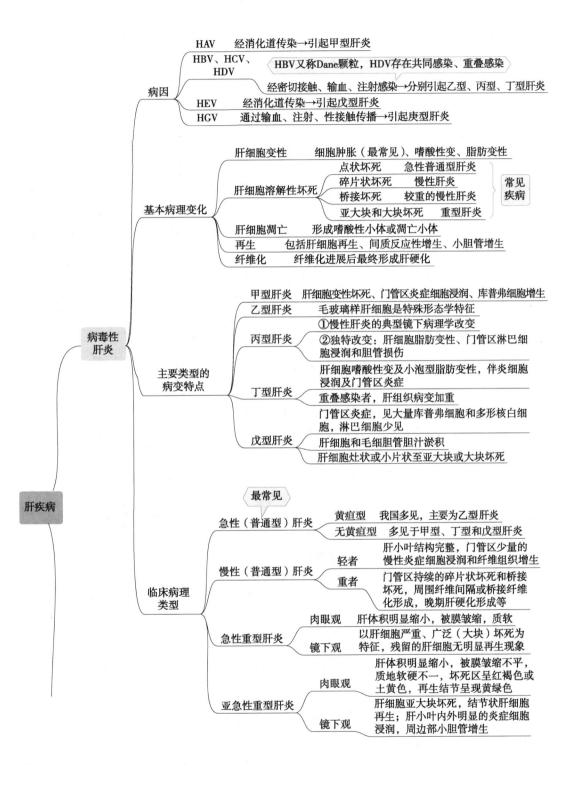

肝硬化
- 基本病理特征　慢性进行性、弥漫性的肝细胞变性坏死、肝内纤维组织增生和肝细胞结节状再生
- 病因　病毒性肝炎（乙型肝炎和丙型肝炎与肝硬化关系密切）、慢性酒精中毒、胆汁淤积等
- 发病机制　胶原纤维增生、肝细胞再生、假小叶形成、肝硬化形成
- 分型
  - 病因分类　肝炎后、酒精性、胆汁性、淤血性肝硬化等
  - 大体形态学分类
    - 小结节性肝硬化　结节直径一般 <3mm
    - 大结节性肝硬化　多数结节直径 >3mm
    - 混合结节性肝硬化　<3mm和>3mm的结节约各占一半
- 病理变化
  - 肉眼观　早期肝体积正常或稍增大，晚期肝体积缩小，重量减轻，质地变硬，表面和切面呈弥漫全肝的结节
  - 镜下观　肝小叶结构破坏，被假小叶取代；假小叶外周被纤维间隔包绕；与病因有关的表现
- 临床病理联系
  - 门静脉高压症　慢性淤血性脾大，腹腔积液形成，侧支循环形成，胃肠淤血、水肿 } 主要表现
  - 肝功能障碍　蛋白质合成障碍、出血倾向、胆色素代谢障碍
    对激素的灭活作用减弱（引起蜘蛛痣、肝掌等）、肝性脑病（肝昏迷）

消化系统常见肿瘤

食管癌
- 好发部位　三个生理性狭窄部，以中段最多见
- 病理变化
  - 早期癌　多为原位癌或黏膜内癌，未侵犯肌层，无论是否存在淋巴结转移
  - 中晚期癌
    - 肉眼观　髓质型（最多见）、蕈伞型、溃疡型、缩窄型
    - 镜下观　鳞癌最常见
  - Barrett食管腺癌　由Barrett食管恶变而来
- 扩散
  - 直接蔓延　癌组织穿透食管壁向周围组织及器官浸润
  - 淋巴道转移
    - 上段→颈淋巴结和上纵隔淋巴结
    - 中段→食管旁或肺门淋巴结
    - 下段→食管旁、贲门旁及腹腔上部淋巴结
  - 血道转移　常转移至肝、肺

胃癌
- 好发部位　胃窦部小弯侧
- 病理变化
  - 早期胃癌　癌组织浸润仅限于黏膜层或黏膜下层，无论有无淋巴结转移
  - 中晚期胃癌
    - 浸润深度　癌组织浸润超过黏膜下层
    - 肉眼观　息肉型或蕈伞型、溃疡型、浸润型（可形成"革囊胃"）
    - 胶样癌　癌组织肉眼呈半透明的胶冻状
    - 镜下观　主要为腺癌　管状腺癌、乳头状腺癌、黏液腺癌、低黏附性癌（包括印戒细胞癌）和混合性癌常见
- 扩散
  - 直接蔓延　如癌组织向肝脏和大网膜等部位浸润蔓延
  - 主要转移途径
    - 淋巴道转移　晚期可经胸导管转移至左锁骨上淋巴结
    - 血道转移　常经门静脉转移至肝，也可转移到肺、脑及骨等
    - 种植性转移　如Krukenberg瘤

大肠癌
- 病因和发病机制
  - 饮食习惯
  - 遗传因素
  - 某些伴肠黏膜增生的慢性肠疾病　如肠息肉状腺瘤、增生性息肉病、幼年性息肉病、绒毛状腺瘤、慢性血吸虫病及慢性溃疡性结肠炎等
  - 大肠黏膜上皮逐步癌变的分子生物学基础　约90%大肠癌可见c-myc癌基因的过度表达
- 好发部位　直肠 > 乙状结肠 > 盲肠及升结肠 > 横结肠 > 降结肠
- 病理变化
  - 肉眼观　隆起型（右半结肠癌多见）、溃疡型、浸润型（左半结肠癌多见）、胶样型
  - 镜下观　管状腺癌（临床多见）、黏液腺癌、印戒细胞癌（以形成大片黏液湖为特点）等
  - 分期　肿瘤侵犯黏膜肌层到达黏膜下层才称为癌，不超过黏膜肌层称为上皮内瘤变　包括Dukes分期、WHO的TNM分期
- 扩散　直接蔓延、淋巴道转移、血道转移、种植性转移

原发性肝癌
├─ 肝细胞癌 【最常见】
│ ├─ 相关因素　肝炎病毒（HBV和HCV与肝癌关系密切）、肝硬化、酒精、真菌及其毒素
│ ├─ 病理变化
│ │ ├─ 小肝癌型
│ │ │ ├─ 单个癌结节最大直径＜3cm或两个癌结节合计最大直径＜3cm
│ │ │ └─ 大多数病例属于早期肝癌
│ │ ├─（多）结节型　最常见　　通常合并有肝硬化
│ │ ├─ 弥漫型　较少见　　常发生在肝硬化基础上
│ │ └─ 巨块型　肿瘤直径多＞10cm，瘤体周围常有卫星状癌结节　　不合并或仅合并轻度肝硬化
│ └─ 扩散　直接蔓延、淋巴道转移、血道转移、种植性转移
├─ 胆管细胞癌　易发生肝外转移，常见于肺、骨、脑等
└─ 混合细胞型肝癌　含有肝细胞癌和胆管细胞癌的成分

胰腺癌
├─ 特点　胰腺头部（60%）常见，镜下常见导管腺癌
└─ 主要症状
   ├─ 胰头癌：无痛性黄疸
   └─ 体尾部癌：深部刺痛、腹腔积液、脾大、贫血、呕血及便秘等，常无黄疸

第十二章

淋巴造血系统疾病

第一节 淋巴结的良性病变

一、概述

淋巴结的增生是机体免疫反应的具体表现。根据病因、组织病理学改变及临床表现,可将淋巴结的良性病变分为三类:①反应性淋巴结炎。②特异性淋巴结炎。③原因不明的淋巴增生性疾病,如巨大淋巴结增殖症以及伴巨大淋巴结病的窦组织细胞增生症等。

二、反应性淋巴结炎

1. 急性非特异性淋巴结炎
（1）肉眼观:发炎的淋巴结肿胀,灰红色。
（2）镜下观:淋巴滤泡增生,生发中心扩大。如果是化脓菌感染,滤泡生发中心可能会发生坏死,形成脓肿;而感染不严重时,可见中性粒细胞在滤泡周围或淋巴窦内浸润。
2. 慢性非特异性淋巴结炎
（1）淋巴滤泡增生:淋巴滤泡增大且数量↑,生发中心明显扩大,内有各种激活的 B 淋巴细胞。生发中心周围有套区细胞围绕。
（2）副皮质区增生:常见于病毒感染。病变特征是淋巴结的副皮质区增宽,可见活化的免疫母细胞。常伴血管内皮细胞增生和淋巴窦扩张。
（3）窦组织细胞增生:淋巴窦明显扩张,窦内巨噬细胞增生和内皮细胞肥大。

> ⓘ 提示
>
> 反应性淋巴结炎是淋巴结最常见的良性病变,微生物感染或炎症刺激可导致白细胞增多和淋巴结肿大。

三、特异性淋巴结炎

1. 淋巴结真菌感染 常见于免疫力低下的人群。曲菌感染的基本病变是化脓性炎及脓肿形成。新型隐球菌感染为肉芽肿性炎。组织胞浆菌感染的病灶中常有巨噬细胞增生和肉芽肿性炎。

2. 猫抓病　本病是由汉赛巴通体属立克次体感染引起。病理变化是由组织细胞演变的上皮样细胞形成肉芽肿,肉芽肿中央可见中性粒细胞浸润,形成化脓性肉芽肿,有较多 B 淋巴细胞浸润。淋巴结的典型病变及有猫等宠物抓伤史和病原体检查阳性者,可诊断。

3. 传染性单核细胞增多症

（1）病因:由嗜 B 淋巴细胞的 EB 病毒感染所致,病变可累及血液、淋巴结、脾脏、肝脏和中枢神经系统。

（2）病理变化:淋巴结肿大,尤其是颈后、腋下和腹股沟淋巴结,组织学上可见增生活跃的淋巴细胞主要分布在副皮质区,滤泡增大。偶见双核大细胞,有时形态与霍奇金淋巴瘤的标志性 R-S 细胞相似。

4. 组织细胞性坏死性淋巴结炎　组织学表现为淋巴结被膜下和副皮质区不规则的片状或灶性坏死,可见明显的核碎片,中性粒细胞稀少或缺如;在坏死灶及周边可有形态多样的巨噬细胞和前体浆细胞样树突细胞活跃增生,常见吞噬核碎片的现象;可见较多 T 淋巴细胞等。在病变周围区域淋巴结的结构和细胞形态基本正常。

 提示

　　猫抓病、传染性单核细胞增多症、组织细胞性坏死性淋巴结炎的病程均呈自限性。

第二节　淋巴组织肿瘤

一、概述

1. 定义　淋巴组织肿瘤指来源于淋巴细胞及其前体细胞的恶性肿瘤,包括淋巴瘤、淋巴细胞白血病、毛细胞白血病和浆细胞肿瘤等。大多数淋巴瘤是 B 细胞源性,其次为 T/NK 细胞源性,组织细胞性肿瘤罕见。

2. 病因与发病机制

（1）病毒和细菌

1）EB 病毒感染与恶性淋巴瘤的发生关系密切,在霍奇金淋巴瘤病例中 EB 病毒检出率可高达 75%;鼻型 NK/T 细胞淋巴瘤中 EB 病毒检测阳性率可达 90%~100%;非洲地方性 Burkitt 淋巴瘤几乎都存在 EB 病毒潜伏感染。人类 T 细胞白血病病毒 -1 被认为是成人 T 细胞白血病 / 淋巴瘤的病因。

2）幽门螺杆菌的感染与胃黏膜相关淋巴组织淋巴瘤的发生有关。

（2）免疫缺陷或抑制：恶性淋巴瘤是免疫系统的恶性肿瘤，机体免疫功能低下是恶性淋巴瘤的重要原因和发病条件。

（3）职业暴露和环境因素：长期接触溶剂、皮革等暴露因素会增加患淋巴瘤的风险。木工行业，木尘、苯的暴露史与霍奇金淋巴瘤的发病率高度相关等。

（4）遗传因素：淋巴瘤有时呈现明显的家族聚集性，如慢性淋巴细胞性白血病／小淋巴细胞淋巴瘤等。

3. 淋巴细胞分化成熟模式图及与各种类型淋巴瘤之间的关系（图 12-1）

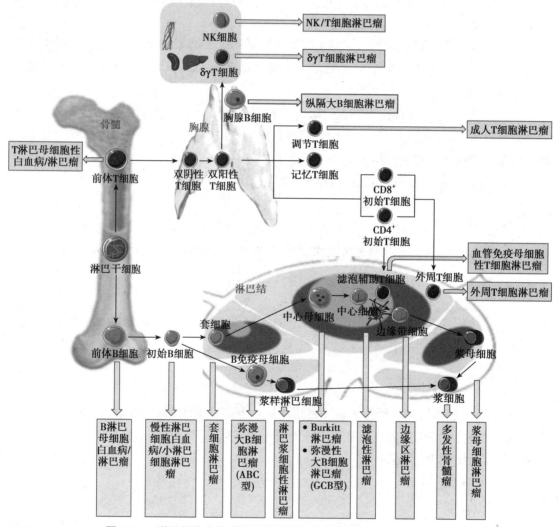

图 12-1 淋巴细胞分化成熟模式图及与各种类型淋巴瘤之间的关系

4. 淋巴组织肿瘤的免疫学标记（表 12-1）

表 12-1 淋巴组织肿瘤的免疫学标记

分类	标记
T 细胞及其肿瘤	CD2、CD3、CD4、CD7 和 CD8
B 细胞及其肿瘤	CD19、CD20、CD79a、PAX5 和表面 Ig
NK 细胞	CD56
幼稚的 B 和 T 细胞	末端脱氧核苷酸转移酶（TdT）
髓样细胞	CD13、CD33、CD117 和 MPO

5. WHO 淋巴组织肿瘤的分类　主要介绍成熟 B 细胞肿瘤、成熟 T 和 NK 细胞肿瘤、霍奇金淋巴瘤等的部分分类（表 12-2）。

表 12-2 WHO 淋巴组织肿瘤的部分分类

前体淋巴细胞肿瘤	成熟 B 细胞肿瘤	成熟 T 和 NK 细胞肿瘤	霍奇金淋巴瘤
①B 淋巴母细胞白血病 / 淋巴瘤，非特殊类型 ②B 淋巴母细胞白血病 / 淋巴瘤伴重现性遗传学异常 ③T 淋巴母细胞白血病 / 淋巴瘤	①慢性淋巴细胞白血病 / 小淋巴细胞淋巴瘤 ②脾脏边缘区淋巴瘤 ③毛细胞白血病 ④淋巴浆细胞性淋巴瘤 ⑤浆细胞肿瘤 ⑥结外边缘区黏膜相关淋巴组织淋巴瘤 ⑦滤泡性淋巴瘤 ⑧套细胞淋巴瘤 ⑨弥漫性大 B 细胞淋巴瘤，非特殊类型 ⑩Burkitt 淋巴瘤	①侵袭性 NK 细胞白血病 ②结外 NK/T 细胞淋巴瘤，鼻型 ③原发皮肤 γδT 细胞淋巴瘤 ④蕈样霉菌病 /Sézary 综合征 ⑤外周 T 细胞淋巴瘤，非特殊类型 ⑥间变性大细胞淋巴瘤，ALK 阳性 ⑦间变性大细胞淋巴瘤，ALK 阴性	①结节性淋巴细胞为主型霍奇金淋巴瘤 ②经典型霍奇金淋巴瘤 　结节硬化型 　混合细胞型 　富于淋巴细胞型 　淋巴细胞减少型

6. 主要类型淋巴瘤的生物学行为（表 12-3）

表 12-3 主要类型淋巴瘤的生物学行为

生物学行为	类型	生物学行为	类型
惰性淋巴瘤	滤泡性淋巴瘤 B 细胞 CLL/ 小淋巴细胞淋巴瘤 淋巴浆细胞性淋巴瘤 脾边缘区 B 细胞淋巴瘤 套细胞淋巴瘤	局限性惰性淋巴瘤	结外边缘区 B 细胞淋巴瘤 MALT 型 原发性皮肤间变大细胞淋巴瘤
		侵袭性淋巴瘤	弥漫大 B 细胞淋巴瘤 外周 T 细胞淋巴瘤（包括 ALCL、AITL） NK/T 细胞淋巴瘤
		高度侵袭性淋巴瘤	淋巴母细胞性淋巴瘤 Burkitt 淋巴瘤

二、非霍奇金淋巴瘤

1. 概述

（1）非霍奇金淋巴瘤（NHL）占所有淋巴瘤的 80%~90%，其中 2/3 原发于淋巴结，1/3 原发于淋巴结外器官或组织，如消化道、呼吸道、皮肤等。

（2）我国成人 NHL 以弥漫性大 B 细胞淋巴瘤最常见，儿童和青少年以急性淋巴母细胞白血病 / 淋巴瘤、Burkitt 淋巴瘤及间变性大细胞淋巴瘤最常见。

（3）淋巴结外淋巴瘤主要有黏膜相关淋巴组织淋巴瘤和鼻型 NK/T 细胞淋巴瘤。

2. 前体 B 细胞和 T 细胞肿瘤

（1）概述：前体淋巴细胞肿瘤，即急性淋巴母细胞白血病 / 淋巴瘤（ALL）。

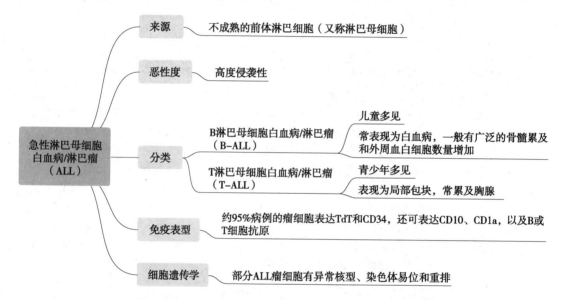

（2）病理变化：淋巴结的正常结构完全破坏，被肿瘤性淋巴母细胞所取代，肿瘤细胞可浸润被膜和结外组织。瘤细胞的体积比小淋巴细胞略大，胞质稀少，核染色质均匀，可出现小核仁，核分裂象多见。

（3）临床表现：多数患者 <15 岁，常在数日或数周内发病，病情进展迅速。可有贫血、粒细胞和血小板减少、出血和继发感染等，常有淋巴结肿大和脾大。B-ALL 患者主要累及淋巴结。50%~70% 的 T-ALL 患者有纵隔（胸腺）肿块，也常有白血病征象。

（4）治疗：ALL 采用强力化疗，95% 患者可获完全缓解。存在 t（9；22）（q34；q11.2）（*BCR-ABL1* 基因融合）染色体易位的 B-ALL 患者预后最差。

3. 成熟 B 细胞肿瘤

（1）慢性淋巴细胞性白血病 / 小淋巴细胞淋巴瘤（CLL/SLL）

1）概述：CLL 的诊断要求外周血 CD5$^+$ 肿瘤性 B 淋巴细胞绝对计数 ≥5 × 10^9/L。SLL 单纯累及外周淋巴结组织，血象和骨髓象均无白血病改变。

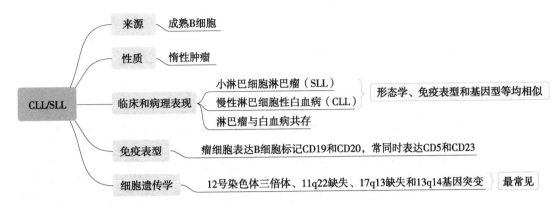

2）病理变化：淋巴结的结构破坏，肿瘤细胞形态单一，小淋巴细胞弥漫性浸润。瘤细胞核为圆形或略不规则，染色质浓密，胞质少。可见少数中等或较大的幼淋巴细胞散在分布。有时可见幼淋巴细胞灶性成团，在低倍镜下呈淡染区域，形成"增殖中心"，它对 CLL/SLL 有一定诊断意义。所有 CLL 和大多数 SLL 都有骨髓累及。

3）临床表现：CLL/SLL 患者常 >50 岁，男性明显多于女性，病情进展缓慢。半数患者有全身淋巴结肿大和肝脾大，还可有低丙种球蛋白血症和自身免疫异常等。病程和预后主要与临床分期有关。有 11q 和 17q 缺失者，提示预后不良。患者中约 5% 可转化为幼淋巴细胞白血病，约 3% 可转化为弥漫性大 B 细胞淋巴瘤，转化后患者的预后不良。

（2）滤泡性淋巴瘤（FL）

1）概述

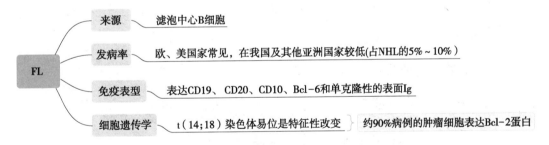

2）病理变化：FL 肿瘤细胞常呈明显的滤泡样生长方式，滤泡大小形状相似，界限不清楚。肿瘤性滤泡主要由中心细胞和中心母细胞以不同比例组成。根据中心母细胞的数目将 FL 分为 1~3 级。

3）临床表现：FL 以中老年人多见。主要表现为局部或全身淋巴结无痛性肿大，以腹股沟淋巴结受累多见。常有脾大，可有发热和乏力等，约 40% 病例有骨髓受累。

4）治疗：FL 难以治愈，临床表现为惰性过程，病情进展缓慢，预后较好。约 30% 患者会转化或进展为弥漫性大 B 细胞淋巴瘤，预示治疗将很困难。

（3）弥漫大 B 细胞淋巴瘤（DLBCL）

1）概述：该肿瘤可原发于淋巴结或结外任何部位，也可以是其他惰性淋巴瘤发展和转化而来（继发性）。

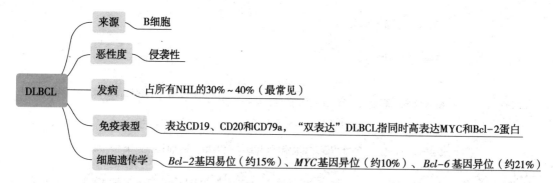

2）病理变化：正常的淋巴结结构或结外组织被弥漫的肿瘤组织侵占取代。DLBCL 的组织学形态变异大，基本表现为形态相对单一、体积较大的异型淋巴细胞弥漫浸润。瘤细胞形态多样，核圆形或卵圆形，染色质块状，有单个或多个核仁。

3）DLBCL 的分子亚群：①生发中心 B 细胞来源的 DLBCL（GCB-DLBCL），预后较好。②活化 B 细胞来源的 DLBCL（ABC-DLBCL）。

4）临床表现：老年男性患者略多，平均 60 岁，儿童和青年可见。常在短期内出现单个或多个淋巴结迅速长大，或结外部位出现迅速增大的肿块，病情进展迅速，可累及肝脾，但骨髓受累者少见。

5）治疗：DLBCL 对化疗敏感，加强联合化疗时 60%~80% 患者可完全缓解，约 50% 患者可临床痊愈。抗 B 细胞 CD20 的单克隆抗体（利妥昔单抗）与化疗方案的联合使用，可显著改善患者的预后。

（4）Burkitt 淋巴瘤（BL）

1）概述

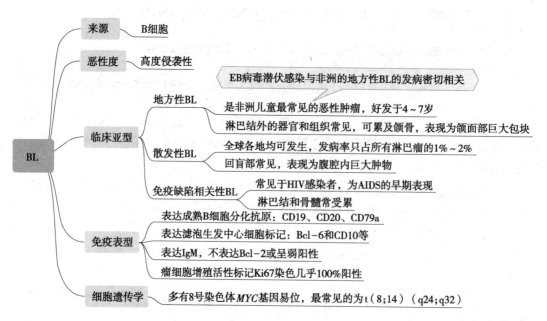

提示

BL 也可出现 *MYC* 基因、转录因子 *ID3* 及其负性调控基因 *TCF3* 的高频突变。

2）病理变化：淋巴结的结构破坏,中等大小、形态单一的淋巴细胞弥漫性浸润。瘤细胞核圆或卵圆形,核内有 2~4 个小核仁,染色质粗糙,核分裂象较多。瘤细胞之间散在分布着胞质丰富而透亮的反应性巨噬细胞,构成所谓"满天星"图像,胞质内有被吞噬的细胞核碎片。

3）治疗：BL 可看作淋巴瘤中的急症,需尽早诊断和治疗；对短期、大剂量化疗反应好,多数儿童和年轻患者可治愈,年长成人患者预后较差。

（5）结外边缘区黏膜相关淋巴组织淋巴瘤（MALT 淋巴瘤）

1）概述

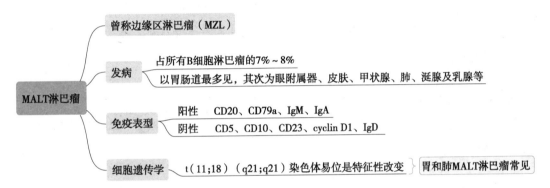

2）病理变化：①肿瘤细胞常见于淋巴滤泡套区的外侧,围绕淋巴滤泡浸润于边缘区。②瘤细胞主要是细胞核形态不规则的 B 细胞。③淋巴瘤细胞常侵入腺体上皮组织中,形成淋巴上皮病变。④常见浆细胞分化。⑤有时瘤细胞侵入生发中心,形成滤泡内植入现象。

3）临床表现：多数为成人。有惰性的临床过程,缓慢扩散,多数病例预后良好。晚期可发生远距离转移,甚至累及骨髓,部分病例可向 DLBCL 转化。

（6）浆细胞肿瘤及其相关疾病

1）该组疾病的共同特征：处于分化末端的 B 细胞克隆性增生,瘤细胞合成并分泌单克隆的免疫球蛋白或其片段。多数恶性,包括浆细胞骨髓瘤、孤立性浆细胞瘤等。

2）浆细胞骨髓瘤：中、老年人多见。患者的临床表现产生的主要原因：①肿瘤性浆细胞的器官浸润,尤其是骨的浸润。②具有异常理化特性的 Ig 的产生。③正常体液免疫受到抑制。患者外周血 M 蛋白升高,尿中可有 Bence–Jones 蛋白,预后差异大。继发感染和肾衰竭是致死的主要原因。采用烷化剂治疗,50%~70% 的患者可获缓解。

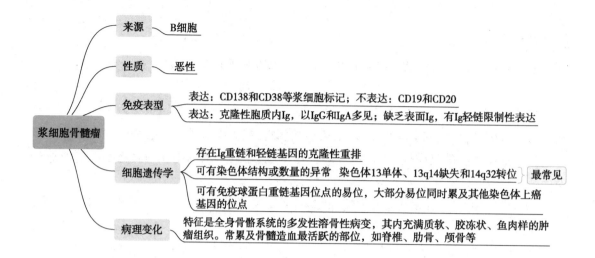

> **提示**
>
> 约 85% 的 NHL 是成熟 B 细胞肿瘤,最常见的两种类型是弥漫性大 B 细胞淋巴瘤和滤泡性淋巴瘤。

4. 成熟 T 细胞和 NK 细胞肿瘤

(1)外周 T 细胞淋巴瘤,非特殊类型(PTCL-NOS):是胸腺后成熟 T 淋巴细胞来源的肿瘤。

1)概述

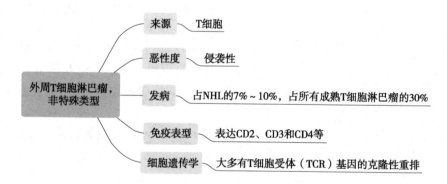

2)病理变化:淋巴结结构的不同程度破坏,肿瘤细胞在副皮质区浸润或呈弥漫浸润,有较多的高内皮血管及瘤细胞侵袭血管现象。背景中可见反应性细胞成分,如嗜酸性粒细胞、浆细胞、巨噬细胞和上皮样组织细胞等。瘤细胞核形态极不规则,可见核扭曲或多分叶状。

3)临床表现:老年男性患者相对多见。部分患者有自身免疫病病史。多数有全身淋巴结肿大,同时或仅有结外病变,如皮肤、胃肠道、肺脏、肝脾和骨髓受累等。对治疗反应差,复发常见,预后不良。少数伴噬血细胞综合征,预后极差。

(2)血管免疫母细胞性 T 细胞淋巴瘤(AITL):以淋巴结内多形性细胞浸润,伴明显的高内皮小静脉和滤泡树突状细胞增生为特点。其肿瘤细胞起源于滤泡生发中心辅助性 T 淋巴细胞（CD4、CD10、PD1、CXCL13 阳性）。AITL 发生在中年和老年人，患者常有感染性并发症而难以采用较强的化疗方案。

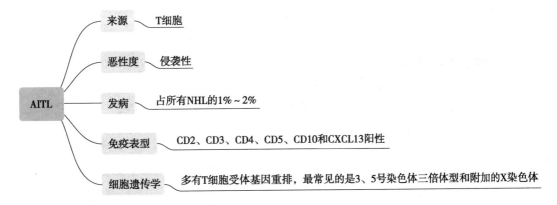

（3）NK/T 细胞淋巴瘤

1）概述

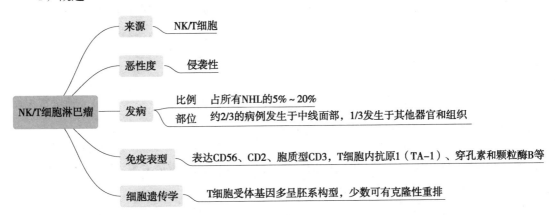

2）病理变化：在凝固性坏死和混合炎症细胞浸润的背景上，肿瘤性淋巴细胞散布或呈弥漫性分布。瘤细胞大小不等、形态多样，胞核形态不规则，核深染，核仁不明显或有 1~2 个小核仁。瘤细胞可浸润血管壁内而致血管腔狭窄、栓塞或坏死。可见大量反应性炎症细胞。

3）临床表现：发病高峰在 40 岁前后，男多于女。鼻腔是最好发的典型发病部位，主要症状有顽固性鼻塞、鼻出血、分泌物增加和鼻面部肿胀等。病变局部黏膜形成溃疡、肉芽样新生物及骨质破坏，如鼻中隔或硬腭穿孔等。晚期可发生播散。

4）治疗：放射治疗是临床 I、II 期患者首选的治疗方法。预后与临床分期有关，骨髓受累提示预后不良。

> **提示**
>
> NK/T 细胞淋巴瘤属 EB 病毒相关淋巴瘤，绝大多数病例可检出 EB 病毒编码的小 RNA 分子。

（4）蕈样霉菌病/Sézary 综合征

1）概述

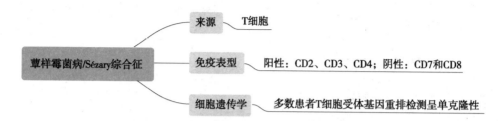

2）病理变化：光镜下可见真皮浅层及血管周围有多数瘤细胞和多种类型炎症细胞浸润。真皮内瘤细胞常侵入表皮，形成 Pautrier 微脓肿。血液中出现脑回状细胞核的瘤细胞，称为 Sézary 细胞。

3）临床表现：40~60 岁多见，男多于女。皮肤病变早期为湿疹样病损，以后逐渐增厚变硬呈斑块状，形成棕色瘤样结节，有时可破溃。

4）治疗：病变局限于皮肤者预后较好，扩散至血液和内脏者治疗效果很差。

三、霍奇金淋巴瘤（HL）

1. 病理变化

（1）大体观：受累淋巴结肿大，相邻的肿大淋巴结彼此粘连、融合，不活动。肿块常呈结节状，切面灰白色，呈鱼肉样。

（2）镜下改变：细胞类型多样化，以多种炎症细胞混合浸润为背景，包括淋巴细胞、浆细胞、中性粒细胞、嗜酸性粒细胞和组织细胞等反应性细胞成分；数量不等、形态不一的肿瘤细胞散布其间。肿瘤细胞包括 R-S 细胞及其变异型细胞。

1）典型 R-S 细胞

a. 瘤细胞胞质丰富，略嗜酸或嗜碱性，核圆形或椭圆形，双核或多核。

b. 核膜厚，核内有一大而醒目的、直径与红细胞相当的、包涵体样的嗜酸性核仁，核仁周围有空晕。

c. 双核 R-S 细胞的两个核呈面对面排列，彼此对称，形似镜中之影，称为"镜影细胞"。除了典型 R-S 细胞外，具有上述形态特征的单核瘤巨细胞称为霍奇金细胞。

2）变异 R-S 细胞（表 12-4）

（3）组织学分型

1）结节性淋巴细胞为主型霍奇金淋巴瘤（NLPHL）

a. 病理变化：病变淋巴结呈深染的模糊不清的大结节状构象，背景结构是由滤泡树突状细胞构成的球形大网，其中充满了大量的小 B 淋巴细胞和一些组织细胞，而嗜酸性粒细胞、中性粒细胞和浆细胞少见。典型 R-S 细胞难觅，肿瘤细胞是 LP 细胞。

b. 免疫表型：CD20 和 CD79a 阳性，不表达 CD5，偶有 CD30 弱表达。

表 12-4 变异 R-S 细胞

类型	又称	特点	常见的 HL 亚型
陷窝细胞	—	瘤细胞体积大,细胞核染色质稀疏,有一个或多个较小的嗜碱性核仁	结节硬化型
LP 细胞	"爆米花"细胞	瘤细胞体积大,多分叶状核,染色质稀少,有多个小的嗜碱性核仁,胞质淡染	结节性淋巴细胞为主型
木乃伊细胞	"干尸"细胞	变性或凋亡的 R-S 细胞,核固缩浓染,胞质嗜酸性	—

c. 临床特点:NLPHL 占所有 HL 的 5%。瘤细胞不见 EB 病毒感染。主要表现是颈部和腋下肿块,绝大多数患者预后极好。3%~5% 的病例可转化为弥漫大 B 细胞淋巴瘤。

2)经典型霍奇金淋巴瘤(CHL)(表 12-5)

表 12-5 经典型霍奇金淋巴瘤

项目	结节硬化型(NS)	混合细胞型(MC)	富于淋巴细胞型(LR)	淋巴细胞减少型(LD)
占 CHL 的比例	40%~70%	20%~25%	约 5%	1%~5%
常见人群	青年妇女,高峰年龄为 15~34 岁	男性、年长者	—	HIV 阳性者
肿瘤细胞	陷窝细胞	诊断性 R-S 细胞及单核型 R-S 细胞	诊断性 R-S 细胞	R-S 细胞或多形性瘤细胞
其他组织学变化	胶原纤维束分隔淋巴结为结节,嗜酸性粒细胞和中性粒细胞常较多	淋巴结的结构破坏,肿瘤细胞与各种炎症细胞混合存在;背景中的小淋巴细胞主要是 T 细胞	背景以小淋巴细胞为主,可混杂较多组织细胞;嗜酸性粒细胞、中性粒细胞和浆细胞很少或缺乏	病变组织中只有极少量的淋巴细胞
EBV 感染率	10%~40%	约 75%	约 40%	接近 100%
其他	好发于颈部、锁骨上和纵隔淋巴结,纵隔巨大肿块是重要危险因素	常伴系统性症状,累及脾脏和腹腔淋巴结	病变组织中有大量反应性淋巴细胞存在	预后最差

2. 病理诊断 典型的 R-S 细胞对 HL 有诊断价值。CD30、CD15 和 PAX5 是最常用于 CHL 的诊断和鉴别诊断的抗原标记。

3. 临床分期(表 12-6)

表 12-6 霍奇金淋巴瘤的临床分期——Ann Arbor 分期法

分期	肿瘤累及范围
Ⅰ	病变局限于一组淋巴结或一个结外器官或部位
Ⅱ	病变局限于膈肌同侧的两组或两组以上的淋巴结,或直接蔓延至相邻的结外器官或部位
Ⅲ	累及膈肌两侧的淋巴结,或再累及一个结外器官或部位
Ⅳ	弥漫或播散性累及一个或多个结外器官,如肝和骨髓等

注:临床Ⅰ期和Ⅱ期患者的治愈率接近 90%。进展性 HL,60%~75% 的患者可获得 5 年的无病生存期,其中部分患者也可达到治愈。NHL 也可采用 Ann Arbor 分期法。

 提示

　　HL 好发于颈部淋巴结,其次是腋下或腹股沟、纵隔和主动脉旁淋巴结。首发症状是局部淋巴结的无痛性、进行性肿大。晚期可累及脾、肝和骨髓等器官。

第三节　髓系肿瘤

一、概述

　　1. 髓系肿瘤　是骨髓内具有多向分化潜能的造血干细胞克隆性增生。因干细胞位于骨髓内,故髓系肿瘤多表现为白血病,且常有二级造血器官,如脾、肝和淋巴结的浸润累及。

　　2. 白血病的病因　可能病因包括病毒、放射线和苯,以及细胞性毒药物治疗诱发的突变(如烷化剂、拓扑异构酶Ⅱ抑制剂)等。

　　3. 白血病的分类(表 12-7)

表 12-7　白血病的分类

项目	急性白血病	慢性白血病
细胞分化停滞	较早阶段	较晚阶段
细胞常见类型	原始细胞和早期幼稚细胞	中晚幼细胞和成熟细胞
起病	起病急,进展快	发展缓慢
好发人群	幼儿和青少年	成人
主要症状	突发高热、全身乏力、骨骼(特别是胸骨)疼痛,进行性贫血和出血倾向等	肝、脾、淋巴结肿大,消瘦、乏力、贫血等

二、急性髓系白血病(AML)

　　1. 病理变化

　　(1)原始、幼稚细胞在骨髓内弥漫性增生,取代原有骨髓组织,在全身各器官、组织内广泛浸润，一般不形成肿块。

（2）外周血白细胞呈现质和量的变化。

（3）肿瘤细胞主要在淋巴结的副皮质区及窦内浸润，在脾脏红髓浸润，以及肝窦内浸润。在有单核细胞的 AML，可见肿瘤细胞浸润皮肤和牙龈的现象。

（4）髓系肉瘤，多见于 AML 患者，好发于扁骨和不规则骨，也可发生于皮肤、淋巴结、胃肠道、前列腺、睾丸和乳腺等处。也称绿色瘤，以往大多称为粒细胞肉瘤。

2. 临床病理联系

（1）患者多见于年轻人，多在数周或数月内发病。由于大量异常的原始和幼稚细胞在骨髓内增生，抑制正常的造血干细胞和血细胞生成，患者主要表现为正常骨髓造血功能受抑制的症状，有贫血、白细胞和血小板减少，自发性皮肤、黏膜出血等。

（2）AML 瘤细胞浸润可致淋巴结和肝脾肿大，骨痛常见。

（3）后期出现恶病质，主要死因是多器官功能衰竭、继发感染，特别是机会致病菌的感染等。

3. 治疗和预后　AML 若不经特殊治疗，平均生存期仅 3 个月左右。化疗可使不少患者获得病情缓解。伴 t（15；17）（q22；q12）的急性早幼粒细胞白血病患者对分化诱导剂（全反式维 A 酸，ATRA）治疗特别敏感。三氧化二砷可用于复发性或难治性的急性早幼粒细胞白血病的治疗。骨髓移植是目前可能根治白血病的方法。

三、慢性粒细胞白血病（CML）

1. 概述　*BCR-ABL1* 阳性的慢性粒细胞白血病（CML）是最常见的一种骨髓增殖性肿瘤（MPN），以费城染色体（Ph）和 *BCR-ABL1* 融合基因的形成为其遗传学特征。

2. 病理变化

（1）骨髓有核细胞增生明显活跃，取代脂肪组织；可见各分化阶段的粒细胞，以分叶核和杆状核粒细胞为主；巨核细胞数量↑，红系细胞数量正常或↓，可见散在分布的泡沫细胞。随疾病进展，发生纤维化改变。

（2）外周血白细胞计数显著↑，以中、晚幼和杆状核粒细胞居多。原始粒细胞通常<2%；常有嗜酸性粒细胞和嗜碱性粒细胞↑，约 50% 患者在肿瘤早期可有血小板↑。

（3）因肿瘤细胞浸润而致脾脏明显肿大，肝脏和淋巴结肿大较轻微。

3. 临床病理联系

（1）CML 起病隐匿，多见于中老年人，20%~40% 的患者在初诊时几乎无症状。

（2）部分患者表现为轻中度贫血、易疲倦、虚弱、体重下降和食欲减退等。

（3）有的患者以脾脏极度肿大引起的不适或因脾破裂而致突发性左上腹疼痛为首发症状，体检时最突出的表现是脾肿大，即所谓"巨脾"。

附：类白血病反应

一、概述

类白血病反应通常是由于严重感染、某些恶性肿瘤、药物中毒、大量出血和溶血反应等刺激造血组织而产生的异常反应,表现为外周血白细胞数量的明显↑(可达 $50 \times 10^9/L$ 以上),并有幼稚细胞出现。

二、特点

1. 去除原因后,血象恢复正常。

2. 一般无明显贫血和血小板减少。

3. 粒细胞有严重中毒性改变。

4. 中性粒细胞的碱性磷酸酶活性和糖原皆明显增高;粒细胞白血病时,两者均显著降低。

5. 无 Ph 染色体及 *BCR-ABL* 融合基因。

第四节　组织细胞和树突状细胞肿瘤

一、组织细胞肉瘤

瘤细胞体积较大,胞质丰富,核圆形或不规则呈分叶状,有显著的核仁;电镜观察肿瘤细胞的胞质内可见许多溶酶体;免疫标记 CD68 和 CD163 阳性,溶菌酶染色呈颗粒状阳性。

二、树突状细胞肿瘤

1. 种类　包括 Langerhans 细胞组织细胞增生症、Langerhans 细胞肉瘤、指状树突状细胞肉瘤、滤泡树突状细胞肉瘤等。

2. Langerhans 细胞组织细胞增生症

(1) Langerhans 细胞表达 Langerin、S-100、HLA-DR 和 CD1a 蛋白,其中 Langerin 是 Langerhans 细胞及其肿瘤的特异性抗原标记。电镜观察,在其细胞质内可见特征性的 Birbeck 颗粒。

(2) 约一半的 Langerhans 细胞组织细胞增生症出现 *BRAF V600E* 的基因突变。

(3) Langerhans 细胞的克隆性增生性疾病,过去称组织细胞增生症 X,包括三种疾病类型,即 Letterer-Siwe 病、Hand-Schuller-Christian 病和骨嗜酸性肉芽肿,现在认为它们是同一种疾病的三种不同表现形式。

> (i) 提示
>
> 　　组织细胞(巨噬细胞)和树突状细胞在人体免疫系统的功能属于抗原提呈细胞,都起源于骨髓干细胞。

◦ 经 典 试 题 ◦

(研)1. 结节性淋巴细胞为主型霍奇金淋巴瘤肿瘤细胞的免疫组化表型是

A. CD3⁺　　　　B. CD15⁺　　　　C. CD20⁺　　　　D. CD5⁺

（研）2. 在淋巴结活检切片中见到单核、双核的大细胞，核仁明显且呈红色，首先考虑的疾病是

　　A. T 细胞淋巴瘤　　　　　　　　　　B. 霍奇金淋巴瘤

　　C. Burkitt 淋巴瘤　　　　　　　　　　D. 弥漫性大 B 细胞淋巴瘤

（执）3. 在我国最多见的淋巴瘤类型是

　　A. 弥漫性大 B 细胞淋巴瘤　　　　　　B. MALT 淋巴瘤

　　C. 蕈样霉菌病　　　　　　　　　　　　D. NK/T 细胞淋巴瘤

　　E. 滤泡性淋巴瘤

【答案与解析】

　　1. C。解析：结节性淋巴细胞为主型霍奇金淋巴瘤，肿瘤细胞的免疫表型是 CD20 和 CD79a 阳性，不表达 CD5，偶有 CD30 弱表达。故选 C。

　　2. B　3. A

温 故 知 新

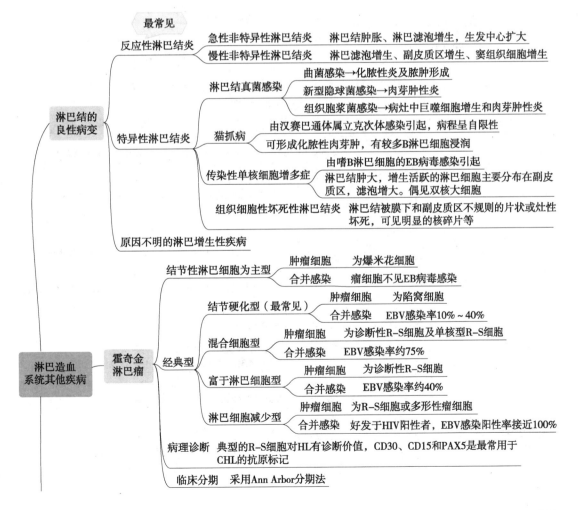

白血病
- 急性白血病 分类
  - 急性白血病　多发生于幼儿和青少年，瘤细胞多为原始细胞和早期幼稚细胞
  - 慢性白血病　多见于成人，瘤细胞多为中晚幼细胞和成熟细胞
- 急性髓系白血病
  - 病理变化
    - 原始、幼稚细胞在骨髓内弥漫性增生，在全身各器官、组织内广泛浸润
    - 外周血白细胞呈现质和量的变化
    - 主要浸润部位
      - 淋巴结的副皮质区及窦内、脾脏红髓及肝窦内
      - 肿瘤细胞浸润皮肤和牙龈　[见于有单核细胞的AML]
  - 临床表现
    - 主要表现为贫血、白细胞减少等正常骨髓造血功能受抑制的症状
    - 瘤细胞浸润可致轻度淋巴和肝脾肿大、骨痛等
    - 白血病后期出现恶病质
- 慢性粒细胞白血病
  - 病理变化
    - 骨髓：有核细胞增生明显活跃，可见各阶段粒细胞，以分叶核和杆状核粒细胞为主，巨核细胞数量↑，红系细胞数量正常或↓，泡沫细胞散在，逐渐纤维化
    - 外周血：白细胞计数显著↑，以中、晚幼和杆状核粒细胞居多；原始粒细胞通常＜2%，常有嗜酸性粒细胞↑和嗜碱性粒细胞↑，部分患者早期血小板↑
    - 脾脏明显肿大，肝脏和淋巴结肿大较轻微
  - 临床病理联系　巨脾为突出体征

非霍奇金淋巴瘤
- 前体B细胞和T细胞肿瘤
  - 临床特点
    - B-ALL　多见于儿童，常表现为白血病
    - T-ALL　多见于青少年，表现为局部包块，常累及胸腺
  - 免疫表型　表达TdT、CD34、CD10、CD1a及B或T细胞抗原
- 成熟B细胞肿瘤
  - [惰性] CLL/SLL
    - 病理特点　幼淋巴细胞灶性成团，在低倍镜下呈淡染区域，形成"增殖中心"
    - 免疫表型　表达CD19、CD20、CD5和CD23
    - 细胞遗传学　12号染色体三倍体、11q22缺失、17q13缺失和13q14基因突变　[最常见]
  - [惰性] 滤泡性淋巴瘤
    - 免疫表型　表达CD19、CD20、CD10、Bcl-6和单克隆性的表面Ig
    - 细胞遗传学　t（14；18）染色体易位　[特征改变]
    - 临床表现　主要为局部或全身淋巴结无痛性肿大，以腹股沟淋巴结受累多见
  - [侵袭性] 弥漫大B细胞淋巴瘤
    - 免疫表型
      - 表达CD19、CD20和CD79a
      - "双表达"DLBCL同时高表达MYC和Bcl-2蛋白
    - 临床特点
      - 是最常见的NHL类型，对化疗敏感
      - 利妥昔单抗与化疗方案合用，可显著改善患者预后
  - [高度侵袭性] Burkitt淋巴瘤
    - 病理变化　瘤细胞与反应性巨噬细胞构成"满天星"图像
    - 免疫表型
      - 表达CD19、CD20、CD79a、Bcl-6和CD10、IgM
      - 不表达Bcl-2或呈弱阳性
      - 瘤细胞增殖活性标记Ki67染色几乎100%阳性
    - 细胞遗传学　常见易位为t（8；14）（q24；q32）
    - 临床亚型　地方性BL（非洲儿童最常见）、散发性BL、免疫缺陷相关性BL
  - [惰性] MALT淋巴瘤
    - 免疫表型
      - 阳性　CD20、CD79a、IgM、IgA
      - 阴性　CD5、CD10、CD23、cyclin D1、IgD
    - 细胞遗传学　t（11；18）（q21；q21）染色体易位　[特征改变]

```
                    ┌─ 病理变化 ── 以全身骨骼系统的多发性溶骨性病变为特征
            ◇恶性    │
          浆细胞骨髓瘤 ├─ 免疫表型 ┌─ 表达CD138和CD38，克隆性胞质内IgG和IgA
                    │          └─ 不表达CD19、CD20，缺乏表面Ig，有Ig轻链限制性表达
                    ├─ 细胞遗传学 ── 染色体结构或数量异常以染色体13单体、13q14缺失和
                    │               14q32转位最常见
                    └─ 临床表现 ── 患者外周血M蛋白升高，尿中可有Bence-Jones蛋白等

            ◇侵袭性
          外周T细胞淋巴瘤，非特殊类型 ┌─ 免疫表型 ── 表达CD2、CD3、CD4等
                                  └─ 细胞遗传学 ── 大多有TCR基因的克隆性重排

            ◇侵袭性
          血管免疫母细胞性T细胞淋巴瘤 ── 以淋巴结内多形性细胞浸润，伴明显的高内皮小静脉
                                    和滤泡树突状细胞增生为特点

成熟T细胞和    ◇侵袭性    ┌─ 免疫表型 ── 表达CD56、CD2、胞质型CD3，T细胞内抗原1（TA-1）、
NK细胞肿瘤   NK/T细胞淋巴瘤 │              穿孔素和颗粒酶B等
                        ├─ 细胞遗传学 ── T细胞受体基因多呈胚系构型
                        └─ 临床特点 ── 鼻腔是最好发的典型发病部位，预后与临床分期有关，
                                      Ⅰ、Ⅱ期首选放疗

            ◇恶性      ┌─ 免疫表型 ── CD2、CD3、CD4阳性，CD7和CD8阴性
          蕈样霉菌病/   ├─ 细胞遗传学 ── 多数患者T细胞受体基因重排检测呈单克隆性
          Sézary综合征 └─ 临床特点 ── 40～60岁多见，男多于女。皮肤呈湿疹样病损（早期）、形
                                     成棕色瘤样结节，有时可破溃，病变局限于皮肤者预后较好
```

第十三章

泌尿系统疾病

第一节　肾小球疾病

一、概述

1. 分类（表 13-1）　肾小球疾病是以肾小球损伤和病变为主的一组疾病。肾小球疾病可分为原发性肾小球疾病、继发性肾小球疾病和遗传性疾病。

表 13-1　肾小球疾病的分类

原发性肾小球疾病	继发性肾小球疾病	遗传性疾病
急性弥漫性增生性肾小球肾炎	狼疮性肾炎	Alport 综合征
快速进行性（新月体性）肾小球肾炎	糖尿病性肾病	Fabry 病
膜性肾小球病	淀粉样物沉积症	薄基底膜肾小球病
膜增生性肾小球肾炎	肺出血肾炎综合征	
系膜增生性肾小球肾炎	显微型多动脉炎	
局灶性节段性肾小球硬化	Wegener 肉芽肿	
微小病变性肾小球病	过敏性紫癜	
IgA 肾病	细菌性心内膜炎相关性肾炎	
慢性肾小球肾炎		

2. 发病机制（图 13-1）　抗原抗体反应是肾小球损伤和病变的最主要的发病原因。

3. 基本病理变化　①细胞增多。②基底膜增厚。③炎性渗出和坏死。④玻璃样变和硬化。⑤肾小管和间质改变,肾小管上皮细胞常发生变性,管腔内可出现由蛋白质、细胞或细胞碎片浓聚形成的管型。肾间质可发生充血、水肿和炎症细胞浸润。肾小球发生玻璃样变和硬化时,相应肾小管萎缩或消失,间质发生纤维化。

二、类型与病理特点

1. 急性弥漫性增生性肾小球肾炎（又称急性肾炎、毛细血管内增生性肾小球肾炎、感染后性肾小球肾炎）

（1）病变特点：弥漫性毛细血管内皮细胞和系膜细胞增生,伴中性粒细胞和巨噬细胞浸润。病变由免疫复合物引起。

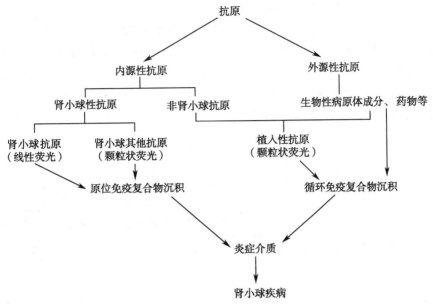

图 13-1　肾小球疾病的发病机制

（2）病因和发病机制

1）本型肾炎主要由感染引起,以 A 族乙型溶血性链球菌中的致肾炎菌株（12、13、49、4 和 1 型）最常见。肾炎通常发生于咽部或皮肤链球菌感染 1~4 周之后。

2）大部分患者血清抗链球菌溶血素"O"和抗链球菌其他抗原的抗体滴度增高,说明近期有链球菌感染史。

3）血清补体水平降低,说明有补体的激活和消耗。

4）肾小球内有免疫复合物沉积,损伤由免疫复合物介导。

（3）病理变化

1）肉眼观:双侧肾脏轻中度肿大,被膜紧张。肾脏表面充血,有的可见散在粟粒大小的出血点,故有大红肾或蚤咬肾之称。

2）光镜观:①肾小球体积增大,内皮细胞和系膜细胞增生,内皮细胞肿胀,可见中性粒细胞和单核细胞浸润。毛细血管腔狭窄或闭塞,肾小球血量减少。病变严重处血管壁发生纤维素样坏死,局部出血,可伴血栓形成。部分病例伴有壁层上皮细胞增生。②近曲小管上皮细胞变性。③肾小管管腔内出现蛋白管型、红细胞或白细胞管型及颗粒管型。④肾间质充血、水肿并有炎症细胞浸润。

3）免疫荧光检查:肾小球内有颗粒状 IgG、IgM 和 C3 沉积。

4）电镜检查:显示电子密度较高的沉积物,常呈驼峰状,多位于脏层上皮细胞和肾小球基底膜之间。

（4）临床病理联系:急性肾炎多见于儿童,主要表现为急性肾炎综合征。可出现少尿、血尿、管型尿、蛋白尿,常有水肿和高血压。儿童患者预后好。成人患者症状不典型,可有高血压和水肿,常伴有血尿素氮增高,预后较差。

2. **快速进行性肾小球肾炎**(又称急进性肾小球肾炎、新月体性肾小球肾炎)

(1)**病因**:可为原发性,也可为继发性(如Ⅱ型急进性肾小球肾炎由链球菌感染后性肾炎、系统性红斑狼疮、IgA 肾病和过敏性紫癜等引起)。

(2)**发病机制**:大部分急进性肾炎由免疫机制引起,如Ⅰ型急进性肾小球肾炎为抗肾小球基底膜抗体和基底膜抗原反应所致。

(3)**病理变化**

1)免疫荧光和电镜检查(表 13-2)

表 13-2　急进性肾小球肾炎的免疫荧光和电镜检查

项目	Ⅰ型急进性肾小球肾炎	Ⅱ型急进性肾小球肾炎	Ⅲ型急进性肾小球肾炎
别称	抗肾小球基底膜(GBM)型肾炎	免疫复合物型肾炎	少免疫沉积型肾炎
免疫荧光检查	线性荧光,主要为 IgG 沉积,部分病例有 C3 沉积	颗粒状荧光	无免疫荧光
电镜检查	无电子致密沉积物	有电子致密沉积物	无电子致密沉积物

> (i)**提示**
>
> 　　肺出血肾炎综合征是Ⅰ型急进性肾炎患者的抗 GBM 抗体与肺泡基底膜发生交叉反应,引起的肺出血,伴有血尿、蛋白尿和高血压等肾炎症状,常发展为肾衰竭。

2)**肉眼观**:双肾体积增大,颜色苍白,表面可有点状出血,切面见肾皮质增厚。

3)**光镜观**

a. 多数肾小球球囊内有新月体形成。新月体主要由增生的壁层上皮细胞和渗出的单核细胞构成,可有中性粒细胞和淋巴细胞浸润。新月体细胞成分间有较多纤维素。早期为细胞性新月体;之后转变为纤维-细胞性新月体;最终成为纤维性新月体。新月体使肾小球球囊腔变窄或闭塞,并压迫毛细血管丛。

b. 肾小管上皮细胞玻璃样变性;部分肾小管萎缩、消失。

c. 肾间质水肿、炎症细胞浸润,后期纤维化。

4)**电镜观**:可见新月体,Ⅱ型病例出现电子致密沉积物。几乎所有病例均可见肾小球基底膜的缺损和断裂。

(4)**临床病理联系**:表现为急进性肾炎综合征,由蛋白尿、血尿等症状迅速发展为少尿和无尿。如不及时治疗,患者常在数周至数月内死于急性肾衰竭。Goodpasture 综合征的患者可有反复发作的咯血,严重者可死亡。血清中的抗 GBM 抗体和 ANCA 等分别有助于Ⅰ型、Ⅲ型急进性肾炎的诊断。

3. 膜性肾小球病（膜性肾病）

（1）病变特征：肾小球毛细血管壁弥漫性增厚,肾小球基底膜上皮细胞侧出现含免疫球蛋白的电子致密沉积物。约 85% 的膜性肾病为原发性。

（2）病因和发病机制

1）膜性肾小球病为慢性免疫复合物介导的疾病。

2）人膜性肾小球病和大鼠 Heymann 肾炎的易感性均与 MHC 位点有关,有关位点与抗肾组织自身抗体的产生有关。自身抗体与肾小球上皮细胞膜抗原反应,在上皮细胞与基底膜之间形成免疫复合物。

3）病变部位通常没有中性粒细胞、单核细胞浸润和血小板沉积,但有补体出现。实验研究提示, C5b~C9（即膜攻击复合物）可激活肾小球上皮细胞和系膜细胞,使之释放蛋白酶和氧化剂,引起毛细血管壁损伤和蛋白漏出。

（3）病理变化（表 13-3）

表 13-3　膜性肾病的病理变化

方法	内　　容
肉眼观	双肾肿大,颜色苍白,有"大白肾"之称
光镜观	早期肾小球基本正常,之后肾小球毛细血管壁弥漫性增厚。近曲小管上皮细胞内常含有被吸收的蛋白小滴,间质有炎症细胞浸润
电镜观	上皮细胞肿胀,足突消失,基底膜与上皮之间有大量电子致密沉积物。沉积物之间基底膜样物质增多,形成钉状突起。基底膜明显增厚（可使毛细血管腔缩小,最终致肾小球硬化）。沉积物溶解吸收后,形成虫蚀状空隙
免疫荧光检查	免疫球蛋白和补体沉积,表现为典型颗粒状荧光

（4）临床病理联系：膜性肾小球病多见于成人。常表现为肾病综合征。部分患者伴血尿或轻度高血压。肾活检时见有肾小球硬化提示预后不佳。

> **提示**
>
> 膜性肾小球病是引起成人肾病综合征最常见的原因。

4. 膜增生性肾小球肾炎

（1）病因和发病机制：本病可为原发性,也可是继发性。原发性膜增生性肾小球肾炎的分型见表 13-4。

（2）临床病理联系：儿童和青年多见,主要表现为肾病综合征,常伴血尿,也可仅表现为蛋白尿。常为慢性进展性,预后较差。

表 13-4 原发性膜增生性肾小球肾炎的分型

项目	Ⅰ型	Ⅱ型
又称	—	致密沉积物病
占原发性膜增生性肾小球肾炎的比例	约 2/3	约 1/3
发病机制	由循环免疫复合物沉积引起,并有补体的激活	常出现补体替代途径的异常激活,血清 C3 水平明显降低
电镜检查	系膜区和内皮细胞下出现电子致密沉积物	大量块状电子密度极高的沉积物在基底膜致密层呈带状沉积
免疫荧光检查	C3 颗粒状沉积,可见 IgG 及 C1q 和 C4 等早期补体成分	C3 沉积,常无 IgG、C1q 和 C4 出现
光镜检查	Ⅰ型、Ⅱ型的病变类似。肾小球体积增大,系膜细胞和内皮细胞数量↑,可有白细胞浸润。部分病例有新月体形成。毛细血管基底膜弥漫增厚,血管球小叶分隔增宽,呈分叶状。六胺银和 PASM 染色时基底膜呈双线或双轨状	

5. 系膜增生性肾小球肾炎

（1）病因和发病机制：尚未明确,可能存在多种致病途径。

（2）病理变化

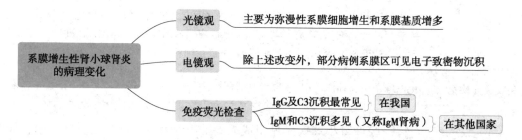

（3）临床病理联系：青少年多见,男性多于女性。起病前常有上呼吸道感染等前驱症状。临床表现可为肾病综合征,或无症状蛋白尿和 / 或血尿。

6. 局灶性节段性肾小球硬化

（1）病因和发病机制：尚未阐明。本病主要由脏层上皮细胞的损伤和改变引起。导致通透性增高的循环因子可能和本病的发生有关。由于局部通透性明显增高,血浆蛋白和脂质在细胞外基质内沉积,激活系膜细胞,导致节段性的玻璃样变和硬化。

（2）病理变化

1）光镜观：病变呈局灶性分布,早期仅累及皮髓交界处肾小球,以后波及皮质全层。病变肾小球部分毛细血管袢内系膜基质增多,基底膜塌陷,严重者管腔闭塞。肾小球内系膜基质增多,最终引起整个肾小球的硬化,并伴肾小管萎缩和间质纤维化。

2）电镜观：<u>弥漫性脏层上皮细胞足突消失</u>，部分上皮细胞从肾小球基底膜剥脱。

3）免疫荧光检查：病变部位有 IgM 和 C3 沉积。随病变进展，受累肾小球增多。

（3）临床病理联系

1）临床主要表现为<u>肾病综合征</u>。出现血尿、肾小球滤过率降低和高血压的比例较高；多为非选择性蛋白尿；皮质类固醇治疗效果不佳。

2）多发展为慢性肾小球肾炎。小儿患者预后较好。

 提示

> 局灶性节段性肾小球硬化的病变特点为部分肾小球的部分小叶发生硬化。

7. <u>微小病变性肾小球病</u>（又称微小病变性肾小球肾炎或微小病变性肾病）

（1）<u>病因和发病机制</u>：肾小球内无免疫复合物沉积，但很多证据表明本病与<u>免疫机制</u>有关。

（2）<u>病理变化</u>（表 13-5）

表 13-5　微小病变性肾小球病的病理变化

方法	内容
肉眼观	肾脏肿胀，颜色苍白。切面肾皮质有黄白色条纹（肾小管上皮细胞内脂质沉积）
光镜观	<u>肾小球结构基本正常</u>，近曲小管上皮细胞内出现大量脂滴和蛋白小滴
免疫荧光检查	<u>无免疫球蛋白或补体沉积</u>
电镜观	肾小球基底膜正常，无沉积物，<u>主要改变是弥漫性脏层上皮细胞足突消失</u>，胞体肿胀，胞质内常有空泡形成，细胞表面微绒毛增多

（3）<u>临床病理联系</u>：<u>儿童多见</u>。可发生于呼吸道感染或免疫接种之后。皮质类固醇治疗对 90% 以上的儿童患者有明显疗效。

 提示

> 微小病变性肾小球病是引起儿童肾病综合征最常见的原因。

8. <u>IgA 肾病</u>

（1）<u>病因</u>：IgA 肾病可为<u>原发</u>、<u>独立</u>的疾病。过敏性紫癜、肝脏和肠道疾病可引起<u>继发性</u>的 IgA 肾病。

1）IgA 分为 IgA₁ 和 IgA₂ 两种亚型。仅 IgA₁ 可导致肾脏内免疫复合物的沉积。IgA 肾病的发生与某些 HLA 表型有关，提示<u>遗传因素</u>具有重要作用。

2）资料表明 IgA 肾病的发生与<u>免疫调节异常</u>有关。

（2）病理变化

1）光镜观：最常见的是系膜增生性病变，也可见局灶性节段性增生或硬化。少数病例可有较多新月体形成。

2）免疫荧光检查：特征是系膜区有 IgA 的沉积，常伴 C3 和备解素，可出现少量 IgG 和 IgM，通常无补体早期成分。

3）电镜检查：系膜区有电子致密沉积物。

（3）临床病理联系：IgA 肾病可发生于不同年龄的个体，儿童和青年多发。发病前常有上呼吸道感染史，常表现为反复发作的镜下或肉眼血尿。可表现为急性肾炎综合征。本病预后差异很大。

9. 慢性肾小球肾炎

（1）病因：有原肾小球疾病的特点。

（2）病理变化

1）肉眼观：双肾体积缩小，表面呈弥漫性细颗粒状。切面皮质变薄，皮髓质界限不清；肾盂周围脂肪增多。大体病变称为继发性颗粒性固缩肾。

2）光镜观：大量肾小球发生玻璃样变和硬化，又称慢性硬化性肾小球肾炎；肾小管萎缩或消失，间质纤维化，伴有淋巴细胞及浆细胞浸润；病变轻的肾单位出现代偿性改变，腔内可有各种管型。

（3）临床病理联系：部分患者有其他类型肾炎的病史，部分则起病隐匿；早期可有食欲差、贫血、呕吐、乏力和疲倦等；有的出现蛋白尿、高血压或氮质血症、水肿。晚期主要表现为慢性肾炎综合征。

第二节　肾小管间质性肾炎

一、肾盂肾炎

1. 概述　肾盂肾炎分为急性和慢性两类，是肾盂、肾间质和肾小管的炎性疾病。

2. 病因和发病机制　尿路感染主要由大肠埃希菌等革兰氏阴性杆菌引起。大部分尿路感染的病原体为肠道菌属，属内源性感染。

（1）下行性感染：病变多累及双侧肾脏。金黄色葡萄球菌感染最常见。发病机制见图 13-2。

（2）上行性感染：病变可为单侧性或双侧性。致病菌主要为革兰氏阴性杆菌，大肠埃希菌占绝大多数。女性尿道感染远较男性多见。发病机制见图 13-3。

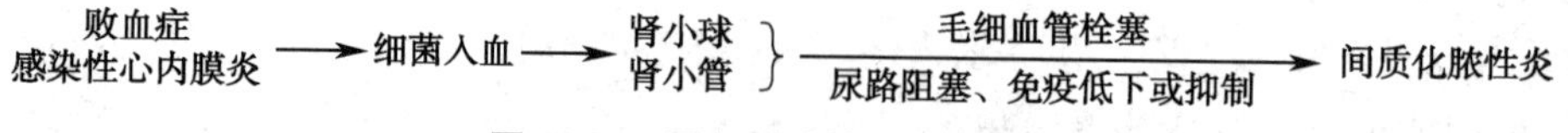

败血症
感染性心内膜炎　——→　细菌入血　——→　肾小球 肾小管 ｝——毛细血管栓塞 尿路阻塞、免疫低下或抑制——→　间质化脓性炎

图 13-2　下行性感染的发病机制

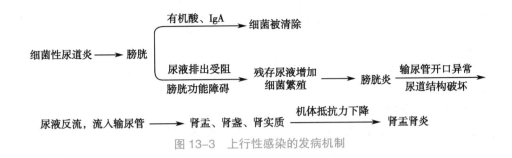

图 13-3 上行性感染的发病机制

 提示

上行性感染是引起肾盂肾炎的主要途径。

3. 急性肾盂肾炎 是肾盂、肾间质和肾小管的化脓性炎症,主要由细菌感染引起,偶可由真菌或病毒等引起。

（1）病理变化

1）肉眼观:肾脏体积增大,表面充血,有散在、稍隆起的黄白色小脓肿,周围见紫红色充血带。多个病灶可融合成大脓肿。肾脏切面肾髓质内见黄色条纹,并向皮质延伸。肾盂黏膜充血水肿,表面有脓性渗出物。严重时肾盂内积脓。

2）镜下观:灶状间质性化脓性炎或脓肿形成、肾小管腔内中性粒细胞集聚和肾小管坏死。

a. 上行性感染:病变首先累及肾盂,局部黏膜充血、水肿、中性粒细胞浸润,随后累及肾间质、肾小管、肾小球。多伴肾盂和肾盏的变形。

b. 下行性感染:病变常先累及肾皮质,随后累及肾小球及其周围的间质,逐渐扩展并向肾盂蔓延。

急性期后中性粒细胞数量↓,巨噬细胞、淋巴细胞及浆细胞↑。局部胶原纤维增多,形成瘢痕。

（2）并发症:常见肾乳头坏死、肾盂积脓、肾周脓肿等。

（3）临床病理联系:起病急,可见发热、寒战和白细胞增多等,常有腰部酸痛和肾区叩痛,尿频、尿急和尿痛等。尿检查显示脓尿、蛋白尿、管型尿和菌尿,可出现血尿。白细胞管型对于诊断意义较大。

4. 慢性肾盂肾炎

（1）概述:慢性肾盂肾炎为肾小管间质的慢性炎症,是慢性肾衰竭的常见原因之一。病变特点是慢性间质性炎症、纤维化和瘢痕形成,常伴肾盂和肾盏的纤维化和变形。

（2）病因和发病机制

1）反流性肾病(又称慢性反流性肾盂肾炎):具有先天性膀胱输尿管反流或肾内反流的患者常反复发生感染,多于儿童期发病。

2）慢性阻塞性肾盂肾炎：尿路阻塞导致尿液潴留，使感染反复发作。

（3）病理变化

1）肉眼观：一侧或双侧肾脏体积缩小，出现不规则瘢痕。双侧病变时，改变不对称。肾脏切面皮髓质界限不清，肾乳头萎缩，肾盏和肾盂因瘢痕收缩而变形，肾盂黏膜粗糙。肾脏瘢痕数量多少不等，分布不均，多见于肾的上、下极。

2）镜下观：局灶性的淋巴细胞、浆细胞浸润和间质纤维化。

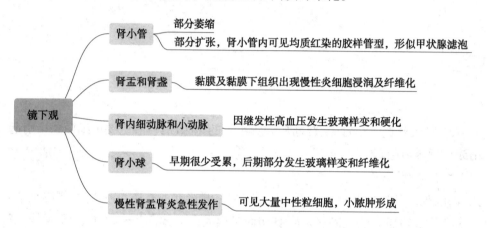

（4）临床病理联系（表13-6）

表13-6 慢性肾盂肾炎的临床病理联系

项目	表现
起病	常缓慢起病，可表现为急性肾盂肾炎的反复发作，伴腰背部疼痛、发热，脓尿和菌尿
肾小管尿浓缩功能的下降和丧失	多尿和夜尿
钠、钾和重碳酸盐丢失	低钠、低钾及代谢性酸中毒
肾组织纤维化和小血管硬化	高血压
肾组织破坏严重	氮质血症和尿毒症
X射线肾盂造影检查	肾脏不对称性缩小，伴不规则瘢痕和肾盂、肾盏的变形。病变严重者可因尿毒症或高血压引起的心力衰竭危及生命

二、药物和中毒引起的肾小管间质性肾炎

抗生素和镇痛药的广泛应用已使药物成为引起肾脏损伤的主要原因之一。药物和中毒可诱发间质的免疫反应，引起急性过敏性间质性肾炎，也可造成肾小管的慢性损伤，最终导致慢性肾衰竭。

1. 急性药物性间质性肾炎　可由抗生素、利尿药、非甾体抗炎药（NSAIDs）及其他药物引起。

2. 镇痛药性肾炎（镇痛药性肾病）　是混合服用镇痛药引起的慢性肾脏疾病，病变特点是慢性肾小管间质性炎症，伴有肾乳头坏死。

3. 马兜铃酸肾病　是一种慢性间质性肾脏疾病，其发病与摄取含马兜铃酸的中草药（如木通）密切相关。

第三节　肾和膀胱常见肿瘤

一、肾细胞癌

1. 概述　肾细胞癌又称肾癌、肾腺癌、透明细胞肾腺癌。多发生于 40 岁以后，男性发病多于女性，是肾脏最常见的恶性肿瘤。分型见表 13-7。

表 13-7　肾细胞癌的分型

项目	散发性肾细胞癌	遗传性肾细胞癌
发病比例	占绝大多数	仅占 4%
发病年龄	大	小
特点	多为单侧	多为双侧多灶性

2. 病因　吸烟是肾细胞癌最重要的危险因子。肥胖（特别是女性），高血压，接触石棉、石油产品和重金属等也为危险因素。

3. 病理变化

（1）肉眼观：肾细胞癌多见于肾脏上极（更常见）、下极。常表现为单个圆形肿物，切面淡黄色或灰白色，伴灶状出血、坏死、软化或钙化等，表现为多彩的特征。肿瘤界限清楚，可有假包膜形成。肿瘤较大时常伴出血和囊性变。

（2）镜下观：肿瘤细胞体积较大，圆形或多边形，胞质丰富，透明或颗粒状，间质的毛细血管和血窦丰富。组织学分类包括肾透明细胞癌（最多见）、乳头状肾细胞癌和嫌色性肾细胞癌等。

4. 扩散途径　①肾细胞癌可蔓延到肾盏、肾盂和输尿管，并常侵犯肾静脉，静脉内柱状的瘤栓可延伸至下腔静脉，甚至右心。②转移最常发生于肺和骨，也可见于局部淋巴结、肝、肾上腺和脑。

5. 临床病理联系　①早期症状不明显。主要症状为间歇无痛性血尿，早期可仅有镜下血尿。腰痛、肾区肿块和血尿为有诊断意义的典型症状。②肿瘤可产生异位激素和激素样物质，患者可出现多种副肿瘤综合征，如红细胞增多症、高钙血症、Cushing 综合征和高血压等。

二、肾母细胞瘤

1. 概述　肾母细胞瘤又称 Wilms 瘤。肿瘤起源于后肾胚基组织,为儿童期肾脏最常见的恶性肿瘤,儿童多见,成人偶见。多为散发性,也有家族性病例的报道,以常染色体显性方式遗传。部分患者伴先天畸形。

2. 病因　肾母细胞瘤可能与间叶胚基细胞向后肾组织分化障碍并持续增殖有关。

3. 病理变化

(1)肉眼观:肾母细胞瘤多为单个实性肿物、体积较大、边界清楚,可有假包膜形成。少数病例为双侧和多灶性。肿瘤质软,切面呈鱼肉状,灰白或灰红色,可有灶状出血、坏死或囊性变。

(2)镜下观:肿瘤可有肾脏不同发育阶段的组织学结构,细胞成分包括间叶组织的细胞、上皮样细胞(可形成小管或小球样结构)和幼稚细胞。

4. 扩散途径　肿瘤可侵及肾周脂肪组织或肾静脉,可出现肺等脏器的转移。

5. 临床病理联系　肾母细胞瘤的主要症状是腹部肿块。部分病例可出现血尿、腹痛、肠梗阻和高血压等症状。

三、尿路与膀胱上皮肿瘤

1. 概述

(1)尿路上皮肿瘤:可发生于肾盂、输尿管、膀胱(最常见)和尿道,约95%的膀胱肿瘤起源于上皮组织,绝大多数上皮性肿瘤成分为尿路上皮(即移行上皮),故称为尿路上皮肿瘤或移行上皮肿瘤。

(2)膀胱癌:多发生于男性,大多在 50 岁以后发病。

2. 病因　膀胱癌的发生与吸烟(最重要)、接触芳香胺、埃及血吸虫感染、辐射和膀胱黏膜的慢性刺激等有关。

3. 病理变化

(1)肉眼观:膀胱癌好发于膀胱侧壁和膀胱三角区近输尿管开口处。肿瘤可为单个,或多灶性。肿瘤大小不等。可呈乳头状或息肉状,也可呈扁平斑块状。

(2)镜下观:癌细胞核浓染,部分细胞异型性明显,核分裂象较多,可有病理性核分裂象。细胞排列紊乱,极性消失。有的可见乳头状结构和巢状浸润灶。

4. 临床病理联系　无痛性血尿最常见。部分病例可出现尿频、尿急和尿痛等。肿瘤阻塞输尿管开口时可引起肾盂积水、肾盂肾炎、肾盂积脓。膀胱移行细胞起源的肿瘤术后易复发。

◦ 经典试题 ◦

（研）1. 下列肾小球肾炎中,以肾小球内线状免疫荧光为特征的是

　　A. 膜性肾病　　　　　　　　　　B. 新月体性肾炎

　　C. 急性弥漫增生性肾炎　　　　　D. IgA 肾病

（研）2. 慢性肾盂肾炎的炎症性质是

　　A. 变质性炎症　　　　　　　　　B. 增生性炎症

　　C. 化脓性炎症　　　　　　　　　D. 肉芽肿性炎症

（研）3. 肾细胞癌最常见的组织学类型是

　　A. 肾透明细胞癌　　　　　　　　B. 嫌色性肾细胞癌

　　C. 乳头状肾细胞癌　　　　　　　D. 未分化性肾细胞癌

（执）4. 以肾小球壁层上皮细胞增生为主的肾炎类型是

　　A. 膜增生性肾小球肾炎

　　B. 微小病变性肾小球肾炎

　　C. 新月体性肾小球肾炎

　　D. 系膜增生性肾小球肾炎

　　E. 急性弥漫性增生性肾小球肾炎

【答案与解析】

1. B

2. C。解析:慢性肾盂肾炎为肾小管间质的慢性炎症。镜下表现为局灶性的淋巴细胞、浆细胞浸润和间质纤维化。肾盂和肾盏黏膜及黏膜下组织出现慢性炎症细胞浸润及纤维化。慢性肾盂肾炎急性发作时出现大量中性粒细胞,并有小脓肿形成等。故选 C。

3. A　4. C

◦ 温 故 知 新 ◦

注:①为肉眼观;②为光镜观;③为免疫荧光检查;④为电镜检查

病因　　　主要由A族乙型溶血性链球菌感染引起

发病机制　　链球菌感染史、补体的激活和消耗、损伤由肾小球内的免疫复合物介导

急性肾炎

病理变化

①大红肾或蚤咬肾

②弥漫性毛细血管内皮细胞和系膜细胞增生,伴中性粒细胞和巨噬细胞浸润等

③肾小球内颗粒状IgG、IgM和C3沉积

④驼峰状电子致密物沉积物　　多位于脏层上皮细胞和肾小球基底膜之间

肾小球疾病
- 急进性肾小球肾炎
  - 病理变化
    - ①双肾体积增大，颜色苍白，表面可有点状出血，切面见肾皮质增厚
    - ②多数肾小球球囊内有新月体形成
    - 肺出血肾炎综合征是抗GBM抗体与肺泡基底膜发生交叉反应所致
    - 分型
      - Ⅰ型 ③线性荧光，主要为IgG沉积；④无电子致密沉积物
      - Ⅱ型 ③颗粒状荧光；④有电子致密沉积物
      - Ⅲ型 ③无免疫荧光；④无电子致密沉积物
  - 临床病理联系
    - 表现为急性肾炎综合征，如不及时治疗，患者常在数周至数月内死于急性肾衰竭
    - 血清中的抗GBM抗体和ANCA等分别有助于Ⅰ型、Ⅲ型急进性肾炎的诊断
- 膜性肾病
  - 病理变化
    - ①大白肾
    - ②可见肾小球毛细血管壁弥漫性增厚
    - ③典型颗粒状荧光
    - ④上皮细胞肿胀，足突消失，基底膜与上皮之间有大量电子致密沉积物，可见钉状突起，基底膜明显增厚
  - 临床病理联系 多见于成人，常表现为肾病综合征
- 膜增生性肾小球肾炎（原发性）
  - Ⅰ型 ③C3颗粒状沉积，可见IgG及C1q和C4等；④系膜区和内皮细胞下出现电子致密沉积物
  - Ⅱ型 ③C3沉积；④大量块状电子密度极高的沉积物在基底膜致密层呈带状沉积
- 系膜增生性肾小球肾炎
  - 病理变化
    - ②主要改变为弥漫性系膜细胞增生和系膜基质增多
    - ③在我国以IgG及C3沉积多见
    - ④除②外，部分病例系膜区可见电子致密物沉积
- 局灶性节段性肾小球硬化
  - 病理变化
    - ②病变呈局灶性分布，以后波及皮质全层。肾小球内系膜基质增多，最终整个肾小球硬化，并伴有肾小管萎缩和间质纤维化
    - ③病变部位有IgM和C3沉积
    - ④弥漫性脏层上皮细胞足突消失
- 微小病变性肾小球病
  - 多见于儿童
  - 病理变化
    - ①肾脏肿胀，颜色苍白。切面肾皮质有黄白色条纹
    - ②肾小球结构基本正常，近曲小管上皮细胞内大量脂滴和蛋白小滴
    - ③无免疫球蛋白或补体沉积
    - ④主要改变是弥漫性脏层上皮细胞足突消失，胞体肿胀，胞质内常有空泡形成，细胞表面微绒毛增多
- IgA肾病
  - 病理变化
    - ①最常见的是系膜增生性病变
    - ②系膜区有IgA的沉积，常伴C3和备解素
    - ③系膜区有电子致密沉积物
  - 临床表现 通常为反复发作的镜下或肉眼血尿，预后差异很大
- 慢性肾小球肾炎
  - 病理变化
    - ①大体病变称为继发性颗粒性固缩肾
    - ②大量肾小球发生玻璃样变和硬化，肾小管萎缩或消失，间质纤维化，伴有淋巴细胞及浆细胞浸润等
  - 临床病理联系 食欲差、贫血、呕吐、乏力和疲倦等；蛋白尿、高血压或氮质血症，水肿；晚期主要表现为慢性肾炎综合征

肾盂肾炎
├─ 急性
│   ├─ 病理变化
│   │   ├─ 肉眼观
│   │   │   ├─ 肾脏体积增大，表面充血，有散在、稍隆起的黄白色小脓肿
│   │   │   └─ 肾脏周围见紫红色充血带，多个病灶可融合成大脓肿
│   │   └─ 镜下观
│   │   ├─ 为灶状间质性化脓性炎或脓肿形成，肾小管腔内中性粒细胞集聚和肾小管坏死
│   │   └─ 病变顺序
│   │   ├─ 上行性感染 肾盂→肾间质→肾小管→肾小球
│   │   └─ 下行性感染 肾皮质→肾小球→间质→肾盂
│   ├─ 并发症 肾乳头坏死、肾盂积脓、肾周脓肿等
│   └─ 临床病理联系 发热、寒战和白细胞增多等，常有腰部酸痛和肾区叩痛，白细胞管型对于诊断意义较大
└─ 慢性
    ├─ 病变性质 为肾小管间质的慢性炎症
    └─ 病理特点 慢性间质性炎症、纤维化和瘢痕形成，常伴肾盂和肾盏的纤维化和变形

肾和膀胱常见肿瘤
├─ 肾细胞癌
│   ├─ 病因 吸烟是最重要的危险因子
│   ├─ 好发部位 多见于肾脏上极（更常见）、下极
│   ├─ 病理变化 肿瘤界限清楚，可有假包膜形成，组织学分类以肾透明细胞癌最多见
│   ├─ 扩散途径
│   │   ├─ 蔓延 肿瘤可蔓延到肾盏、肾盂和输尿管，并常侵犯肾静脉
│   │   └─ 转移 最常发生于肺和骨，可见于局部淋巴结、肝、肾上腺和脑
│   └─ 临床病理联系
│   ├─ 症状
│   │   ├─ 主要：间歇无痛性血尿
│   │   └─ 典型：腰痛、肾区肿块和血尿
│   └─ 可出现副肿瘤综合征
├─ 肾母细胞瘤
│   ├─ 好发人群 多见于儿童
│   ├─ 病理变化
│   │   ├─ 肉眼观 肿瘤多为单个实性肿物，边界清楚，可有假包膜形成，肿瘤质软，切面呈鱼肉状
│   │   └─ 镜下观 肿瘤有肾脏不同阶段的组织学结构，细胞成分包括间叶组织的细胞、上皮样细胞和幼稚细胞
│   ├─ 扩散途径 肿瘤可侵及肾周脂肪组织或肾静脉，可出现肺等脏器的转移
│   └─ 临床病理联系 主要症状是腹部肿块
└─ 膀胱癌
    ├─ 病因 与吸烟（最重要）、接触芳香胺、埃及血吸虫感染、辐射和膀胱黏膜的慢性刺激等有关
    ├─ 好发部位 膀胱侧壁和膀胱三角区近输尿管开口处
    ├─ 病理变化 肿瘤大小不等，可呈乳头状、息肉状或扁平斑块状；癌细胞核浓染，部分细胞异型性明显
    └─ 临床病理联系 无痛性血尿最常见

第十四章

生殖系统和乳腺疾病

第一节　子宫颈疾病

一、慢性子宫颈炎

1. 概述　慢性子宫颈炎是育龄期女性最常见的妇科疾病。常由链球菌、人乳头瘤病毒和单纯疱疹病毒等引起。此外,分娩、机械损伤为诱发因素。

2. 镜下观　子宫颈黏膜充血水肿,间质内有淋巴细胞、浆细胞和单核细胞等慢性炎症细胞浸润。子宫颈腺上皮可伴有增生及鳞状上皮化生。

（1）增生的鳞状上皮覆盖和阻塞子宫颈管腺体的开口,形成子宫颈囊肿,称为纳博特囊肿。

（2）子宫颈黏膜上皮腺体和间质结缔组织局限性增生,可形成子宫颈息肉。

（3）临床常见的子宫颈糜烂是子宫颈损伤的鳞状上皮被子宫颈管黏膜柱状上皮增生下移取代所致。

二、子宫颈上皮内瘤变（CIN）

1. 概念　子宫颈上皮内瘤变是指子宫颈上皮被不同程度异型性的细胞所取代。

2. 分级（表14-1）　子宫颈原位癌是指异型增生的细胞累及子宫颈黏膜上皮全层,但病变局限于上皮层内,未突破基底膜。原位癌的细胞可由表面沿基底膜通过宫颈腺口蔓延至子宫颈腺体内,取代部分或全部腺上皮,但仍未突破腺体的基底膜,称为原位癌累及腺体,仍属于原位癌的范畴。

表 14-1　CIN 的分级

分级	异型细胞累及范围
I级	上皮层的下 1/3
II级	上皮层的下 1/3 至 2/3
III级	超过全层的 2/3,包含原位癌

3. 宫颈鳞状上皮癌前病变的分类（表14-2）　大约一半的CINⅠ可自然消退,约10%的CINⅠ需经10年以上经由CINⅡ转变为CINⅢ,仅有不到2%的CINⅠ最终发展为浸润癌,而CINⅢ在10年内发展为浸润癌的概率则高达20%。CINⅠ可查见低危型HPV感染;而CINⅡ和CINⅢ多数可见高危型HPV基因与鳞状上皮基因的整合。

表 14-2　宫颈鳞状上皮癌前病变的分类

子宫颈上皮内瘤变		鳞状上皮内病变
子宫颈上皮内瘤变Ⅰ级	CINⅠ	LSIL
子宫颈上皮内瘤变Ⅱ级	CINⅡ	HSIL
子宫颈上皮内瘤变Ⅲ级 / 子宫颈原位癌	CINⅢ	HSIL

提示

　　CINⅠ级到CINⅢ级呈逐渐演化的级谱样变化,而不是相互分离的病变。

4. 病理变化

（1）肉眼观:无特殊改变,子宫颈鳞状上皮和柱状上皮交界处是发病的高危部位,可疑之处可用碘液染色进行鉴别。如患处对碘不着色,提示有病变。此外,醋酸可使子宫颈有CIN改变的区域呈白色斑片状。如要确诊,需进一步进行脱落细胞学或组织病理学检查。

（2）镜下观:细胞大小形态不一,核增大深染,核质比例增大,核分裂象增多,细胞极性紊乱。病变由基底层逐渐向表层发展。

三、子宫颈浸润癌

1. 病因

（1）子宫颈癌的发生与早婚、多产、宫颈裂伤、局部卫生不良、包皮垢刺激等多种因素有关。

（2）性生活过早和性生活紊乱是子宫颈癌发病的最主要原因。

（3）经性传播的人乳头瘤病毒（HPV）的感染可能是子宫颈癌致病主要因素,尤其是HPV-16、18、31、33、58等与子宫颈癌发生密切相关,为高风险性亚型。

（4）吸烟和免疫缺陷可增加致癌风险,HIV感染可使子宫颈原位癌的发生概率增加5倍。

2. 病理变化

（1）肉眼观（表14-3）

表 14-3　子宫颈浸润癌的病理变化——肉眼观

分型	病理变化
糜烂型	病变处黏膜潮红、呈颗粒状，质脆，触之易出血。在组织学上多属原位癌和早期浸润癌
外生菜花型	癌组织主要向子宫颈表面生长，形成乳头状或菜花状突起，表面常有坏死和浅表溃疡形成
内生浸润型	癌组织主要向子宫颈深部浸润生长，使宫颈前后唇增厚变硬，表面常较光滑，临床检查容易漏诊
溃疡型	癌组织除向深部浸润外，表面同时有大块坏死脱落，形成溃疡，似火山口状

（2）组织学分型

1）子宫颈鳞状细胞癌：子宫颈上皮的 CIN 和鳞状细胞癌大多累及子宫颈鳞状上皮和柱状上皮交界处，即移行带，或来源于宫颈内膜化生的鳞状上皮。

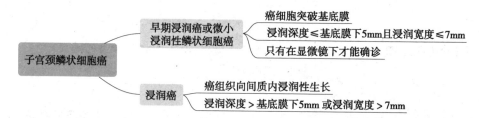

2）子宫颈腺癌：肉眼观类型和鳞癌无明显区别。依据腺癌组织结构和细胞分化程度可分为高分化、中分化和低分化三型。子宫颈腺癌对放疗和化疗均不敏感，预后较差。

 提示

子宫颈癌组织学类型以鳞状细胞癌居多，原发性子宫颈腺癌少见（约 20%）。

3. 扩散

（1）直接蔓延

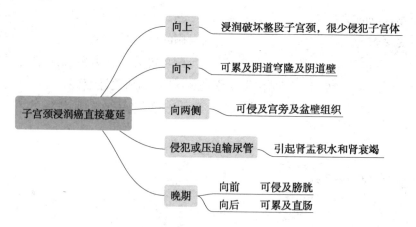

（2）淋巴道转移：是子宫颈癌最常见和最重要的转移途径。癌组织首先转移至子宫旁淋巴结,然后依次至闭孔、髂内、髂外、髂总、腹股沟及骶前淋巴结,晚期可转移至锁骨上淋巴结。

（3）血道转移：较少见,晚期可转移至肺、骨及肝。

4. 临床病理联系

（1）早期子宫颈癌常无自觉症状。随病变进展,可出现不规则阴道流血及接触性出血,白带增多,有特殊腥臭味;下腹部及腰骶部疼痛,尿路阻塞,子宫膀胱瘘或子宫直肠瘘。

（2）临床分期（表 14-4）

表 14-4 子宫颈癌的临床分期（FIGO,2018 年）

分期	累及范围
Ⅰ期	肿瘤局限于子宫颈（扩展至子宫体应被忽略）
Ⅱ期	肿瘤超越子宫,但未达阴道下 1/3 或未达骨盆壁
Ⅲ期	肿瘤累及阴道下 1/3,和 / 或扩展到骨盆壁和 / 或引起肾盂积水或肾无功能,和 / 或累及盆腔和 / 或主动脉旁淋巴结
Ⅳ期	肿瘤侵犯膀胱黏膜或直肠黏膜（活检证实）和 / 或超出小骨盆（泡状水肿不分为Ⅳ期）

注：FIGO 为国际妇产科联盟。

第二节 子宫体疾病

一、子宫内膜异位症

1. 概述

（1）子宫内膜异位症：指子宫内膜腺体和间质出现于子宫内膜以外的部位,80% 发生于卵巢。临床常表现为痛经或月经不调。

（2）子宫腺肌病：子宫内膜腺体及间质异位于子宫肌层中（距子宫内膜基底层 2mm 以上）。

2. 病因 主要学说：①月经期子宫内膜经输卵管反流至腹腔器官。②子宫内膜因手术种植在手术切口或经血流播散至远处器官。③异位的子宫内膜由体腔上皮化生而来。

3. 病理变化

（1）肉眼观：可见点灶状紫红或棕黄色结节,质软似桑葚,病灶出血区机化可与周围器官发生纤维性粘连。卵巢病变时,反复周期性出血致使卵巢体积增大,形成囊腔,内含黏稠的咖啡色液体,称巧克力囊肿。

（2）镜下观：可见正常的子宫内膜腺体、子宫内膜间质及含铁血黄素;病程较长时,可仅见增生的纤维组织和吞噬含铁血黄素的巨噬细胞。

二、子宫内膜增生症

1. 病因 子宫内膜增生症是由于内源性或外源性雌激素增高引起的子宫内膜腺体或

间质增生,临床主要表现为功能性子宫出血,育龄期和更年期妇女均可发病。

2. 病理变化(表 14-5)

表 14-5　子宫内膜增生症的病理变化

类型	曾称	子宫内膜的病理特点		进展为子宫内膜腺癌的比例
		腺体	腺上皮	
单纯性增生	腺囊性增生	数量↑,形态和排列与增生期子宫内膜相似。部分可扩张成小囊	为单层或假复层,细胞呈柱状,无异型性	约 1%
复杂性增生	腺瘤性增生	增生显著,结构复杂且不规则,可出现背靠背现象	无细胞异型性	约 3%
非典型增生	—	增生显著	伴异型性,细胞极性紊乱,体积增大,核质比例↑,核染色质浓聚,核仁醒目,可见核分裂象	约 1/3(在 5 年内)

> 子宫内膜增生、非典型增生和子宫内膜癌,无论是形态学还是生物学都为一连续的演变过程。

三、子宫肿瘤

1. 子宫内膜腺癌　子宫内膜腺癌是来源于子宫内膜上皮细胞的恶性肿瘤,多见于绝经期和绝经期后妇女,以 55~65 岁为发病高峰。

(1)病因

1)子宫内膜腺癌绝大多数组织学类型为子宫内膜样腺癌,与子宫内膜增生和雌激素长期持续作用有关,肥胖、糖尿病、不孕和吸烟均是其高危因素。

2)子宫内膜浆液性癌发生于绝经后,患者平均年龄偏大,常有肿瘤抑制基因 *p53* 突变,p53 免疫组化呈弥漫性强阳性。其与子宫透明细胞癌的预后均较子宫内膜样腺癌差。

(2)病理变化

1)肉眼观

a. 弥漫型:子宫内膜弥漫性增厚,表面粗糙不平,常有出血坏死,并可浸润子宫肌层。

b. 局限型:多位于子宫底或子宫角,常呈息肉或乳头状生长突向宫腔。

2)镜下观

a. 子宫内膜样腺癌(表 14-6)

b. 子宫浆液性癌:镜下见细胞异型明显,核质比例显著增大,核染色质丰富。

表 14-6 子宫内膜样腺癌

项目	高分化腺癌	中分化腺癌	低分化腺癌
腺体成分占比	≥95%	50%~<95%	<50%
腺体特点	腺体排列拥挤、紊乱	腺体不规则,排列紊乱	腺样结构显著↓
异型性	细胞轻-中度异型	细胞异型性明显,核分裂象易见	核异型性明显,核分裂象多见
镜下观	形态似增生期的子宫内膜腺体	细胞向腺腔内生长可形成乳头或筛状结构,并见实性癌灶	癌细胞分化差,多呈实体片状排列

（3）扩散途径：子宫内膜腺癌以直接蔓延为主,预后主要与子宫壁的浸润深度相关。

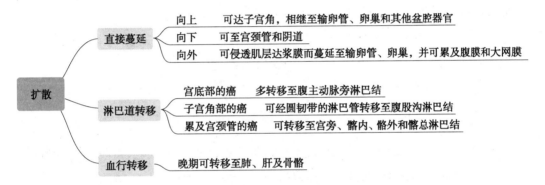

（4）临床病理联系

1）早期,患者可无任何症状。最常见的临床表现是阴道不规则流血,部分患者可有阴道分泌物增多,呈淡红色;如继发感染则呈脓性,有腥臭味。晚期,癌组织侵犯盆腔神经,引起下腹部及腰骶部疼痛等。

2）临床分期（表 14-7）

表 14-7 临床分期

分期	癌组织表现
I 期	局限于子宫体
II 期	累及子宫颈
III 期	向子宫外扩散,尚未侵入盆腔外组织
IV 期	已超出盆腔范围,累及膀胱和直肠黏膜

2. 子宫平滑肌肿瘤

（1）肉眼观：多数肿瘤发生于子宫肌层,也可位于黏膜下或浆膜下,脱垂于子宫腔或子宫颈口。肌瘤大小不等,可单发或多发。肿瘤表面光滑,界清,无包膜。切面灰白,质韧,编织状或旋涡状。有时可见均质的透明、黏液变性或钙化。当肌瘤间质血管内有血栓形成时，肿瘤局部可发生梗死伴出血，肉眼呈暗红色，称红色变性。

（2）镜下观：瘤细胞与正常子宫平滑肌细胞相似，梭形、束状或旋涡状排列，胞质红染，核呈长杆状，两端钝圆，核分裂象少见，缺乏异型性。肿瘤与周围正常平滑肌界限清楚。

> ⓘ 提示
>
> 　　子宫平滑肌瘤是女性生殖系统最常见的肿瘤，多数在绝经期后可逐渐萎缩。发病有一定的遗传倾向，雌激素可促进其生长。

（3）平滑肌肉瘤：平滑肌瘤极少恶变，多数子宫平滑肌肉瘤从开始即为恶性。如肿瘤组织出现坏死，边界不清，细胞异型，核分裂增多，应考虑为平滑肌肉瘤。平滑肌肉瘤一半以上可通过血流转移到肺、骨、脑等，也可在腹腔内播散。

第三节　滋养层细胞疾病

一、葡萄胎

1. 概述　葡萄胎又称水泡状胎块，是胎盘绒毛的一种良性病变，可发生于育龄期，以<20岁和>40岁的女性多见，这可能与卵巢功能不足或衰退有关。

2. 病因　病因未明。

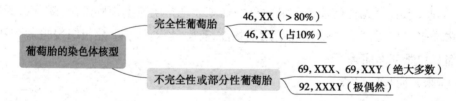

3. 病理变化

（1）肉眼观：病变局限于宫腔内，不侵入肌层。胎盘绒毛高度水肿，形成透明或半透明的薄壁水泡，内含清亮液体，有蒂相连，形似葡萄。

（2）镜下观：①绒毛因间质高度疏松水肿黏液变性而增大。②绒毛间质内血管消失，或见少量无功能的毛细血管，内无红细胞。③滋养层细胞有不同程度增生，增生的细胞包括合体细胞滋养层细胞和细胞滋养层细胞，两者以不同比例混合存在，并有轻度异型性。

> ⓘ 提示
>
> 　　滋养层细胞增生为葡萄胎的最重要特征。

正常绒毛在妊娠 3 个月后,滋养层细胞仅剩合体滋养层细胞;葡萄胎时,合体细胞滋养层细胞和细胞滋养层细胞皆持续存在,并活跃增生,失去正常排列,呈多层或成片聚集。

4. 临床病理联系

(1)患者多在妊娠的第 11~25 周出现症状,胎盘绒毛水肿致子宫体积明显增大。因胚胎早期死亡,虽然子宫体积超过正常 5 个月妊娠,但听不到胎心,亦无胎动。

(2)由于滋养层细胞增生,患者血和尿中绒毛膜促性腺激素(hCG)明显增高。滋养层细胞侵袭血管能力很强,故子宫反复不规则流血,偶有葡萄状物流出。

(3)葡萄胎经彻底清宫后,绝大多数能痊愈。约 10% 患者可转变为侵蚀性葡萄胎,2% 左右可恶变为绒毛膜上皮癌。

伴有部分性葡萄胎的胚胎通常在妊娠的第 10 周死亡,在流产或刮宫的组织中可查见部分胚胎成分,其生物学行为亦和完全性葡萄胎有所不同,极少演化为绒毛膜上皮癌。

二、侵蚀性葡萄胎

1. 概述 侵蚀性葡萄胎为介于葡萄胎和绒毛膜上皮癌之间的交界性肿瘤。侵蚀性葡萄胎和良性葡萄胎的主要区别是水泡状绒毛侵入子宫肌层,引起子宫肌层出血坏死,甚至向子宫外侵袭累及阔韧带,或经血管栓塞至阴道、肺和脑等。绒毛不会在栓塞部位继续生长并可自然消退,和转移有明显区别。

2. 病理变化 镜下,滋养层细胞增生程度和异型性比良性葡萄胎显著。常见出血坏死,其中可查见水泡状绒毛或坏死的绒毛,有无绒毛结构是本病与绒毛膜上皮癌的主要区别。

3. 治疗 大多数侵蚀性葡萄胎对化疗敏感,预后良好。

三、绒毛膜癌

1. 概述 绒毛膜癌简称绒癌,是源自妊娠绒毛滋养层上皮的高度侵袭性恶性肿瘤。绝大多数与妊娠有关。<20 岁和 >40 岁的女性为高危人群,发病和年龄密切相关提示该肿瘤较可能发生自非正常的受精卵。

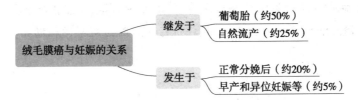

2. 病理变化

(1)肉眼观:癌结节呈单个或多个,位于子宫的不同部位,大者可突入宫腔,常侵入深肌层,可穿透宫壁达浆膜外。由于明显出血坏死,癌结节质软,暗红或紫蓝色。

(2)镜下观

1)瘤组织由分化不良的似细胞滋养层和似合体细胞滋养层两种瘤细胞组成,细胞异型性明显,核分裂象易见。

2）两种细胞混合排列成巢状或条索状。肿瘤自身无间质血管,依靠侵袭宿主血管获取营养。

3）癌细胞不形成绒毛和水泡状结构。

 提示

除子宫外,和葡萄胎一样,异位妊娠的相应部位也可发生绒毛膜癌。

3. 扩散　绒毛膜癌侵袭破坏血管能力很强,除在局部破坏蔓延外,极易经血道转移,以肺最常见,其次为脑、胃肠道、肝和阴道壁等。少数病例在原发灶切除后,转移灶可自行消退。

4. 临床病理联系　主要表现为葡萄胎流产和妊娠数月甚至数年后,阴道出现持续不规则流血,子宫增大,血或尿中 hCG 显著升高。血道转移是绒毛膜癌的显著特点,不同部位的转移灶可引起相应症状,如肺转移→咯血;脑转移→头痛、呕吐、瘫痪及昏迷;肾转移→血尿等。

四、胎盘部位滋养细胞肿瘤

1. 胎盘部位滋养细胞肿瘤源自胎盘绒毛外中间滋养叶细胞,相当少见。核型多为双倍体,46,XX,常在妊娠几个月时发病。

2. 镜下观一般无坏死和绒毛。免疫组织化学染色大多数中间性滋养叶细胞胎盘催乳素（HPL）阳性;而仅少部分细胞 hCG 阳性。

3. 临床表现多为良性,10% 的病例可发生转移,偶致死亡。若 hCG 持续阳性,则预后和绒毛膜上皮癌相似。

提示

滋养层细胞疾病的共同特征为滋养层细胞异常增生,患者血清和尿液 hCG 含量高于正常妊娠。hCG 可作为临床诊断、评价疗效和随访观察的辅助指标。

第四节　卵巢肿瘤

一、卵巢上皮性肿瘤

1. 概述　卵巢上皮性肿瘤是最常见的卵巢肿瘤,可分为良性、恶性和交界性。大多数卵巢上皮肿瘤来自输卵管或卵巢皮质的上皮囊肿。依据上皮的类型分为浆液性、黏液性和子宫内膜样等。

2. 浆液性肿瘤（表14-8）

表14-8　卵巢浆液性肿瘤

项目		良性肿瘤	交界性肿瘤	恶性肿瘤
好发人群		30~40岁	30~40岁	老年
卵巢双侧发病		约15%	约34%	—
肉眼观	典型表现	单个或多个囊腔,囊内含有清亮囊液,偶混有黏液		
	特点	囊壁光滑	囊壁较多乳头	大量实性组织和乳头
镜下观		囊腔为单层立方或矮柱状上皮,有纤毛,乳头较宽,细胞无异型性	囊腔上皮2~3层,乳头增多,细胞异型,核分裂象增加	细胞层次增多,乳头呈树枝状分布,常见砂粒体;细胞显著异型,核分裂象多见;明显的癌细胞破坏性间质浸润(最主要特征)

> ⓘ 提示
>
> 浆液性囊腺瘤是卵巢最常见的肿瘤,其中浆液性癌占全部卵巢癌的1/3。

3. 黏液性肿瘤（表14-9）

表14-9　卵巢黏液性肿瘤

项目	良性肿瘤	交界性肿瘤	恶性肿瘤
好发人群	30~40岁	30~40岁	老年
所占比例	80%	10%	10%
肉眼观	①肿瘤表面光滑,多个囊腔,内含富于糖蛋白的黏稠液体,乳头较少;双侧发生较少见 ②较多乳头和实性区域,或有出血、坏死、包膜浸润,可能为恶性		
镜下观	囊腔为单层高柱状上皮,无纤毛,和胃及小肠的上皮相似	囊腔上皮2~3层,乳头增多,细胞异型,核分裂象增加	细胞层次增多,细胞显著异型,腺体和乳头结构复杂,可有出芽、搭桥及实性巢状区,癌细胞间质浸润

> ⓘ 提示
>
> 黏液性肿瘤较浆液性肿瘤少见,占所有卵巢肿瘤的25%。黏液性癌的预后决定于临床分期,一般好于浆液性癌。

二、卵巢性索间质肿瘤

1. 概述 卵巢性索间质肿瘤起源于原始性腺中的性索和间质组织。

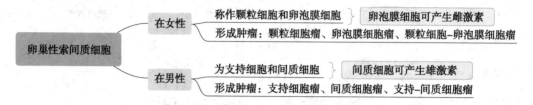

2. 类型（表14-10）

表14-10 卵巢性索间质肿瘤的类型

项目	颗粒细胞瘤	卵泡膜细胞瘤	支持-间质细胞瘤
肉眼观	瘤体积较大，呈囊实性。部分区域呈黄色，为含脂质的黄素化的颗粒细胞，间质呈白色，常伴发出血	呈实体状，细胞含有脂质，切面色黄	肿瘤单侧发生，呈实体结节分叶状，色黄或棕黄
镜下观	瘤细胞大小较一致，体积较小，椭圆形或多角形，细胞质少，细胞核常见核沟，呈咖啡豆样外观。瘤细胞内可见Call-Exner小体	瘤细胞由成束的短梭形细胞组成，核卵圆形，胞质含脂质而呈空泡状。玻璃样变的胶原纤维可将瘤细胞分割成巢状。瘤细胞黄素化时，与黄体细胞相像，称为黄素化的卵泡膜细胞瘤	由支持细胞和间质细胞按不同比例混合而成，依其分化程度分为高分化、中分化和低分化支持-间质细胞瘤

（1）颗粒细胞瘤：是伴有雌激素分泌的功能性肿瘤，属低度恶性肿瘤。

（2）卵泡膜细胞瘤：为良性功能性肿瘤。绝大多数患者有雌激素产生增多的体征，常表现为月经不调和乳腺增大，绝经后妇女多见。

（3）支持-间质细胞瘤：主要发生在睾丸，较少发生于卵巢，多发于年轻育龄期妇女。该瘤大量分泌雄激素时可表现为男性化。

三、卵巢生殖细胞肿瘤

1. 畸胎瘤（表14-11） 是来源于生殖细胞的肿瘤，具有向体细胞分化的潜能，大多数肿瘤含有至少两个或三个胚层组织成分。占所有卵巢肿瘤的15%~20%，好发于20~30岁女性。

2. 无性细胞瘤

（1）概述：卵巢无性细胞瘤是由未分化、多潜能原始生殖细胞组成的恶性肿瘤，同一肿瘤发生在睾丸则称为精原细胞瘤（是睾丸最常见的肿瘤）。大多数患者为10~30岁。无性细胞瘤占卵巢恶性肿瘤的2%，对放疗和化疗敏感。

表 14-11　畸胎瘤

项目	成熟性畸胎瘤	未成熟性畸胎瘤
概述	又称成熟囊性畸胎瘤,是最常见的生殖细胞肿瘤。1% 可恶性变。3/4 为鳞状细胞癌	与成熟性畸胎瘤的主要不同是在肿瘤组织中查见未成熟组织。平均发病年龄为 18 岁,随年龄增大,发病率↓
肉眼观	肿瘤呈囊性,充满皮脂样物,囊壁上可见头节,表面附有毛发,可见牙齿	肿瘤呈实体分叶状,可含有许多小的囊腔。实体区域常见未成熟的骨或软骨组织
镜下观	肿瘤由三个胚层的各种成熟组织构成。常见皮肤、毛囊、汗腺、脂肪、肌肉、骨、软骨、呼吸道上皮、消化道上皮、甲状腺和脑组织等	在与成熟畸胎瘤相似的组织结构背景上,可见未成熟神经组织组成的原始神经管和菊形团,偶见神经母细胞瘤的成分。常见未成熟的骨或软骨组织
其他	①皮样囊肿:指以表皮和附件组成的单胚层畸胎瘤 ②卵巢甲状腺肿:指以甲状腺组织为主的单胚层畸胎瘤	预后和肿瘤分化有关,高分化的肿瘤一般预后较好

（2）肉眼观:肿瘤一般体积较大,质实,表面结节状,切面质软鱼肉样。

（3）镜下观:细胞体积大而一致,细胞膜清晰,胞质空亮,充满糖原,细胞核居中,有 1~2 个明显的核仁,核分裂象多见。瘤细胞排列成巢状或条索状。瘤细胞巢周围的纤维间隔中常有淋巴细胞浸润。约 15% 的无性细胞瘤含有和胎盘合体细胞相似的合体细胞滋养层成分。肿瘤细胞胎盘碱性磷酸酶阳性有助于诊断。

3. 胚胎性癌

（1）概述:胚胎性癌主要发生于 20~30 岁的青年人,呈高度恶性。

（2）肉眼观:肿瘤体积小于无性细胞瘤,切面肿瘤边界不清,可见出血和坏死。

（3）镜下观

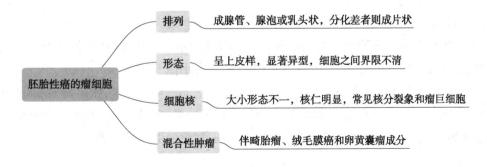

4. 卵黄囊瘤（又称内胚窦瘤）

（1）概述:卵黄囊瘤在 30 岁以下妇女多见,是婴幼儿生殖细胞肿瘤中最常见的类型,呈高度恶性。

（2）肉眼观：体积一般较大，结节分叶状，边界不清。切面灰黄色，呈实体状，局部可见囊腔形成、出血坏死。

（3）镜下观：①疏网状结构，是最常见的形态。②S-D（Schiller-Duval）小体，免疫组织化学显示肿瘤细胞 AFP 和 α_1- 抗胰蛋白酶阳性。③多泡性卵黄囊结构。④细胞外嗜酸性小体，是常见的特征性结构。

第五节　前列腺疾病

一、前列腺增生症

1. 概述　良性前列腺增生又称结节状前列腺增生、前列腺肥大，以前列腺上皮和间质增生为特征。

2. 病因　①前列腺增生发生和雄激素有关。②年龄相关的雌激素水平升高可通过增加实质细胞双氢睾酮受体表达，增加双氢睾酮促进前列腺增生的效应。③50 岁以上男性常见，发病率随年龄的增加而递增。

3. 病理变化

（1）肉眼观

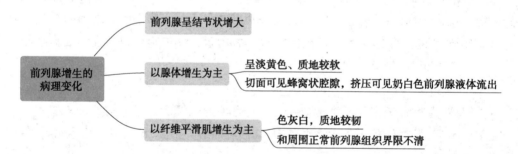

（2）镜下观

1）前列腺增生的成分主要由纤维、平滑肌和腺体组成。

2）增生的腺体和腺泡相互聚集或在增生的间质中散在随机排列，腺体的上皮由内、外两层细胞构成，周围有完整基膜包绕。腔内常含有淀粉小体。

4. 临床病理联系　由于增生多发生在前列腺的中央区和移行区，尿道前列腺部受压而产生尿道梗阻的表现，可有排尿困难、尿流变细、滴尿、尿频和夜尿增多，尿潴留和膀胱扩张、诱发尿路感染或肾盂积水，甚至导致肾衰竭。一般前列腺增生极少恶变。

二、前列腺癌

1. 病因　前列腺癌是源自前列腺上皮的恶性肿瘤，50 岁以后多发，发病率随年龄增加逐步提高。雄激素和前列腺癌的发生相关。

2. 病理变化

（1）肉眼观：约 70% 肿瘤发生在前列腺的周围区，灰白结节状，质韧硬，和周围前列腺组织界限不清。

（2）镜下观

1）多为分化较好的腺癌，肿瘤腺泡较规则，排列拥挤，可见背靠背现象。

2）腺体由单层细胞构成，外层的基底细胞缺如及核仁增大是高分化腺癌的主要诊断依据。

3）在前列腺低分化癌中，癌细胞排列成条索、巢状或片状。

3. 临床病理联系

（1）直接蔓延：前列腺癌常直接向精囊和膀胱底部浸润，后者可引起尿道梗阻。

（2）血道转移：主要转移到骨，以脊椎骨最常见。

（3）淋巴转移：首先转移至闭孔淋巴结。

> ⓘ 提示
>
> 5%~20% 的前列腺癌可发生局部浸润和远处转移。前列腺特异性抗原（PSA）的分泌量明显增高时，应高度疑为癌。

第六节　睾丸和阴茎肿瘤

一、睾丸肿瘤

卵巢囊腺瘤极少发生在睾丸。和卵巢性索间质及生殖细胞肿瘤相同类型的肿瘤均可发生在睾丸，发生在睾丸或卵巢的同一类型的肿瘤，其肉眼观、组织学改变及生物学行为无明显区别。

二、阴茎肿瘤

1. 阴茎鳞状细胞癌是起源于阴茎鳞状上皮的恶性肿瘤，常发生在阴茎龟头或包皮内接近冠状沟的区域，其发病与 HPV 有一定关系。肉眼观呈乳头型或扁平型。镜下为分化程度不一的鳞状细胞癌，一般分化较好，有明显角化。

2. 疣状癌为发生在男性或女性的外阴黏膜的高分化鳞癌，低度恶性。肿瘤向外向内呈乳头状生长，仅在局部呈舌状向下推进性浸润，极少发生转移。

第七节　乳腺疾病

一、乳腺增生性病变

1. 乳腺导管增生（表 14-12）

表 14-12　乳腺导管增生

分型	普通型导管增生	非典型导管增生
概述	在导管内增生性病变中最常见，为良性导管增生	是一种介于良、恶性之间的病变，属于导管内肿瘤性病变。乳腺 X 射线检查时以多发性微小钙化最常见
特征	增生细胞呈流水样分布	分布均匀、单一形态的上皮细胞增生
发生浸润癌的风险为普通人群的倍数	1.5~2 倍	5 倍

2. **硬化性腺病**　硬化性腺病是增生性纤维囊性乳腺病的少见类型，主要特征为小叶中央或小叶间纤维组织增生使小叶腺泡受压而扭曲变形，一般无囊肿形成。影像学检查易和癌混淆。腺泡外层的肌上皮细胞明显可见，这是区别于浸润性癌的主要特征。

二、乳腺纤维腺瘤

1. 纤维腺瘤是乳腺最常见的良性肿瘤，以 20~35 岁多见。常为单个，可为多个。
2. **肉眼观**　肿瘤呈圆形或卵圆形结节状，与周围组织界限清楚，切面灰白、质韧、略呈分叶状；可见裂隙状区域，常有黏液样外观。
3. **镜下观**　肿瘤主要由增生的纤维间质和腺体组成。

三、乳腺癌

1. **概述**　乳腺癌是来自乳腺终末导管小叶单位的上皮性恶性肿瘤（图 14-1）。发病率已跃居女性恶性肿瘤第一位。40~60 岁妇女常见，男性乳腺癌罕见。癌肿 50% 以上发生于乳腺外上象限，其次为乳腺中央区和其他象限。

2. **病因**　雌激素长期作用、家族遗传倾向，环境因素和长时间大剂量接触放射线和乳腺癌发病有关。

3. **病理变化**

（1）非浸润性癌：来自终末导管 – 小叶单位上皮细胞，局限于基底膜以内，未向间质或淋巴管、血管浸润。

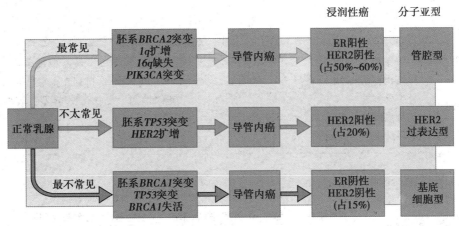

图 14-1　乳腺癌发生途径

1）**导管原位癌**：导管明显扩张，癌细胞局限于扩张的导管内，导管基膜完整。

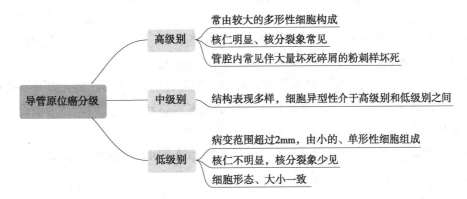

转变为浸润癌的概率与组织类型有关，高级别者远远高于低级别者。

2）**小叶原位癌**：扩张的乳腺小叶末梢导管和腺泡内充满呈实体排列的肿瘤细胞，小叶结构尚存；细胞体积较导管内癌的细胞小，大小形状较为一致，核圆形或卵圆形，核分裂象罕见。约 30% 的小叶原位癌累及双侧乳腺，常为多中心性,发展为浸润性癌的风险相对较小。

（2）浸润性癌（表 14-13）

表 14-13　乳腺的浸润性癌

项目	浸润性导管癌（非特殊型浸润性癌）	浸润性小叶癌
占乳腺癌的比例	约 70%	5%~10%
机制	导管内癌突破基膜向间质浸润所致	小叶原位癌突破基膜向间质浸润所致
肉眼观	肿瘤呈灰白色，质硬，切面砂粒感；无包膜,与周围分界不清，活动度差	肿瘤切面呈橡皮样，色灰白柔韧；与周围分界不清

续表

项目	浸润性导管癌（非特殊型浸润性癌）	浸润性小叶癌
镜下观	①癌细胞排列呈巢状、团索状，伴少量腺样结构；癌细胞形态各异，多形性明显，核分裂象多见 ②肿瘤间质有致密的纤维组织增生，癌细胞在纤维间质内浸润生长	①癌细胞呈单行串珠状或细条索状浸润于间质间，或环形排列在正常导管周围 ②癌细胞小，大小一致，异型性较小，核分裂象少见

（3）特殊类型浸润性癌

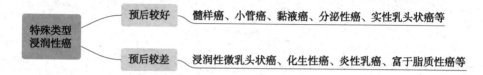

4. 扩散

（1）直接蔓延：癌细胞沿乳腺导管直接蔓延，可累及相应的乳腺腺泡。或沿导管周围组织间隙向周围扩散到脂肪组织。甚至可侵及胸大肌和胸壁。

（2）淋巴道转移：最常见。首先转移至同侧腋窝淋巴结，晚期可相继至锁骨下淋巴结、逆行转移至锁骨上淋巴结。位于乳腺内上象限的乳腺癌常转移至乳内动脉旁淋巴结，进一步至纵隔淋巴结。

（3）血道转移：晚期可转移至肺、骨、肝、肾上腺和脑等组织或器官。

四、男性乳腺发育

功能性睾丸瘤和肝硬化所致的雌激素过多，或外源性雌激素药物均有可能导致男性乳腺发育。男性乳腺发育可单侧或双侧发生。必须和少见的男性乳腺癌鉴别。

━━━━━━◦ 经 典 试 题 ◦━━━━━━

（研）1. 在下列描述中，子宫颈癌Ⅰ期是

A. 癌细胞尚未突破基底膜   B. 癌细胞浸润并局限于子宫颈内

C. 癌细胞分化较成熟   D. 癌细胞浸润范围超过子宫颈

（研）2. 最容易发展为子宫内膜腺癌的子宫内膜病变是

A. 不规则增生   B. 单纯增生

C. 复杂性增生   D. 非典型增生

（研）3. 下列属于原位癌病变的是

A. 大肠黏膜下癌   B. 食管黏膜下癌

  C. 乳腺导管内癌   D. 胃黏膜内癌

（执）4. 侵蚀性葡萄胎与葡萄胎病理的主要区别点是

  A. 绒毛细胞滋养层细胞   B. 绒毛合体滋养层细胞增生

  C. 子宫深肌层见水泡状绒毛 D. 绒毛间质血管消失

  E. 绒毛水肿呈水泡状

（执）5. 属于乳腺癌特殊类型的是

  A. 浸润性导管癌   B. 导管原位癌

  C. 浸润性小叶癌   D. 小管癌

  E. 小叶原位癌

【答案】

 1. B 2. D 3. C 4. C 5. D

○ 温 故 知 新 ○

慢性子宫颈炎
- 子宫颈黏膜充血水肿，间质内有淋巴细胞等慢性炎症细胞浸润
- 子宫颈腺上皮可伴增生及鳞状上皮化生

子宫颈上皮内瘤变
- 分级
  - Ⅰ级 上皮层的下1/3
  - Ⅱ级 上皮层的下1/3至2/3
  - Ⅲ级 超过全层的2/3，包含原位癌
  ⎫ 异型细胞累及范围
- 子宫颈原位癌 病变局限于上皮层内，未突破基底膜 ⎬ 原位癌累及腺体仍属于原位癌的范畴

子宫颈浸润癌
- 病因
  - 与早婚、多产、宫颈裂伤、局部卫生不良、包皮垢刺激等有关
  - 性生活过早和性生活紊乱（最主要原因）
  - HPV感染（可能是致病主要因素）⎬ HPV-16、18、31、33、58等为高风险性亚型
  - 吸烟和免疫缺陷（增加致癌风险）
- 病理变化
  - 肉眼观 糜烂型、外生菜花型、内生浸润型、溃疡型
  - 组织学
    - 子宫颈鳞状细胞癌
      - 早期浸润癌 浸润深度≤基底膜下5mm且浸润宽度≤7mm者
      - 浸润癌 浸润深度＞基底膜下5mm或浸润宽度＞7mm者
    - 子宫颈腺癌 高分化、中分化和低分化子宫颈腺癌
- 扩散 直接蔓延、淋巴道转移（最常见和最重要）、血道转移（晚期可转移至肺、骨及肝）
- 临床分期 Ⅰ~Ⅳ期

子宫内膜异位症
- 好发于卵巢，可形成巧克力囊肿；病变处可见正常的子宫内膜腺体、子宫内膜间质及含铁血黄素

子宫疾病

子宫内膜增生症
- 病因 雌激素增高
- 病理变化 包括单纯性、复杂性以及非典型增生（进展为子宫内膜腺癌的比例较高）

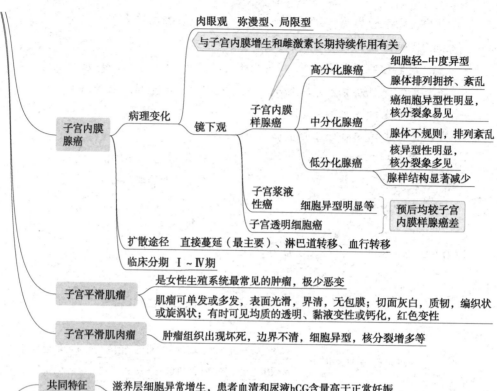

子宫内膜腺癌
- 病理变化
  - 肉眼观 弥漫型、局限型
  - 镜下观
    - 子宫内膜样腺癌 （与子宫内膜增生和雌激素长期持续作用有关）
      - 高分化腺癌
        - 细胞轻-中度异型
        - 腺体排列拥挤、紊乱
      - 中分化腺癌
        - 癌细胞异型性明显，核分裂象易见
        - 腺体不规则，排列紊乱
      - 低分化腺癌
        - 核异型性明显，核分裂象多见
        - 腺样结构显著减少
    - 子宫浆液性癌 细胞异型明显等
    - 子宫透明细胞癌
      - 预后均较子宫内膜样腺癌差
- 扩散途径 直接蔓延（最主要）、淋巴道转移、血行转移
- 临床分期 Ⅰ～Ⅳ期

子宫平滑肌瘤
- 是女性生殖系统最常见的肿瘤，极少恶变
- 肌瘤可单发或多发，表面光滑，界清，无包膜；切面灰白，质韧，编织状或旋涡状；有时可见均质的透明、黏液变性或钙化，红色变性

子宫平滑肌肉瘤
- 肿瘤组织出现坏死，边界不清，细胞异型，核分裂增多等

滋养层细胞疾病
- 共同特征 滋养层细胞异常增生，患者血清和尿液hCG含量高于正常妊娠
- 葡萄胎 （为良性病变）
  - 肉眼观 病变局限于宫腔内，不侵入肌层；胎盘绒毛高度水肿，形成薄壁水泡，有蒂相连，形似葡萄
  - 镜下观 绒毛因间质高度疏松水肿黏液变性而增大，绒毛间质内血管消失，滋养层细胞增生（最重要）
  - 结局 彻底清宫后，绝大多数能痊愈。约10%患者可转变为侵蚀性葡萄胎，2%左右可恶变为绒毛膜上皮癌
- 侵蚀性葡萄胎 （为交界性肿瘤）
  - 肉眼观 水泡状绒毛侵入子宫肌层，引起子宫肌层出血坏死，可累及阔韧带或转移至阴道、肺和脑
  - 镜下观 滋养层细胞增生程度和异型性较葡萄胎显著，可见水泡状绒毛或坏死的绒毛
  - 治疗 大多对化疗敏感，预后良好
- 绒毛膜癌
  - 肉眼观 癌结节常侵入深肌层，可穿透宫壁达浆膜外；癌结节质软，暗红或紫蓝色
  - 镜下观
    - 瘤组织由似细胞滋养层细胞和似合体细胞滋养层细胞组成
    - 细胞异型性明显，核分裂象易见
    - 肿瘤自身无间质血管，癌细胞不形成绒毛和水泡状结构
  - 扩散 在局部破坏蔓延，极易经血道转移，以肺转移最常见
- 胎盘部位滋养细胞肿瘤 免疫组织化学染色大多数中间性滋养叶细胞HPL阳性，少部分细胞hCG阳性

卵巢肿瘤

- 卵巢上皮性肿瘤 ◁ 最常见
  - 浆液性肿瘤
    - 良性　囊壁光滑，囊腔为单层立方或矮柱状上皮，细胞无异型性等
    - 交界性　囊壁较多乳头，囊腔上皮2~3层，乳头增多，细胞异型
    - 恶性　大量实性组织和乳头，明显的癌细胞破坏性间质浸润（最主要特征）
    - 囊内含清亮囊液
  - 黏液性肿瘤
    - 良性　囊腔为单层高柱状上皮，和胃及小肠的上皮相似
    - 交界性　囊腔上皮2~3层，乳头增多，细胞异型
    - 恶性　细胞显著异型，腺体和乳头结构复杂，癌细胞间质浸润等
    - 囊内含富于糖蛋白的黏稠液体

- 卵巢性索间质肿瘤
  - 性索间质细胞
    - 女性→颗粒细胞和卵泡膜细胞
    - 男性→支持细胞和间质细胞
  - 颗粒细胞瘤　是伴雌激素分泌的功能性肿瘤，呈低度恶性；瘤细胞内可见Call-Exner小体
  - 卵泡膜细胞瘤
    - 可分泌雌激素
    - 临床表现　绝经后妇女多见，常见月经不调和乳腺增大
  - 支持-间质细胞瘤　较少发生于卵巢，大量分泌雄激素时可表现为男性化

- 卵巢生殖细胞肿瘤
  - 成熟性畸胎瘤
    - 肉眼观　肿瘤呈囊性，囊壁上可见头节、毛发、牙齿等
    - 镜下观　肿瘤由三个胚层的各种成熟组织构成
    - 可形成皮样囊肿、卵巢甲状腺肿
  - 未成熟性畸胎瘤
    - 镜下观
      - 可见未成熟神经组织组成的原始神经管和菊形团
      - 常见未成熟的骨或软骨组织
  - 无性细胞瘤
    - 好发部位　睾丸，发生在睾丸者称精原细胞瘤
    - 特点　肿瘤细胞胎盘碱性磷酸酶阳性可有助于确立诊断，肿瘤对放疗和化疗敏感
  - 胚胎性癌　呈高度恶性
  - 卵黄囊瘤（内胚窦瘤）
    - 特点　是婴幼儿生殖细胞肿瘤中最常见的类型，呈高度恶性
    - 镜下观
      - 疏网状结构] 最常见
      - S-D小体
      - 多泡性卵黄囊结构
      - 细胞外嗜酸性小体] 为常见的特征性结构

男性生殖系统疾病
- 前列腺增生
  - 病因 与雄激素减少、雌激素相对增加有关，发病率随年龄的增加而递增
  - 病理变化
    - 肉眼观 前列腺呈结节状增大，以腺体增生为主者质地较软，以纤维平滑肌增生为主者质地较韧
    - 镜下观 增生的成分主要由纤维、平滑肌和腺体组成
  - 好发部位 前列腺的中央区和移行区
  - 临床病理联系 可致尿道梗阻，诱发尿路感染或肾盂积水，甚至肾衰竭，一般极少恶变
- 前列腺癌
  - 病因 50岁以后多发，发病率随年龄增加而提高；雄激素和前列腺癌的发生相关
  - 病理
    - 肉眼观 约70%肿瘤发生在前列腺的周围区，和周围前列腺组织界限不清
    - 镜下观 多为分化较好的腺癌，腺泡较规则，排列拥挤，可见背靠背现象
    - 腺体由单层细胞构成，外层的基底细胞缺如及核仁增大是高分化腺癌的主要诊断依据
  - 临床病理联系
    - 扩散途径 直接蔓延、血道转移（主要转移到骨）、淋巴转移
    - PSA分泌量明显增高时，应高度疑为癌
- 阴茎肿瘤
  - 阴茎鳞状细胞癌
    - 好发于阴茎龟头或包皮内接近冠状沟的区域
    - 发病与HPV有一定关系，一般分化较好，有明显角化
  - 疣状癌 发生在男性或女性的外阴黏膜的高分化鳞癌，低度恶性

乳腺疾病
- 乳腺增生性病变
  - 乳腺导管增生
    - 普通型 良性，最常见
    - 非典型 属于导管内肿瘤性病变
  - 硬化性腺病 腺泡外层的肌上皮细胞明显可见 } 是区别于浸润性癌的主要特征
- 乳腺纤维腺瘤
  - 肿瘤常为单个，呈圆形或卵圆形结节状，与周围组织界限清楚 } 是乳腺最常见的良性肿瘤
- 乳腺癌
  - 发病有关因素 雌激素长期作用、家族遗传倾向、环境因素和长时间大剂量接触放射线
  - 非浸润性癌
    - 导管原位癌 导管明显扩张，癌细胞局限于扩张的导管内，导管基底膜完整
      - 可分为高、中、低三个级别 } 高级别者转变为浸润癌的几率高
    - 小叶原位癌 扩张的乳腺小叶末梢导管和腺泡内充满呈实体排列的肿瘤细胞，小叶结构尚存
  - 浸润性癌
    - 浸润性导管癌
      - 肉眼观 切面砂粒感，质硬，与周围分界不清
      - 镜下观 癌细胞排列成巢状、团索状，伴少量腺样结构，肿瘤间质有致密的纤维组织增生
    - 浸润性小叶癌
      - 肉眼观 切面呈橡皮样，柔韧；与周围分界不清
      - 镜下观 癌细胞可呈单行串珠状或细条索状浸润于纤维间质之间，异型性较小
  - 特殊类型浸润性癌 部分预后较好，部分较差
  - 扩散
    - 直接蔓延
    - 最常见
    - 淋巴道转移
      - 首先转移至同侧腋窝淋巴结
      - 晚期可相继至锁骨下淋巴结、逆行转移至锁骨上淋巴结
    - 血道转移 晚期可经转移至肺、骨、肝、肾上腺和脑等

第十五章

内分泌系统疾病

第一节 垂体疾病

一、下丘脑、垂体后叶疾病

下丘脑－垂体后叶轴的功能性或器质性病变,均可引起其内分泌功能异常而出现各种综合征,如尿崩症等。尿崩症是由于垂体后叶的抗利尿激素(ADH)缺乏或显著减少而出现多尿、低比重尿、口渴和多饮等临床综合征。尿崩症按病因分类:①垂体性尿崩症。②肾性尿崩症。③继发性尿崩症(较多见)。④原发性尿崩症等。

二、垂体前叶功能亢进与低下

垂体前叶功能亢进与低下的常见疾病,见表15-1。

表 15-1　垂体前叶功能亢进与低下的常见疾病

分类	名称	病因	临床特征
垂体前叶功能亢进	性早熟症	中枢神经系统疾病或遗传异常使下丘脑－垂体过早分泌释放促性腺激素	女孩6~8岁、男孩8~10岁前出现性发育
	垂体性巨人症	多为垂体生长激素细胞腺瘤分泌过多的生长激素所致	青春期前发生,骨骺未闭合,身材异常高大
	肢端肥大症	—	青春期后发生,骨骺已闭合,头颅骨增厚,鼻、唇、舌增厚肥大,四肢手足宽而粗厚,手(足)指(趾)粗钝
	高催乳素血症	垂体催乳激素细胞腺瘤分泌过多的催乳素,下丘脑病变或药物	溢乳－闭经综合征:女性闭经、不育和溢乳;男性性功能下降
垂体前叶功能低下	垂体性侏儒症	垂体前叶分泌生长激素缺乏	骨骼、躯体生长发育迟缓,身材矮小,但智力发育正常
	Simmond 综合征	炎症、肿瘤等致垂体前叶各种激素分泌障碍	相应靶器官萎缩,出现恶病质、过早衰老,各种激素分泌低下的症状体征
	Sheehan 综合征	垂体缺血性萎缩、坏死,导致垂体前叶各种激素分泌↓	分娩时大出血或休克多见,表现为分娩后乳腺萎缩、泌乳停止,生殖器官萎缩、闭经,甲状腺、肾上腺萎缩,功能低下,全身萎缩和老化

三、垂体肿瘤

1. **垂体腺瘤**　是来源于垂体前叶上皮细胞的良性肿瘤,是鞍内最常见的肿瘤,30~60 岁女性较多见。垂体腺瘤的分类,见表 15-2。

表 15-2　垂体腺瘤的分类

类型	占垂体腺瘤的比例	瘤细胞构成	病理特点	免疫组化染色
催乳素细胞腺瘤	最常见	多为嫌色性或弱嗜酸性瘤细胞	瘤细胞排列成乳头、小梁或实性片状,胞质可见小神经内分泌颗粒	PRL(+)
生长激素细胞腺瘤	10%~15%	嗜酸性和嫌色性瘤细胞	胞质内可见神经内分泌颗粒	GH(+)
促肾上腺皮质激素细胞腺瘤	10%~15%	嗜碱性瘤细胞	瘤细胞排列呈血窦样结构	ACTH(+)
促性腺激素细胞腺瘤	5%~15%	嫌色性或嗜碱性瘤细胞	—	FSH(+)或 LH(+),或两者均(+)
促甲状腺素细胞腺瘤	约 1%	多为嫌色性瘤细胞	—	TSH(+)
多种激素细胞腺瘤	约 10%	多为 GH 细胞 +PRL 细胞	—	多种激素(+)
无功能性细胞腺瘤	—	嫌色性瘤细胞	—	—

注:PRL,催乳素;GH,生长激素;ACTH,促肾上腺皮质激素;FSH,促卵泡素;LH,促黄体素;TSH,促甲状腺激素。

 提示

垂体肿瘤中最常见的是垂体腺瘤。

2. **垂体腺癌**　少见。有人认为明显侵犯脑组织或通过脑脊液脑内播散转移,或通过血道颅外转移者,为恶性表现;如果核异型性明显,核分裂象显著增多,坏死,Ki67 指数高,且向周围组织侵犯,甚至骨质缺损,可考虑诊断恶性。

第二节 甲状腺疾病

一、弥漫性非毒性甲状腺肿

1. 概述 弥漫性非毒性甲状腺肿，亦称单纯性甲状腺肿。本病常呈地域性分布，又称地方性甲状腺肿，也可为散发性。

2. 病理变化（表 15-3）

表 15-3 弥漫性非毒性甲状腺肿的病理变化

项目		增生期	胶质贮积期	结节期
又称		弥漫性增生性甲状腺肿	弥漫性胶样甲状腺肿	结节性甲状腺肿
肉眼观	甲状腺增大	弥漫性、对称性、中度增大	弥漫性、对称性、显著增大	不对称、结节状增大
	其他	重量一般≤150g（正常 20~40g），表面光滑	重 200~300g，表面光滑；切面呈淡褐色或棕褐色，半透明胶冻状	结节大小不等，常无完整包膜；切面内常见出血、坏死、囊性变、钙化和瘢痕形成
光镜观	滤泡上皮	呈立方或低柱状增生	大多复旧变扁平	部分呈柱状或乳头状增生，部分复旧或萎缩
	小滤泡	可见形成	部分上皮增生，乳头形成	部分形成
	胶质	较少	大量贮积	贮积
	其他	间质充血	滤泡大小不等，滤泡腔高度扩大	间质纤维组织增生、大小不一的结节状病灶

注：增生期甲状腺功能无明显改变。

3. 病因

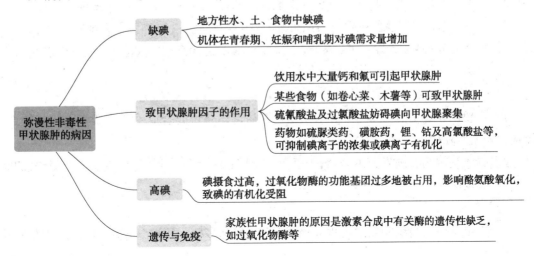

241

4. 临床病理联系 临床主要表现为甲状腺肿大，一般无症状，部分患者可见吞咽和呼吸困难，少数可伴甲状腺功能亢进或低下等。

二、弥漫性毒性甲状腺肿

1. 概述 弥漫性毒性甲状腺肿，是指血中甲状腺激素过多，作用于全身各组织所引起的临床综合征，临床统称为甲状腺功能亢进症（简称甲亢），由于约有 1/3 患者有眼球突出，故又称为突眼性甲状腺肿。

2. 病理变化

（1）肉眼观：病变甲状腺弥漫性对称性增大，表面光滑，血管充血，质较软，切面灰红呈分叶状，胶质少，无结节，质实如肌肉样。

（2）光镜观

1）滤泡上皮增生呈高柱状，有的呈乳头样增生，并有小滤泡形成。

2）滤泡腔内胶质稀薄，滤泡周边胶质出现许多上皮细胞的吸收空泡。

3）间质血管丰富、充血，淋巴组织增生。

（3）免疫荧光：滤泡基底膜上有 IgG 沉着。

（4）其他：全身可有淋巴组织增生、胸腺和脾脏增大，心脏肥大，心肌、肝细胞可有变性、坏死及纤维化。眼球外肌水肿，球后纤维脂肪组织增生、淋巴细胞浸润和黏液水肿可致眼球外突。

3. 病因 有关因素：①自身免疫病。②遗传因素。③精神创伤，可能干扰了免疫系统而促进自身免疫病的发生。

4. 临床病理联系 主要是甲状腺肿大，基础代谢率和神经兴奋性升高，如心悸、多汗、烦热、脉搏快、手震颤、多食、消瘦、乏力、突眼等；血 T_3、T_4 高，吸碘率高。20~40 岁女性多见。

三、甲状腺功能低下

1. 概述 甲状腺功能低下是甲状腺激素合成和释放减少或缺乏而出现的综合征。

2. 病因 ①各种甲状腺肿瘤、炎症、外伤、放射等实质性损伤。②甲状腺先天发育异常。③缺碘、药物及先天或后天性甲状腺激素合成障碍。④自身免疫病。⑤垂体或下丘脑病变。

3. 临床病理联系

（1）克汀病或呆小症

1）主要由于地方性缺碘，在胎儿和婴儿期从母体获得或合成甲状腺激素不足或缺乏，导致生长发育障碍。

2）临床表现为大脑发育不全、智力低下、表情痴呆、愚钝容貌，骨形成及成熟障碍，四肢短小，形成侏儒。

（2）黏液水肿

1）少年及成人组织间质内出现大量类黏液（氨基多糖）积聚。光镜下可见间质胶原纤维分解、断裂变疏松,充以蓝色的胶状液体。

2)临床表现为怕冷、嗜睡、月经周期不规律,动作、说话及思维减慢,皮肤发凉、粗糙及非凹陷性水肿。氨基多糖沉积的组织和器官可出现相应的功能障碍或症状。

四、甲状腺炎

1. 分类

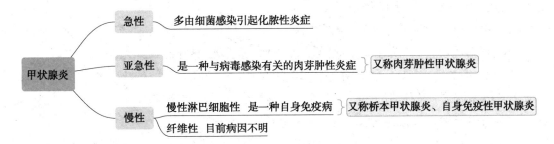

2. 亚急性和慢性甲状腺炎的特点(表 15-4)

表 15-4　亚急性和慢性甲状腺炎的特点

项目		亚急性甲状腺炎	慢性淋巴细胞性甲状腺炎	纤维性甲状腺炎
好发人群		中青年女性	中年女性	30~60 岁女性
肉眼观	甲状腺	呈不均匀结节状,轻中度增大,质实,橡皮样	弥漫性、对称性肿大,质较韧,被膜轻度增厚	中度肿大,病变范围和程度不一,病变呈结节状,质硬似木样
	切面	呈灰白或淡黄色,可见坏死或瘢痕	呈分叶状,色灰白或灰黄	灰白
	与周围组织粘连	常有	无	明显
光镜观		病变呈灶性分布,部分滤泡被破坏,胶质外溢,引起类似结核结节的肉芽肿形成,可形成微小脓肿,伴异物巨细胞反应;无干酪样坏死;愈复期巨噬细胞消失,滤泡上皮细胞再生、间质纤维化、瘢痕形成	甲状腺广泛破坏、萎缩,大量淋巴细胞及不等量的嗜酸性粒细胞浸润、淋巴滤泡形成,纤维组织增生	滤泡萎缩,大量纤维组织增生、玻璃样变,有淋巴细胞浸润
临床病理联系		起病急,发热,颈部压痛,病程短,常在数月内恢复正常	甲状腺无痛性弥漫性肿大,晚期常有甲状腺功能低下的表现,TSH 较高,T_3、T_4低,患者血内出现多种自身抗体	早期症状不明显,晚期甲状腺功能低下,可产生声音嘶哑、呼吸及吞咽困难等压迫症状

3. 慢性甲状腺炎亚型的主要区别 ①纤维性甲状腺炎向周围组织蔓延、侵犯、粘连；虽有淋巴细胞浸润，但不形成淋巴滤泡；有显著的纤维化及玻璃样变，质硬。②慢性淋巴细胞性甲状腺炎仅限于甲状腺内、形成淋巴滤泡。

五、甲状腺肿瘤

1. 甲状腺腺瘤 是甲状腺滤泡上皮发生的常见良性肿瘤。中青年女性多见。肿瘤生长缓慢，随吞咽活动而上下移动。

（1）肉眼观：肿瘤多为单发，圆或类圆形，有完整的包膜，常压迫周围组织，直径一般3~5cm，切面多为实性，色暗红或棕黄，可并发出血、囊性变、钙化和纤维化。

（2）组织学分类：①单纯型腺瘤。②胶样型腺瘤。③胎儿型腺瘤。④胚胎型腺瘤。⑤嗜酸细胞型腺瘤［又称 Hürthle（许特莱）细胞腺瘤］。⑥非典型腺瘤。

（3）与结节性甲状腺肿的鉴别要点（表15-5）

表15-5 甲状腺腺瘤与结节性甲状腺肿的鉴别要点

鉴别要点	结节性甲状腺肿	甲状腺腺瘤
发病	常为多发结节	一般单发
包膜	无	完整
滤泡	大小不一致，一般比正常的大	滤泡及滤泡上皮细胞大小较一致
周围甲状腺组织压迫现象	无，邻近的甲状腺内与结节内有相似病变	有，周围和邻近处甲状腺组织均正常

2. 甲状腺癌 是原发甲状腺最常见的恶性肿瘤。

（1）分类（表15-6）：各类型的甲状腺癌生物学特性有很大差异。

（2）临床表现：有的生长较为缓慢；有的原发灶很小，却发生转移，常因颈部淋巴结肿大而就诊；有的短期内生长很快，浸润周围组织引起症状。

表15-6 甲状腺癌的分类

项目	乳头状癌	滤泡癌	髓样癌（又称C细胞癌）	未分化癌（又称间变性癌）
占甲状腺癌的比例	60%（最常见）	20%~25%	5%~10%	5%~10%
好发年龄	青少年女性	>40岁女性	40~60岁	>50岁女性
转移	局部淋巴结转移较早	易血道转移	颈淋巴结和血道转移	早期局部浸润和转移
恶性程度	较低	中等	中等	高

续表

项目		乳头状癌	滤泡癌	髓样癌（又称C细胞癌）	未分化癌（又称间变性癌）
肉眼观	特点	肿瘤呈球形，直径约3cm；切面灰白色，质地较硬；部分病例有囊形成，囊内可见乳头（又称乳头状囊腺癌）	结节状，质软，部分病例浸润周围甲状腺组织	单发或多发，质实而软	肿块较大，广泛浸润、破坏，常出血坏死
	包膜	无	有	假包膜	无
镜下观		乳头分支多，中心有纤维间质血管；间质内有砂粒体（同心圆状的钙化小体），有浸润，核呈透明毛玻璃状，无核仁，核内假包涵体	滤泡分化程度不同、血管和/或包膜浸润、瘤细胞显著异型性	核仁不明显，核分裂罕见，瘤细胞排列呈实体片巢状或乳头状、滤泡状等；间质内常有淀粉样物质沉着	癌细胞大小、形态不一，核分裂象多；小细胞型、梭形细胞型、巨细胞型、混合细胞型
预后		较好	不如乳头状癌	不如乳头状癌，但较未分化癌好	很差
免疫组化		TTF-1、TG、CK19、RET、HMBE-1和Galectin-3阳性	TTF-1、TG阳性	TTF-1、CT、Syn、CgA阳性	可表达Keratin、EMA及p53，几乎不表达TG、TTF1

注：髓样癌是由滤泡旁细胞发生的恶性肿瘤，属于APUD瘤。

第三节　肾上腺疾病

一、肾上腺皮质功能亢进

1. Cushing综合征

（1）表现：满月脸、向心性肥胖、高血压、皮肤紫纹、多毛、糖耐量降低、月经失调、性欲减退、骨质疏松、肌肉乏力等。20~40岁女性多见。

（2）病因：①垂体性，主要为网状带和束状带细胞增生。②肾上腺性，主要为网状带及束状带细胞弥漫增生，而结节状增生者多为束状带细胞。③异位性，最常见的原因为小细胞肺癌。④医源性。

2. 醛固酮增多症

（1）原发性：大多由肾上腺肿瘤引起，少数为肾上腺皮质增生所致，临床主要表现为高钠血症、低钾血症及高血压。血清中肾素降低。主要为球状带细胞增生。

（2）继发性：各种疾病引起肾素－血管紧张素分泌过多,刺激球状带细胞增生。

二、肾上腺皮质功能低下

1. 分类（表15-7）

表 15-7 肾上腺皮质功能低下的分类

项目	急性肾上腺皮质功能低下	慢性肾上腺皮质功能低下
病因	皮质大片出血或坏死、血栓形成或栓塞、重症感染或应激反应及长期使用皮质激素治疗后突然停药	主要为双肾上腺结核和特发性肾上腺萎缩,双肾上腺皮质严重破坏
表现	血压下降、休克、昏迷等,严重者可致死	皮肤和黏膜及瘢痕处黑色素沉着增多、低血糖、低血压、食欲减退、肌力低下、易疲劳、体重减轻等

2. 特发性肾上腺萎缩 又称自身免疫性肾上腺炎,是一种自身免疫病。多见于青年女性,患者血中常有抗肾上腺皮质细胞线粒体和微粒体抗体。双肾上腺高度萎缩、皮质菲薄,内有大量淋巴细胞和浆细胞浸润。

三、肾上腺肿瘤

1. 肾上腺皮质腺瘤 是肾上腺皮质细胞发生的一种良性肿瘤。肿瘤常单侧单发,常有完整包膜,切面实性,金黄色或棕黄色。肿瘤主要由富含类脂质的透明细胞构成,瘤细胞排列成团。少数可引起醛固酮增多症或 Cushing 综合征。

2. 肾上腺皮质腺癌 体积一般较大,包膜不完整,有出血、坏死、囊性变和钙化。癌细胞异型性明显,核分裂常见。易发生局部浸润、转移。

3. 肾上腺髓质肿瘤 如神经母细胞瘤、神经节细胞瘤和嗜铬细胞瘤。

（1）嗜铬细胞瘤,又称肾上腺内副神经节瘤,90% 来自肾上腺髓质,临床均可伴儿茶酚胺的异常分泌,引起间歇性或持续性高血压、头痛、出汗、心动过速、心悸、基础代谢率升高和高血糖等。

（2）嗜铬细胞瘤的病理变化:①肉眼观:肿瘤常为单侧单发,可有完整包膜,切面灰白或粉红色,常有出血、坏死、钙化及囊性变。②光镜观:瘤细胞为大多角形细胞,有一定程度的多形性,可出现瘤巨细胞,胞质内可见大量嗜铬颗粒,瘤细胞呈索、团状排列,间质为血窦。

第四节 胰 岛 疾 病

一、糖尿病

1. 分类、病因及发病机制

（1）原发性糖尿病：分类见表 15-8。

表 15-8 原发性糖尿病的分类

鉴别要点	胰岛素依赖型糖尿病	胰岛素非依赖型糖尿病
又称	1 型或幼年型	2 型或成年型
好发人群	青少年	成年
病因	与自身免疫、遗传、病毒感染有关	认为是与肥胖有关的胰岛素相对不足及组织对胰岛素不敏感所致
起病	急	缓慢
病情	重	较轻
发展	快	较慢
胰岛细胞数目	明显↓	正常或轻度↓
血中胰岛素水平	降低	可正常、增多或降低
治疗	依赖胰岛素	可不依赖胰岛素

（2）继发性糖尿病：由已知原因造成胰岛内分泌功能不足所致，如炎症、肿瘤、手术或其他损伤和某些内分泌疾病（如肢端肥大症、Cushing 综合征、甲亢）等。

2. 病理变化

（1）胰岛病变

1）1 型糖尿病：早期为非特异性胰岛炎，继而胰岛 B 细胞颗粒脱失、空泡变性、坏死、消失，胰岛变小、数目减少，纤维组织增生、玻璃样变。

2）2 型糖尿病：早期病变不明显，后期 B 细胞减少，常见胰岛淀粉样变性。

（2）血管病变：各型动脉的血管壁增厚、玻璃样变、变硬；血管壁通透性增强；可有血栓形成或管腔狭窄。

（3）肾脏病变：可见肾脏体积增大，结节性肾小球硬化，弥漫性肾小球硬化，肾小管 – 间质性损害，血管损害（多引起肾细动脉硬化），肾乳头坏死。

（4）视网膜病变：早期为微小动脉瘤和视网膜小静脉扩张、渗出、水肿、微血栓形成、出血等病变；还可因血管病变引起缺氧，刺激纤维组织增生、新生血管形成等增生性视网膜性病变。

（5）神经系统病变：周围神经可因血管病变引起缺血性损伤或症状，脑细胞可发生广泛变性。

（6）其他：可出现皮肤黄色瘤、肝脂变和糖原沉积、骨质疏松、真菌感染等。

二、胰岛细胞瘤

1. 概述 胰腺神经内分泌肿瘤称为胰岛细胞瘤。好发部位依次为胰尾、体、头部。

2. 病理变化

（1）肉眼观：肿瘤多为单个，直径多为1~5cm，圆形或椭圆形，境界清楚，包膜完整或不完整，切面粉白或暗红色，质软、均质。

（2）光镜观：瘤细胞与正常胰岛细胞相似，核有不同程度的异型性，但核分裂罕见。瘤组织排列形式多样，可呈脑回状、梁状、索带状、腺泡样和腺管状、菊形团样、实性团块或弥漫成片、不规则排列。

3. 分泌功能 见于多数胰岛细胞瘤，如胰岛素瘤、胃泌素瘤、高血糖素瘤、生长抑素瘤、VIP瘤和PP瘤。肿瘤表达Syn、CgA，胰岛素瘤特异表达抗胰岛素抗体，胃泌素瘤特异表达抗胃泌素抗体，高血糖素瘤特异表达抗高血糖素抗体。

第五节 弥散性神经内分泌肿瘤

一、概念

1. 弥散性神经内分泌系统（DNES）是指广泛分布在机体各部位、器官或系统的一些弥散性内分泌细胞和细胞群，这些细胞能吸取胺的前身，使之脱羧基并转变为胺类物质，把具有这种特性（或能力）的所有细胞统称为APUD细胞系统。

2. 由于DNES细胞HE和甲苯胺蓝染色时胞质着色浅，呈透亮状，又称为透明细胞；银染色时显示嗜银性或亲银性，人们常称之为嗜银细胞；目前认为这一类细胞来自神经外胚层的神经嵴细胞或内胚层细胞，并有内分泌功能（电镜下这些细胞可含有神经内分泌颗粒），又称之为神经内分泌细胞。

二、DNES细胞的分布、形态特点和鉴别

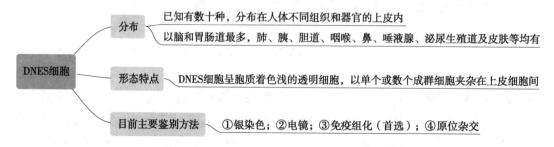

三、DNES 肿瘤

1. 胃肠道　最常见的 DNES 肿瘤有胃泌素瘤、生长抑素瘤和类癌,新版 WHO 分类中建议不再使用"类癌",但在阑尾神经内分泌肿瘤中仍包括管状类癌和杯状类癌。所有胃肠胰神经内分泌肿瘤都具有恶性潜能。

（1）胃泌素瘤:多见于胰。特点:①体积小（直径一般 <2cm）而多发;②恶性率高;③产生 Zollinger-Ellison 综合征;④常有水样泻及脂性腹泻。

（2）生长抑素瘤:中老年人多见,好发于十二指肠壶腹部和空肠等。肿瘤表达抗生长抑素抗体。

2. 肺　2015 年 WHO 新分类将肺的神经内分泌肿瘤分为类癌、大细胞神经内分泌癌和小细胞癌。肿瘤表达 CgA、Syn、CD56 和 TTF-1。

3. 皮肤及其他部位

（1）皮肤的 DNES 肿瘤:称为 Merkel 癌。肿瘤好发于面部,位于真皮,易发生转移。Merkel 细胞癌呈 CgA、Syn、低分子量角蛋白强阳性。

（2）卵巢类癌:光镜下,岛状类癌呈巢或小腺泡样结构,由纤维间隔分隔;小梁状癌细胞呈长的波浪状分支,互相吻合成索;卵巢甲状腺肿内含甲状腺肿和类癌两种成分。

（3）其他:胸腺和纵隔、乳腺、咽喉部、食管、宫颈、睾丸、前列腺、胆道、肝、肾等均可发生 DNES 肿瘤,但很少或罕见。

───○ 经 典 试 题 ○───

（研）1. 甲状腺恶性肿瘤最常见的是

    A. 滤泡癌   B. 髓样癌

    C. 乳头状癌   D. 未分化癌

（研）2. 在内分泌系统疾病中,属于由腺体破坏而导致功能减退的疾病有

    A. 1 型糖尿病   B. 桥本甲状腺炎

    C. Addison 病   D. 原发性垂体性侏儒症

（执）3. 女性,35 岁。颈部肿块 4 年余,随吞咽上下移动。近 3 个月肿块增大明显。手术切除后病理诊断为甲状腺滤泡癌。其最主要的病理诊断依据是

    A. 甲状腺滤泡上皮细胞明显异型性,肿瘤呈浸润性生长

    B. 甲状腺间质中出现大量淀粉样物质

    C. 甲状腺滤泡上皮细胞不侵犯包膜

    D. 甲状腺滤泡上皮细胞核呈毛玻璃样改变

    E. 甲状腺组织内出现乳头结构

【答案与解析】

1. C。解析：甲状腺癌的病理类型包括乳头状癌、滤泡癌、髓样癌和未分化癌，其中以乳头状癌最常见。各类型的甲状腺癌生物学特性有很大差异。故选 C。

2. ABCD　3. A

温 故 知 新

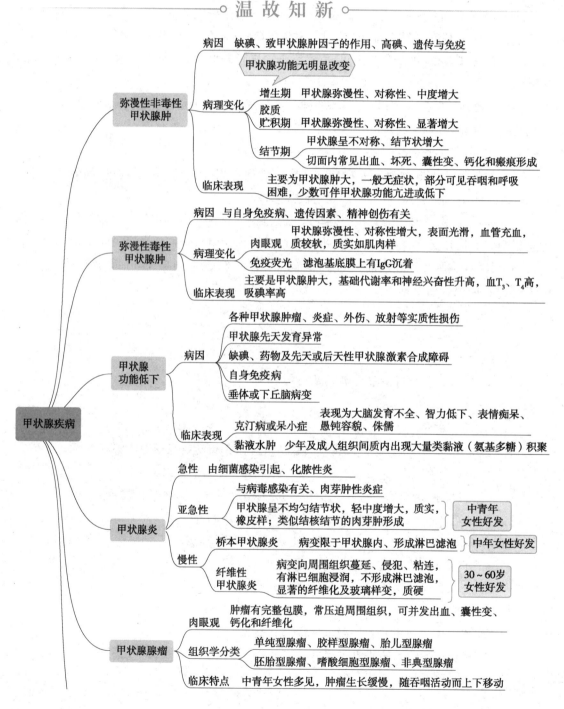

甲状腺癌

最常见，预后较好

乳头状癌
肉眼观　肿瘤呈球形，质地较硬；部分病例有囊形成，囊内可见乳头，又称为乳头状囊腺癌

光镜观　乳头中心有纤维血管间质，间质内有砂粒体，有浸润，核呈透明毛玻璃状等

滤泡癌　滤泡分化程度不同、血管和/或包膜浸润、瘤细胞显著异型性，易血道转移

髓样癌　由滤泡旁细胞发生，瘤细胞排列呈实体片巢状或乳头状、滤泡状等，间质内常有淀粉样物质沉着

未分化癌　可分为小细胞型、梭形细胞型、巨细胞型和混合细胞型

胰岛疾病

糖尿病

分类

原发性糖尿病

1型
好发人群　青少年
病因　与自身免疫、遗传、病毒感染有关
治疗　依赖胰岛素

2型
好发人群　成人
病因　与肥胖有关的胰岛素相对不足
组织对胰岛素不敏感
治疗　可不依赖胰岛素

继发性糖尿病　炎症、肿瘤等已知原因造成胰岛内分泌功能不足所致

病理变化

胰岛病变

1型糖尿病
早期　为非特异性胰岛炎
后期　胰岛B细胞颗粒脱失、空泡变性、坏死、消失，纤维组织增生、玻璃样变

2型糖尿病
早期　病变不明显
后期　B细胞减少，常见胰岛淀粉样变性

血管　动脉的血管壁增厚、玻璃样变、变硬、通透性增强

视网膜　早期为微小动脉瘤和视网膜小静脉扩张等，还可见增生性视网膜性病变

肾脏　肾脏体积增大，结节性或弥漫性肾小球硬化，肾小管-间质性损害，血管损害，肾乳头坏死

神经系统　周围神经缺血性损伤，脑细胞广泛变性

其他　皮肤黄色瘤、肝脂变等

胰岛细胞瘤

好发部位　胰尾部 > 胰体部 > 胰头部

病理变化
肿瘤多为单个，圆形或椭圆形，境界清楚，质软、均质
瘤细胞与正常胰岛细胞相似，核有异型性
瘤组织可呈脑回状、梁状、索带状、腺泡样或菊形团样等排列

胰岛细胞瘤多数具有分泌功能

第十六章

神经系统疾病

第一节　神经系统疾病的基本病变

一、神经元的基本病变

包括神经元急性坏死、单纯性神经元萎缩、中央性尼氏小体溶解、包涵体形成和神经原纤维变性。

二、神经纤维的基本病变

包括：①轴突损伤和轴突反应。②脱髓鞘。

三、神经胶质细胞的基本病变（表16-1）

表16-1　神经胶质细胞的基本病变

名称	基本病变
星形胶质细胞	①肿胀。②反应性胶质化。③出现淀粉样小体。④出现 Rosenthal 纤维
少突胶质细胞	卫星现象，即一个神经元由 5 个或 5 个以上少突胶质细胞围绕
小胶质细胞	①噬神经细胞现象。②小胶质细胞结节。③格子细胞
室管膜细胞	颗粒性室管膜炎、广泛室管膜损伤（见于病毒感染）

第二节　中枢神经系统疾病常见并发症

一、概述

中枢神经系统疾病最常见且重要的并发症为颅内压升高、脑水肿和脑积水。三者常合并发生，互为因果，后果严重，可导致死亡。

二、颅内压升高及脑疝形成

1. 颅内压升高　侧卧位时脑脊液压持续 >2kPa（正常为 0.6~1.8kPa）时，即为颅内压增高,主要原因在于颅内占位性病变和脑脊液循环障碍所致的脑积水。颅内压增高失代偿后可进一步发展为血管运动麻痹,甚至死亡。

2. 脑疝形成 颅内压升高可引起脑移位和脑室变形,使部分脑组织嵌入颅脑内的分隔(如大脑镰、小脑天幕)和颅骨孔道(如枕骨大孔等)导致脑疝形成。常见的脑疝有:①扣带回疝。②小脑天幕疝。③小脑扁桃体疝。

3. 脑水肿(表16-2) 是指脑组织内液体过多贮积而引起脑体积增大的一种病理状态,也是颅内压升高的重要原因之一。

表 16-2 脑水肿

项目	血管源性脑水肿	细胞毒性脑水肿
机制	多为脑肿瘤、出血、外伤或炎症等	多由缺血缺氧、中毒引起细胞损伤,Na^+-K^+-ATP 酶失活,细胞内水、钠潴留所致
肉眼观	脑体积和重量↑,脑回宽、扁平,沟浅而窄,白质水肿明显,脑室缩小,严重的脑水肿常伴有脑疝形成	
光镜观	脑组织疏松,细胞和血管周围间隙变大,有大量液体积聚	神经元、神经胶质细胞及血管内皮细胞的体积增大,胞质淡染,细胞外和血管周间隙扩大不明显

 提示

血管源性脑水肿最常见。

三、脑积水

1. 原因 ①脑脊液循环通路阻塞:如脑囊虫、肿瘤等。②脑脊液产生过多或吸收障碍。

2. 病理变化 依其部位和程度不同而有所差异。轻度脑积水时,脑室呈轻度扩张,脑组织轻度萎缩。严重脑积水时,脑室高度扩张,脑组织受压萎缩、变薄,神经组织大部分萎缩而消失。

第三节 中枢神经系统感染性疾病

一、概述

1. 细菌性疾病 常见脑膜炎和脑脓肿。

2. 病毒性疾病 引起中枢神经系统病毒性疾病的病毒种类繁多,如疱疹病毒(DNA病毒,包括单纯疱疹病毒、带状疱疹病毒、EB病毒、巨细胞病毒等)、虫媒病毒(RNA病毒,包括乙型脑炎病毒、森林脑炎病毒等）、肠源性病毒（小型 RNA 病毒，如脊髓灰质炎病毒、Coxsackie 病毒、ECHO 病毒等）、狂犬病病毒以及人类免疫缺陷病毒（HIV）等。本节主要介绍乙型脑炎病毒引起的乙型脑炎。

3. 海绵状脑病　以中枢神经系统慢性海绵状退行性变为特征。包括克 - 雅病（CJD）、库鲁病、致死性家族性失眠症、Gerstmann-Straüssler 综合征（GSS），以及动物的疯牛病、羊瘙痒症等。

二、流行性脑脊髓膜炎

1. 概述　流行性脑脊髓膜炎是由脑膜炎双球菌感染引起的脑脊髓膜的急性化脓性炎症。多为散发性，在冬春季可引起流行，故称为流行性脑膜炎（简称流脑）。患者多为儿童和青少年。临床可出现发热、头痛、呕吐、皮肤瘀点（斑）和脑膜刺激症状，严重者可出现中毒性休克。

2. 病因及发病机制

（1）脑膜炎双球菌有荚膜，能抵抗体内白细胞的吞噬作用。患者或带菌者鼻咽部分泌物中的细菌通过咳嗽、喷嚏等借飞沫传播，经呼吸道侵入人体，但大多数不发病，或仅有局部轻度卡他性炎，成为带菌者。

（2）当机体抗病能力低下或菌量多、毒力强时，细菌在局部大量繁殖，产生内毒素，引起短期菌血症或败血症。2%~3% 机体抵抗力低下患者，病菌到达脑（脊）膜，定位于软脑膜，引起化脓性脑膜炎。

3. 病理变化（表 16-3）

表 16-3　流行性脑脊髓膜炎的病理变化

分期	病理变化
上呼吸道感染期	①细菌在鼻咽部黏膜繁殖，经 2~4d 潜伏期后，出现上呼吸道感染症状 ②主要为黏膜充血、水肿、少量中性粒细胞浸润和分泌物增多
败血症期	①大部分患者的皮肤、黏膜出现瘀点（斑），此处刮片可见细菌。血培养可阳性 ②内毒素可致高热、头痛、呕吐及外周血中性粒细胞增高等表现
脑膜炎症期	①肉眼观，脑脊膜血管高度扩张充血。蛛网膜下腔充满灰黄色脓性渗出物，覆盖于脑沟脑回，以致结构模糊不清。可见脓性渗出物沿血管分布。脓性渗出物可累及大脑凸面矢状窦附近或脑底部视神经交叉及邻近各池（如交叉池、脚间池）。炎性渗出物阻塞，致使脑脊液循环障碍，脑室扩张 ②镜下观，蛛网膜血管高度扩张充血，蛛网膜下腔增宽，其中见大量中性粒细胞、浆液及纤维素渗出和少量淋巴细胞、单核细胞浸润。用革兰氏染色，在细胞内外可见致病菌。脑实质一般不受累，严重病例可累及邻近脑膜的脑实质，使神经元变性，称脑膜脑炎。病变严重者可导致脑实质缺血和梗死

> **ⓘ 提示**
>
> 流脑脑膜炎症期的特征性病变是脑脊髓膜的化脓性炎症。

4. 临床病理联系

（1）**脑膜刺激症状**：表现为颈项强直和屈髋伸膝征（Kernig sign）阳性。

（2）**颅内压升高症状**：由蛛网膜下腔脓性渗出物积聚，蛛网膜颗粒因脓性渗出物的阻塞而致脑脊液吸收障碍等所致。表现为剧烈的头痛、喷射性呕吐、视盘水肿、小儿前囟饱满等。

（3）**脑脊液改变**：表现为压力增高，浑浊或呈脓性，细胞数及蛋白含量增多，糖量减少，涂片及培养均可找到脑膜炎双球菌。

5. 结局和并发症 及时治疗及应用抗生素，大多数患者可痊愈。极少数患者可并发后遗症：①脑积水。②脑神经受损麻痹。③脑梗死。

少数病例（主要是儿童）起病急骤，病情危重，称为暴发型流脑，分型见表16-4。

表16-4 暴发型流脑的分型

项目	暴发型脑膜炎双球菌败血症	暴发型脑膜脑炎
机制	现认为是由于大量内毒素释放入血引起中毒性休克及弥散性血管内凝血，两者相互影响所致	脑膜炎波及软脑膜下的脑组织，在内毒素的作用下，脑微循环障碍、血管壁通透性增高，引起脑组织淤血和大量浆液渗出，进而发生严重脑水肿，颅内压急骤升高
临床表现	主要表现为感染性休克，脑膜的炎症病变较轻。短期内即出现皮肤和黏膜的广泛性出血点和瘀斑及周围循环衰竭等严重表现	突发高热、剧烈头痛、频繁呕吐，常伴惊厥、昏迷或脑疝形成，可危及生命

三、流行性乙型脑炎

1. 概述 流行性乙型脑炎是一种由乙型脑炎病毒感染引起的急性传染病，又称为日本夏季脑炎、乙型脑炎。临床表现为高热、嗜睡、抽搐、昏迷等。儿童发病率明显高于成人，尤以10岁以下儿童为多。

2. 病因及发病机制（图16-1）

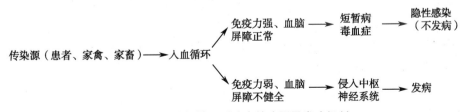

图16-1 流行性乙型脑炎的病因及发病机制

3. 病理变化　本病的病变广泛累及脑脊髓实质,引起神经细胞变性、坏死,胶质细胞增生和血管周围炎症细胞浸润,属变质性炎。病变以大脑皮质、基底核和视丘最严重;小脑皮质、丘脑和脑桥次之;脊髓病变最轻,常仅限于颈段脊髓。

（1）肉眼观:软脑膜充血、水肿,脑回变宽,脑沟窄而浅。切面脑组织充血水肿,严重者脑实质有散在点状出血,可见粟粒或针尖大的半透明软化灶,其境界清楚,以顶叶、丘脑等处最明显。

（2）镜下观（表 16-5）

表 16-5　流行性乙型脑炎的镜下观

基本病变	内容
血管改变和炎症反应	脑实质血管高度扩张充血,有时可见小灶性出血;脑组织水肿,血管周围间隙增宽。浸润的炎症细胞以淋巴细胞、单核细胞和浆细胞为主,早期可见中性粒细胞。炎症细胞浸润多以变性坏死的神经元为中心,或围绕血管周围间隙形成淋巴细胞套
神经细胞变性坏死	神经细胞肿胀,尼氏小体消失,胞质内出现空泡,核偏位等。重者发生核固缩、溶解。可见卫星现象和噬神经细胞现象
软化灶形成	病变严重时,可发生灶性神经组织的液化性坏死,形成质地疏松,染色较淡的镂空筛网状病灶,称为筛状软化灶,对诊断有一定特征性意义
胶质细胞增生	主要是小胶质细胞呈弥漫性或局灶性增生,可形成小胶质细胞结节

4. 临床病理联系　早期有高热、全身不适等病毒血症的表现。

（1）神经细胞广泛受累和脑实质炎性损害→嗜睡、昏迷。

（2）脑神经核团受损严重→肌张力增强,腱反射亢进,抽搐、痉挛等上运动神经元损害的表现。

（3）脑桥和延髓的运动神经细胞受损严重→吞咽困难,甚至呼吸、循环衰竭。

（4）脑实质血管高度扩张充血、血管壁通透性↑、脑水肿→颅内压升高→头痛、呕吐、脑疝（常见小脑扁桃体疝和颞叶钩回疝）。

（5）脑膜炎症反应→脑膜刺激症状。

四、海绵状脑病

1. 病因　该病的致病因子是一种糖脂蛋白,称朊蛋白（PrP）,因此该病又称为朊蛋白病。

2. 病理变化　本病主要累及大脑皮质和深部灰质（尾状核和壳核）,病变呈灶性分布。

（1）肉眼观:可见大脑萎缩。

（2）光镜观:神经元胞质内及神经毡出现大量的空泡,呈海绵状外观,伴神经元缺失和反应性胶质化,但无炎症反应。

第四节　神经系统变性疾病

一、阿尔茨海默病（AD）

1. **概述**　阿尔茨海默病是以进行性痴呆为主要临床表现的大脑变性疾病,是老年人群痴呆的最主要原因。临床表现为进行性精神状态衰变,包括记忆、智力、定向、判断力、情感障碍和行为失常等认知功能障碍的表现,后期患者可陷入木僵状态。

2. **病理变化**

（1）肉眼观:大脑皮质萎缩,脑回变窄、脑沟增宽,病变尤以额叶、颞叶和顶叶最为显著。切面可见代偿性脑室扩张。

（2）光镜观:主要为老年斑、神经原纤维缠结、颗粒空泡变性和 Hirano 小体形成等。

二、Parkinson 病

1. **概述**　Parkinson 病（PD）又称原发性震颤性麻痹,是一种纹状体黑质多巴胺能神经元损害导致的神经变性疾病,以运动功能减退为特征。临床表现为震颤、肌强直、姿势及步态不稳。

2. **病因**　PD 与纹状体黑质神经元缺失、线粒体损伤及蛋白异常蓄积有关。

3. **病理变化**

（1）肉眼观:特征性改变是黑质和蓝斑脱色。

（2）光镜观:病变处的神经黑色素细胞丧失,残留的神经细胞中有特征性的 Lewy 小体形成。

第五节　缺氧与脑血管病

一、缺血性脑病

1. **概述**　缺血性脑病是指由于低血压、心搏骤停、失血、低血糖及窒息等原因引起的全脑损伤。

2. **病理变化**　中度缺氧,存活时间在 12h 以上者才出现典型病变。表现为神经元出现中央性尼氏小体溶解和坏死（红色神经元）;髓鞘和轴突崩解;星形胶质细胞肿胀。常见的缺血性脑病有层状坏死、海马硬化和边缘带梗死三型。

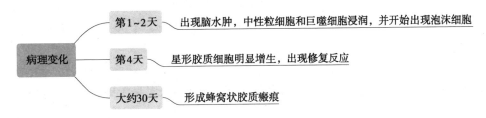

病理变化
- 第1~2天：出现脑水肿,中性粒细胞和巨噬细胞浸润,并开始出现泡沫细胞
- 第4天：星形胶质细胞明显增生,出现修复反应
- 大约30天：形成蜂窝状胶质瘢痕

二、阻塞性脑血管病

1. 血栓性阻塞　常发生在动脉粥样硬化的基础上，粥样硬化好发于颈内动脉与大脑前动脉、中动脉分支处以及后交通动脉及基底动脉等。表现为偏瘫、神志不清和失语等。

2. 栓塞性阻塞　栓子可来源于全身各处，但以心源性栓子居多。病变常累及大脑中动脉供应区。局部动脉血供中断一般引起贫血性梗死。矢状窦等大静脉血栓形成可引起出血性梗死。

三、脑出血

1. 脑内出血　最常见的原因为高血压，可见于血液病、血管瘤破裂等。神经系统症状和体征取决于出血的部位和出血范围。

2. 蛛网膜下腔出血　自发性蛛网膜下腔出血的临床表现为突发性剧烈头痛、脑膜刺激症状和血性脑脊液。常见原因为先天性球性动脉瘤破裂，好发于基底动脉环的前半部（图 16-2），常呈多发性。

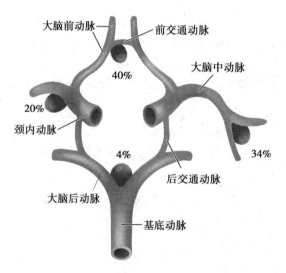

图 16-2　基底动脉环各处先天性动脉瘤的发病率

3. 混合性出血　常由动静脉畸形（AVM）引起。约 90% 的 AVM 分布于大脑半球浅表层，破裂后常导致脑内和蛛网膜下腔的混合性出血。

第六节　脱髓鞘疾病

一、多发性硬化症

1. 概述　多发性硬化症（MS）是最常见的脱髓鞘疾病，多见于中年女性。病情发作和缓解反复交替,病程数年至十余年。

2. 病因　MS 被认为是环境因素和遗传因素共同作用,导致机体丧失对自身蛋白(髓鞘原)耐受性所致的自身免疫病。免疫介导的髓鞘损伤在发病中发挥核心作用,CD4$^+$ T 细胞对髓鞘损害的作用关键。

3. 病理变化　病变主要累及白质,形成多灶性斑块。斑块形状不规则,境界清楚。以脑室角和室旁白质最多见。镜下,脱髓鞘是主要变化。活动性斑块区表现为进行性脱髓鞘,可见大量巨噬细胞浸润,吞噬髓鞘碎片,形成泡沫细胞。

二、急性播散性脑脊髓炎

1. 急性播散性脑脊髓炎可见于病毒(如麻疹、风疹、水痘等)感染后或疫苗(如牛痘疫苗、狂犬病疫苗等)接种后,临床表现为发热、呕吐、嗜睡及昏迷。

2. 静脉周围脱髓鞘伴炎症反应是本病的特点,可见炎性水肿和以淋巴细胞、巨噬细胞为主的炎症细胞浸润。轴突一般不受累。病变呈多发性,累及脑和脊髓各处。

三、急性坏死出血性白质脑炎

1. 急性坏死出血性白质脑炎主要见于年轻人和儿童。常是败血性休克、过敏反应(哮喘等)的一种严重并发症。

2. 病变多见于大脑半球和脑干,呈灶型分布。病变的特点为脑肿胀伴白质点状出血,与脑脂肪栓塞颇相似。组织学变化特点为:小血管局灶性坏死伴周围球形出血;血管周围脱髓鞘伴中性粒细胞、淋巴细胞、巨噬细胞浸润;脑水肿和软脑膜炎。

第七节　神经系统肿瘤

一、中枢神经系统肿瘤

1. 中枢神经系统原发性肿瘤的一些共同特点

(1)与癌比较,肿瘤没有类似癌前病变和原位癌的阶段。

(2)无论级别高低,肿瘤都可在脑内广泛浸润,引起严重临床后果,故肿瘤的良恶性具有相对性。

(3)任何组织学类型肿瘤,患者预后都受其解剖学部位的影响。

(4)脑脊液转移是恶性胶质瘤常见的转移方式。

(5)不同类型颅内肿瘤可引起共同临床表现:①压迫或破坏周围脑组织而引起局部神经症状。②引起颅内压升高,表现为头痛、呕吐和视盘水肿等。

2. 胶质瘤

(1)星形细胞肿瘤:约占成人胶质瘤的 80%,最常见于 30~60 岁。通常发生于大脑半球。按病理学特征分为毛细胞型星形细胞瘤（Ⅰ级）、室管膜下巨细胞星形细胞瘤（Ⅰ级）、多形性黄色星形细胞瘤（Ⅱ级）、弥漫型星形细胞瘤（Ⅱ级）、间变型星形细胞瘤（Ⅲ级）、胶质母细胞瘤（Ⅳ级）和大脑胶质瘤病。胶质母细胞瘤出血坏死明显，肿瘤细胞可围绕坏死灶周围呈假栅栏状排列，是其区别于间变型星形细胞瘤的主要特征。

（2）少突胶质细胞肿瘤：包括少突胶质细胞瘤和间变型少突胶质细胞瘤。病变多累及大脑半球，主要累及额叶或颞叶。

1）肉眼观：肿瘤多呈球形，质软，凝胶状。出血、囊性变和钙化较常见。

2）光镜观：肿瘤呈弥漫浸润性生长。瘤细胞分化良好，呈圆形，大小一致，形态单一。形成核周空晕，产生蜂窝状结构特点。瘤细胞弥散排列，也可环绕神经元呈卫星状排列。血管呈丛状结构。可伴钙化和砂粒体形成。

（3）室管膜肿瘤：①室管膜瘤，病变以第四脑室最常见，儿童和青少年患者居多。②间变型室管膜瘤。室管膜肿瘤最具特征的组织学变化为瘤细胞围绕空腔呈腺管状排列形成室管膜菊形团，或围绕血管排列形成假菊形团。

> (i) **提示**
>
> 　　星形细胞肿瘤和少突胶质细胞肿瘤常呈弥漫浸润性生长，室管膜肿瘤则倾向于形成实体瘤。

3. 髓母细胞瘤　是中枢神经系统中最常见的胚胎性肿瘤，相当于 WHO Ⅳ级。多见于小儿。本瘤恶性程度高，预后差。光镜下典型的结构是瘤细胞环绕嗜银性神经纤维中心，呈放射状排列形成 Homer-Wright 菊形团，提示局灶性神经元分化，有一定诊断意义。

4. 神经元和混合性神经元胶质肿瘤

（1）节细胞瘤和节细胞胶质瘤：为分化好、生长缓慢的神经上皮肿瘤，颅内好发于幕上，尤其是颞叶。电镜观察，特征性表现为肿瘤性神经元内见致密核心的颗粒。

（2）中枢神经细胞瘤：是一种伴有神经元分化的肿瘤，最好发于侧脑室前部，可长入侧脑室或第三脑室。预后较好。Syn 是最有用和最可靠的免疫组化标记。

5. 脑膜瘤　本瘤是最常见的脑膜原发性肿瘤，好发于中老年人。脑膜瘤在中枢神经肿瘤中预后最好，多数相当于 WHO Ⅰ级。

二、外周神经肿瘤

1. 神经鞘瘤　又称施万细胞瘤或神经膜细胞瘤，是起源于胚胎期神经嵴来源的神经膜细胞或施万细胞的良性肿瘤，相当于 WHO Ⅰ级。

（1）肉眼观：肿瘤多呈圆形或分叶状，界限清楚，包膜完整，与其所发生的神经粘连在一起。切面灰白色或灰黄色，有时可见出血、囊性变。

（2）光镜观：一般可见两种组织构象，即束状型和网状型。

2. 神经纤维瘤 相当于 WHO Ⅰ 级，多发生在皮肤或皮下，可单发或多发。多发性神经纤维瘤又称神经纤维瘤病 1 型，并发皮肤牛奶咖啡色斑和腋窝斑点。恶性外周神经鞘膜瘤多数起源于外周型神经纤维瘤（尤其是神经纤维瘤病 1 型），侵袭性较高，预后差。

 提示

神经鞘瘤是椎管内最常见的肿瘤。

三、转移性肿瘤

1. 恶性肿瘤中最易发生脑转移的是呼吸道肿瘤（主要是肺癌），而且以颅内肿瘤为首发症状的全身癌症中，肺癌约占半数。其次是乳腺癌、恶性黑色素瘤，以及胃癌、结肠癌、肾癌和绒毛膜上皮癌等。白血病时脑膜或脑实质也常可发生白血病细胞灶性浸润。

2. 颅内转移瘤绝大部分是外周肿瘤经血行转移的结果。颅内转移最常见于大脑和硬脑膜，脊髓转移常发生于硬膜外间隙、软脊膜或脊髓。转移瘤可呈现三种形式：①转移结节。②软脑膜癌病。③脑炎性转移。

○ 经 典 试 题 ○

（研）1. 乙型脑炎的特征性病变是

    A. 血管淋巴套

    B. 镂空筛状软化灶

    C. 胶质细胞增生

    D. 卫星现象

（执）2. 流行性脑脊髓膜炎典型的病理变化是

    A. 神经细胞变性坏死

    B. 淋巴细胞血管周袖套状浸润

    C. 蛛网膜下腔脓性渗出物聚集

    D. 噬神经细胞现象

    E. 脑软化灶形成

【答案】

  1. B   2. C

温 故 知 新

神经系统疾病
- 基本病变
  - 神经元
    - 神经元急性坏死、单纯性神经元萎缩
    - 中央性尼氏小体溶解
    - 包涵体形成、神经原纤维变性
  - 神经纤维 轴突损伤和轴突反应、脱髓鞘
  - 胶质细胞 如少突胶质细胞，可见卫星现象
- 中枢神经系统疾病常见并发症 颅内压升高、脑水肿和脑积水 } 三者最常见且重要
- 神经系统变性疾病
  - 阿尔茨海默病
    - 主要临床表现 进行性痴呆
    - 病理变化 主要为老年斑、神经原纤维缠结等
  - Parkinson病
    - 临床表现 震颤、肌强直、姿势及步态不稳
    - 病因 与纹状体黑质神经元缺失、线粒体损伤及蛋白异常蓄积有关
    - 病理变化 特征性的改变是黑质和蓝斑脱色
- 缺血性脑病
  - 中度缺氧，存活时间>12h者才出现典型病变
  - 病理变化 神经元出现中央性尼氏小体溶解和坏死；髓鞘和轴突崩解；星形胶质细胞肿胀
- 阻塞性脑血管病
  - 血栓性阻塞 常发生在动脉粥样硬化的基础上
  - 栓塞性阻塞 栓子以心源性栓子居多
  - 脑出血
    - 脑内出血 最常见的原因为高血压
    - 自发性蛛网膜下腔出血 常见原因为先天性球性动脉瘤破裂
    - 混合性出血 常由动静脉畸形引起
- 脱髓鞘疾病 包括多发性硬化症（最常见）、急性播散性脑脊髓炎、急性坏死出血性白质脑炎
- 神经系统肿瘤
  - 中枢
    - 胶质瘤
      - 星形细胞肿瘤 约占成人胶质瘤的80%，常发生于大脑半球
      - 少突胶质细胞肿瘤 病变多累及大脑半球，主要累及额叶或颞叶
      - 室管膜肿瘤 室管膜瘤以第四脑室最为常见
    - 髓母细胞瘤 光镜下可见Homer-Wright菊形团，提示局灶性神经元分化 } 有一定诊断意义
    - 神经元和混合性神经元胶质肿瘤
  - 外周 神经鞘瘤、神经纤维瘤
  - 转移性肿瘤 恶性肿瘤中最易发生脑转移的是呼吸道肿瘤（主要是肺癌）

流行性脑脊髓膜炎
- 致病菌 脑膜炎双球菌
- 病理变化
  - 上呼吸道感染期 主要为黏膜充血、水肿、少量中性粒细胞浸润和分泌物增多
  - 败血症期 多见皮肤、黏膜瘀点（斑），此期血培养可阳性
  - 脑膜炎症期
    - 特征性病变是脑脊髓膜的化脓性炎症
    - 蛛网膜下腔充满灰黄色脓性渗出物，覆盖于脑沟脑回等
- 临床病理联系
  - 脑膜刺激症状、颅内压升高症状
  - 脑脊液化脓性改变，涂片及培养均可找到脑膜炎双球菌
- 结局和并发症 经治疗大多数可痊愈，极少数可并发脑积水等后遗症；少数呈暴发型流脑

中枢神经系统感染性疾病

流行性乙型脑炎
- 致病菌 乙型脑炎病毒
- 严重程度 大脑皮质、基底核和视丘＞小脑皮质、丘脑和脑桥＞脊髓
- 病变性质 属变质性炎
- 病理变化
  - 血管改变 脑实质血管高度扩张充血
  - 炎症反应 炎细胞浸润多以变性坏死的神经元为中心，或围绕血管周围间隙形成淋巴细胞套
  - 神经细胞变性坏死 可见卫星现象和噬神经细胞现象
  - 软化灶形成 可见筛状软化灶 } 对诊断有一定特征性意义
  - 胶质细胞增生 可形成小胶质细胞结节
- 临床表现 高热、嗜睡、抽搐、昏迷等

海绵状脑病
- 致病因子 朊蛋白（PrP）
- 病变特点 主要累及大脑皮质和深部灰质，病变呈灶性分布

第十七章

感染性疾病

第一节　感染性疾病概述

一、病原微生物的传播途径及在体内的播散

1. 病原微生物类型　引起感染性疾病的病原微生物包括朊病毒蛋白、病毒、细菌、真菌、螺旋体、支原体、立克次体、寄生虫等。其中以病毒和细菌最常见。

2. 病原微生物的播散　病原微生物的侵入和传播,取决于病原微生物的致病性和机体的防御状态。病原微生物入侵的第一步是突破机体的天然防御屏障,即皮肤或黏膜上皮,进而沿组织间隙、淋巴管、血管和神经在宿主体内播散,引起局部或全身反应。最终病原微生物从宿主体内释出并通过直接接触、呼吸道(飞沫传播)、消化道(粪口途径)、性接触、母婴垂直传播和虫媒途径在宿主间播散。

二、病原微生物的致病机制

病原体可通过以下机制感染和破坏组织。

1. 通过接触或进入细胞直接引起感染细胞死亡,或改变细胞代谢和增殖能力,并可能导致细胞恶性转化。

2. 通过释放毒素杀伤细胞,释放酶降解组织成分,或损伤血管引起缺血性坏死。

3. 引起机体免疫反应,虽可抵御病原微生物的入侵,但也可诱发变态反应引起组织损伤。

第二节　结　核　病

一、概述

1. 病因　结核病的病原菌是结核分枝杆菌,为细长弯曲、革兰氏阳性需氧菌,细菌细胞壁中含分枝菌酸,抗酸染色呈红色。对人致病的结核分枝杆菌主要是人型和牛型。

2. 传播途径

(1)结核病主要经呼吸道传染。肺结核病患者(主要是空洞性肺结核)从呼吸道排出

的大量带菌微滴,吸入后可造成感染。直径 <5μm 的微滴能到达肺泡,因此其致病性最强。

（2）可经消化道感染（食入带菌的食物,如含菌牛奶）。

（3）少数经皮肤伤口感染。

> 呼吸道传播是结核病最常见和最重要的途径。

3. 发病机制　结核分枝杆菌是细胞内生长的细菌,不产生内、外毒素,其致病性与菌体细胞壁的结构成分密切相关。结核病的发病机制即由结核分枝杆菌引起的细胞免疫和Ⅳ型超敏反应（变态反应）,一方面吞噬和杀伤细菌,一方面导致组织破坏。到达肺泡的结核分枝杆菌首先趋化和吸引巨噬细胞,并为巨噬细胞所吞噬。机体对结核分枝杆菌产生特异细胞免疫的时间一般需 30~50d,这种特异的细胞免疫在临床上表现为皮肤结核菌素试验阳性。

4. 基本病理变化（表 17-1）　结核病的基本病理变化是渗出、增生和坏死。三种变化往往同时存在而以某一种改变为主,可互相转化。

表 17-1　结核病的基本病理变化

病变	机体状态		结核分枝杆菌		病理特征	其他
	免疫力	变态反应	菌量	毒力		
渗出为主	低	较强	多	强	浆液性或浆液纤维素性炎	①早期局部有中性粒细胞浸润,很快被巨噬细胞所取代 ②好发于肺、浆膜、滑膜和脑膜等处
增生为主	较强	较强	少	较强	结核结节	结核结节,又称结核性肉芽肿,有诊断价值
坏死为主	低	强	多	强	干酪样坏死	干酪样坏死对结核病病理诊断有一定意义

（1）结核结节是在细胞免疫的基础上形成的,由上皮样细胞、朗汉斯巨细胞加上外周局部集聚的淋巴细胞和少量反应性增生的成纤维细胞构成。典型者结节中央有干酪样坏死。

1）吞噬有结核分枝杆菌的巨噬细胞体积增大逐渐转变为上皮样细胞,呈梭形或多角形,胞质丰富。上皮样细胞的活性增加,有利于吞噬和杀灭结核分枝杆菌。

2）多数上皮样细胞互相融合或一个细胞核分裂胞质不分裂乃形成朗汉斯巨细胞。朗汉斯巨细胞为多核巨细胞,直径可达 300μm,胞质丰富。其胞质突起常和上皮样细胞的胞质突起相连接,核与上皮样细胞核相似。核的数目由十几个到几十个不等,有超过百个者。核排列在胞质周围呈花环状、马蹄形或密集于胞体的一端。

（2）干酪样坏死物中大都会有一定量的结核分枝杆菌,可成为结核病恶化进展的原因。

5. 基本病理变化的转化规律 结核病的发展和结局取决于机体抵抗力和结核分枝杆菌致病力之间的矛盾关系。机体抵抗力增强时,结核分枝杆菌被抑制、杀灭,病变转向愈合。

（1）转向愈合：①吸收、消散。②纤维化、纤维包裹及钙化。

（2）转向恶化：①浸润进展。②溶解播散。

二、肺结核病

1. 原发性肺结核病 是指第一次感染结核分枝杆菌所引起的肺结核病。多发生于儿童。

（1）病变特点

1）Ghon 灶：指原发性肺结核病时,最初在通气较好的上叶下部或下叶上部近胸膜处形成的 1~1.5cm 大小的炎性实变灶。病变为灰白色炎性实变灶,以结核性肉芽肿形成为特点,病灶中央可见干酪样坏死。

2）原发综合征：原发灶的结核分枝杆菌循淋巴液引流到局部肺门淋巴结,可引起结核性淋巴管炎和淋巴结炎,表现为淋巴结肿大和干酪样坏死。肺的原发病灶、淋巴管炎和肺门淋巴结结核称为原发综合征。胸部 X 射线检查呈哑铃状阴影。

（2）发展和结局

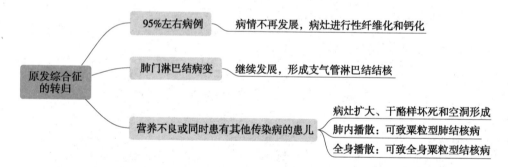

2. 继发性肺结核病

（1）局灶型肺结核：是继发性肺结核病的早期病变。病灶常定位于肺尖下 2~4cm 处,直径 0.5~1cm,境界清楚,有纤维包裹。镜下病变以增生为主,中央为干酪样坏死。患者多在体检时发现。属非活动性结核病。

（2）浸润性肺结核：是临床上最常见的活动性、继发性肺结核。多由局灶型肺结核发展而来。

1）病变以渗出为主,中央有干酪样坏死,病灶周围有炎症包绕。如病变继续发展,干酪样坏死扩大（浸润进展）,局部可形成急性空洞,洞壁坏死层内含大量结核分枝杆菌,经支气管播散,可引起干酪性肺炎（溶解播散）。

2）急性空洞一般易愈合,可形成瘢痕愈合。如果急性空洞经久不愈,则可发展为慢性纤维空洞性肺结核。

（3）慢性纤维空洞性肺结核

1）肺内有一个或多个厚壁空洞。多位于肺上叶，大小不一，不规则。镜下洞壁的分层：①内层，为干酪样坏死物，其中有大量结核分枝杆菌。②中层，为结核性肉芽组织。③外层，为纤维结缔组织。

2）同侧或对侧肺组织，特别是肺小叶可见由支气管播散引起的很多新旧不一、大小不等、病变类型不同的病灶，愈往下愈新鲜。

3）后期肺组织严重破坏，广泛纤维化，胸膜增厚并与胸壁粘连，使肺体积缩小、变形，严重影响肺功能，甚至使肺功能丧失。

4）病变空洞与支气管相通，成为结核病的传染源，故此型又称开放性肺结核。病变可引起大咯血、气胸或脓气胸、喉结核、肠结核和肺源性心脏病。

（4）干酪性肺炎：可由浸润性肺结核恶化进展而来，也可由急、慢性空洞内的细菌经支气管播散所致。镜下主要为大片干酪样坏死灶。肺泡腔内有大量浆液纤维蛋白性渗出物。此型结核病病情危重。

（5）结核球：又称结核瘤，直径 2~5cm，有纤维包裹的孤立的境界分明的干酪样坏死灶。多为单个，也可多个，常位于肺上叶。结核球由于其纤维包膜的存在，抗结核药不易发挥作用，且有恶化进展的可能。X 射线检查有时需与肺癌鉴别，故临床多采取手术切除。

（6）结核性胸膜炎

1）湿性（渗出性）结核性胸膜炎：常见。多见于年轻人。病变主要为浆液纤维素性炎。渗出较多时可因机化而使胸膜增厚粘连。

2）干性（增生性）结核性胸膜炎：由肺膜下结核病灶直接蔓延到胸膜所致。常发生于肺尖。病变多为局限性，以增生性改变为主。一般通过纤维化而愈合。

3. 原发性和继发性肺结核病的比较（表 17-2）

表 17-2　原发性和继发性肺结核病的比较

鉴别要点	原发性肺结核病	继发性肺结核病
结核分枝杆菌感染	初次	再次
发病人群	儿童	成人
对结核分枝杆菌的免疫力或致敏性	无	有
病变特征	原发综合征	病变多样，新旧病变并存，较局限，常见空洞形成
病变起始部位	上叶下部，下叶上部近胸膜处	肺尖处
主要播散途径	淋巴道或血道	支气管
病程	短，大多自愈	长，需治疗

4. 肺结核病血源播散所致病变

（1）原发性和继发性肺结核可通过血道播散引起血行播散性肺结核和肺外结核病。

（2）肺内原发病灶、再感染灶或肺门干酪样坏死灶，以及肺外结核病灶内的结核分枝杆菌侵入血流或经淋巴管由胸导管入血，均可引起血源播散性结核病。

（3）病变类型：急性和慢性全身粟粒型结核病、急性和慢性血行播散性肺结核、肺外结核病。

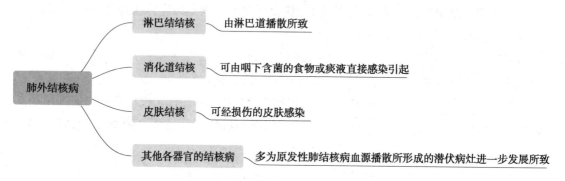

（4）肺结核的发展过程（图 17-1）

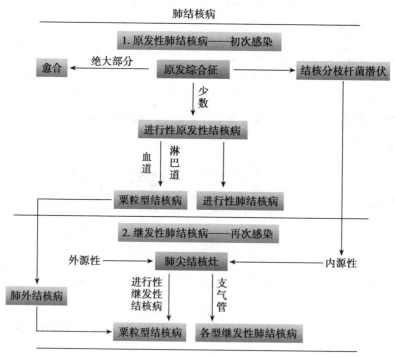

图 17-1　肺结核的发展过程

三、肺外结核病

1. 肠结核病　肠结核病好发于回盲部。

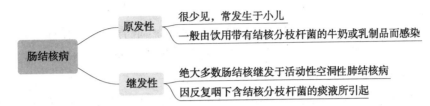

（1）溃疡型：较多见。典型肠结核溃疡多呈环形，其长轴与肠腔长轴垂直。溃疡边缘参差不齐，一般较浅，底部有干酪样坏死物，其下为结核性肉芽组织。溃疡愈合后由于瘢痕形成和纤维收缩而致肠腔狭窄。肠浆膜面可见纤维素渗出和多数结核结节形成，连接成串，这是结核性淋巴管炎所致。后期纤维化可致粘连。

（2）增生型：较少见。以肠壁大量结核性肉芽组织形成和纤维组织增生为其病变特征。肠壁高度肥厚、肠腔狭窄。黏膜面可有浅溃疡或息肉形成。右下腹可触及肿块。

2. 结核性腹膜炎　青少年多见。感染途径以腹腔内结核灶直接蔓延为主。溃疡型肠结核病是最常见的原发病灶。湿性结核性腹膜炎以大量结核性渗出为特征。干性结核性腹膜炎因纤维素性渗出物机化而引起腹腔脏器的粘连。

3. 结核性脑膜炎　以儿童多见。主要是由于结核分枝杆菌经血道播散所致。

（1）病变以脑底最明显。在脑桥、脚间池、视神经交叉及大脑外侧裂等处的蛛网膜下腔内，有多量灰黄色浑浊的胶冻样渗出物积聚。脑室脉络丛及室管膜有时也可有结核结节形成。

（2）病变严重者可累及脑皮质而引起脑膜脑炎。病程较长者可发生闭塞性血管内膜炎，从而引起多发性脑软化。未经适当治疗而致病程迁延的病例，可发生蛛网膜粘连，第四脑室正中孔和外侧孔堵塞，引起脑积水。

4. 泌尿生殖系统结核病

（1）肾结核病：20~40 岁男性最常见。多为单侧性。结核分枝杆菌来自肺结核病的血道播散。病变大多起始于肾皮、髓质交界处或肾锥体乳头。最初为局灶性结核病变，继而发生干酪样坏死，然后破坏肾乳头而破入肾盂成为结核性空洞。干酪样坏死物随尿下行，常使输尿管和膀胱感染。

1）输尿管黏膜可发生溃疡和结核性肉芽肿形成，使管壁增厚、管腔狭窄、阻塞，引起肾盂积水或积脓。

2）膀胱结核，以膀胱三角区最先受累形成溃疡，以后可累及整个膀胱。肌壁受累后膀胱壁纤维化和肌层破坏，致膀胱容积缩小。膀胱溃疡和纤维组织增生如影响到对侧的输尿管口，可使管口狭窄或失去正常的括约肌功能造成对侧健肾引流不畅，最后可引起肾盂积水。

（2）生殖系统结核病：男性生殖系统结核病与泌尿系统结核病有密切关系。病变器官有结核结节和干酪样坏死形成。女性生殖系统结核多由血道或淋巴道播散而来，以输卵管结核最多见，为女性不孕的原因之一。

5. 骨与关节结核病

（1）骨结核：骨结核多侵犯脊椎骨、指骨及长骨骨骺（股骨下端和胫骨上端）等处。脊椎结核是骨结核中最常见者，多见于第 10 胸椎至第 2 腰椎。病变起自椎体，常发生干酪样坏死，以后破坏椎间盘和邻近椎体。

1）干酪样坏死型：可见明显干酪样坏死和死骨形成。坏死物液化后在骨旁形成结核性"脓肿"，由于局部并无红、热、痛，故又称"冷脓肿"。病变穿破皮肤可形成经久不愈的窦道。

2）增生型：较少见，主要形成结核性肉芽组织。

（2）关节结核：以髋、膝、踝、肘等关节结核多见，多继发于骨结核。病变通常开始于骨骺或干骺端，发生干酪样坏死。病变发展侵入关节软骨和滑膜时则成为关节结核，关节结核痊愈时常造成关节强直，失去运动功能。

> **ⓘ 提示**
>
> 骨关节结核多见于儿童和青少年，多由血源播散所致。

6. 淋巴结结核病　多见于儿童和青年，尤以颈部淋巴结结核（俗称瘰疬）最常见。淋巴结常成群受累，有结核结节形成和干酪样坏死。淋巴结逐渐肿大，彼此粘连，形成较大包块。

第三节　伤　　寒

一、概述

1. 伤寒是由伤寒杆菌引起的急性传染病，全身单核巨噬细胞系统细胞的增生为其病变特征，以回肠末端淋巴组织的病变最突出。

2. 一般以儿童及青壮年患者多见。全年均可发病，以夏秋两季最多。临床主要表现为持续高热、相对缓脉、脾大、皮肤玫瑰疹及中性粒细胞和嗜酸性粒细胞减少等。

二、病因与发病机制

1. 伤寒杆菌　属沙门菌属中的 D 族，革兰氏阴性菌。其菌体"O"抗原、鞭毛"H"抗原及表面"Vi"抗原都能使人体产生相应抗体。尤以"O""H"抗原抗原性较强，用血清凝集试验（肥达反应）来测定血清中抗体增高，可作为临床诊断伤寒的依据之一。菌体裂解时所释放的内毒素是致病的主要因素。

2. 传染源　为伤寒患者或带菌者。

3. 传染途径　伤寒杆菌随粪、尿排出,污染食品、饮用水和牛奶等或以苍蝇为媒介经口入消化道而感染。

4. 发病机制

（1）是否发病主要取决于到达胃的菌量。当感染菌量较大时,细菌进入小肠穿过小肠黏膜上皮细胞而侵入肠壁淋巴组织,尤其是回肠末端的集合或孤立淋巴小结,并沿淋巴管到达肠系膜淋巴结。

（2）淋巴组织中的伤寒杆菌被巨噬细胞吞噬,并在其中生长繁殖,又可经胸导管进入血液,引起菌血症。血液中的细菌很快就被全身单核巨噬细胞系统的细胞所吞噬,并在其中大量繁殖,致肝、脾、淋巴结肿大。这段时间患者没有临床症状,故称潜伏期,约 10d。

（3）随着细菌的繁殖和内毒素释放再次入血,出现败血症和毒血症症状。由于胆囊中大量的伤寒杆菌随胆汁再次入肠,重复侵入已致敏的淋巴组织,引发强烈的过敏反应致肠黏膜坏死、脱落及溃疡形成。

三、病理变化及临床病理联系

1. 伤寒杆菌引起的炎症是以巨噬细胞增生为特征的急性增生性炎。增生活跃时巨噬细胞的胞质内吞噬有伤寒杆菌、红细胞和细胞碎片。这种巨噬细胞称伤寒细胞。伤寒细胞常聚集成团,形成小结节称伤寒肉芽肿或伤寒小结,是伤寒的特征性病变,具有病理诊断价值。

2. 肠道病变（表 17-3）

表 17-3　伤寒的肠道病变

分期	起病时间	特点
髓样肿胀期	第 1 周	回肠下段淋巴组织略肿胀,隆起于黏膜表面,色灰红,质软。以集合淋巴小结病变最显著
坏死期	第 2 周	病灶局部肠黏膜坏死
溃疡期	第 3 周	坏死肠黏膜脱落后形成溃疡,集合淋巴小结发生的溃疡,其溃疡长轴与肠的长轴平行。孤立淋巴小结处的溃疡小而圆。溃疡可引起穿孔、出血
愈合期	第 4 周	溃疡处肉芽组织增生将其填平,溃疡边缘上皮再生覆盖而告愈合

 提示

伤寒肠道病变以回肠下段集合和孤立淋巴小结的病变最常见和明显。

3. 肠外病变

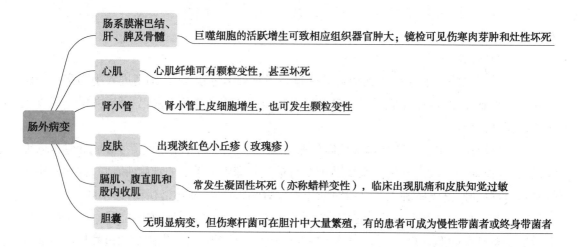

四、并发症和结局

伤寒患者可有肠出血、肠穿孔、支气管肺炎等并发症。如无并发症，一般经 4~5 周痊愈。慢性感染病例亦可累及关节、骨、脑膜及其他部位。

第四节　细菌性痢疾

一、概述

1. 细菌性痢疾简称菌痢，是由痢疾杆菌所引起的一种假膜性肠炎。病变多局限于结肠，以大量纤维素渗出形成假膜为特征，假膜脱落伴不规则浅表溃疡形成。

2. 菌痢全年均可发病，但以夏秋季多见。好发于儿童，其次是青壮年。临床主要表现为腹痛、腹泻、里急后重、黏液脓血便。

二、病因与发病机制

1. 痢疾杆菌　是革兰氏阴性短杆菌。

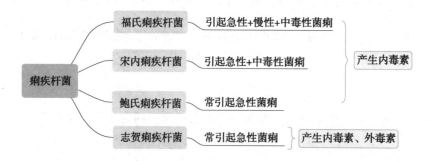

2. 传染源 菌痢患者和带菌者。

3. 传染途径 痢疾杆菌从粪便中排出后可直接或间接（苍蝇为媒介）经口传染给健康人。食物和饮水的污染有时可引起菌痢的暴发流行。

4. 发病机制 经口入胃的痢疾杆菌大部分被胃酸杀死，仅少部分进入肠道。细菌在结肠内繁殖，从上皮细胞直接侵入肠黏膜，并在黏膜固有层内增殖，随之释放具有破坏细胞作用的内毒素，使肠黏膜产生溃疡。菌体内毒素吸收入血，引起全身毒血症。志贺杆菌释放的外毒素，是导致水样腹泻的主要因素。

三、病理变化

1. 急性细菌性痢疾 初期为急性卡他性炎，随后为特征性假膜性炎和溃疡形成，最后愈合。

（1）早期黏液分泌亢进，黏膜充血、水肿、中性粒细胞和巨噬细胞浸润，可见点状出血。

（2）病变进一步发展，黏膜浅表坏死，在渗出物中有大量纤维素，后者与坏死组织、炎症细胞和红细胞及细菌一起形成特征性的假膜。假膜一般呈灰白色，大约1周假膜开始脱落，形成大小不等、形状不一的"地图状"溃疡，溃疡多较表浅。

（3）经适当治疗或病变趋向愈合时，缺损可修复。

2. 慢性细菌性痢疾 以福氏菌感染者居多。肠道病变常此起彼伏，新旧病灶同时存在。慢性溃疡边缘常不规则，黏膜常形成息肉。肠壁各层有慢性炎症细胞浸润和纤维组织增生、瘢痕形成，使肠壁不规则增厚、变硬、肠腔狭窄。

3. 中毒性细菌性痢疾 肠道病变一般为卡他性炎，有时肠壁集合和孤立淋巴小结滤泡增生肿大，而呈滤泡性肠炎改变。

> （i）提示
>
> 菌痢的病理变化主要发生于大肠，尤以乙状结肠和直肠为重。

四、临床病理联系

1. 急性细菌性痢疾 可有阵发性腹痛、腹泻等症状。炎症刺激可导致里急后重和排便次数增多。最初为稀便混有黏液，后转为黏液脓血便。经适当治疗大多痊愈。并发症如肠出血、肠穿孔少见，少数病例可转为慢性。

2. 慢性细菌性痢疾 指菌痢病程超过2个月以上者。可有腹痛、腹胀、腹泻等肠道症状。炎症加剧时可见慢性菌痢急性发作。少数患者可无明显的症状和体征，但大便培养持续阳性，成为慢性带菌者及传染源。

3. 中毒性细菌性痢疾 特征是起病急骤、严重的全身中毒症状，但肠道病变和症状轻微。多见于2~7岁儿童，发病后数小时即可出现中毒性休克或呼吸衰竭而死亡。

第五节　钩端螺旋体病

一、概述

钩端螺旋体病是一组自然疫源性急性传染病。临床表现为高热、头痛、全身酸痛和显著的腓肠肌痛、表浅淋巴结肿大、眼结膜充血、皮疹等全身感染症状。本病死亡率较高（约5%），以黄疸出血型最严重，可高达30%，患者多死于肾衰竭，或因肺出血而造成窒息。

二、病因

钩端螺旋体病由钩端螺旋体引起。猪和鼠类为主要传染源。以人与污染水源（如雨水、稻田）接触为其主要传播方式。我国至少有18个血清群和70个血清型。各型对人的致病力不同，主要累及的器官也有差异。

三、发病机制

患者感染钩端螺旋体后潜伏期为1~2周，随后因菌体繁殖和裂解释放毒素引起全身症状而发病。病程分期见表17-4。

表 17-4　钩端螺旋体病的病程分期

名称	发病	表现
败血症期	1~3d	明显的早期急性感染症状，组织损伤不明显
败血症伴器官损伤期	4~10d	内脏器官的病变及出血、黄疸、脑膜炎和肾衰竭等，重症感染多于此期死亡
恢复期	2~3周	逐渐恢复健康，一般不留后遗症，有时可发生眼或神经系统后遗症

四、病理变化及临床病理联系

钩端螺旋体病的病理变化属急性全身中毒性损害，主要累及全身毛细血管，引起循环障碍和出血，以及广泛的实质器官变性、坏死而导致严重功能障碍。炎症反应一般轻微。主要受累组织和器官包括肺、肝、肾、心脏、横纹肌（以腓肠肌病变最明显）及中枢神经系统。

第六节　流行性出血热

一、概述

流行性出血热（EHF）是汉坦病毒引起的一种由鼠类传播给人的自然疫源性急性传染病，又称肾综合征出血热。病变以出血性血管炎为特征。我国是高发区。各季节均可发生，尤以冬季多发。

二、病因与发病机制

1. EHF 由汉坦病毒感染引起，汉坦病毒为单股负链 RNA 病毒，鼠类是最主要的宿主和传染源。本病可经呼吸道、消化道、破损皮肤直接接触、胎盘垂直传播和虫媒传播。

2. 发病机制尚未完全阐明。汉坦病毒感染引起细胞结构和功能的损害，同时病毒感染诱发的免疫应答和各种细胞因子的释放，既能清除病毒保护机体，又能引起组织损伤。汉坦病毒对机体组织呈泛嗜性感染，常引起多器官损害。

三、病理变化及临床病理联系

1. 基本病变为全身小血管的出血性炎症，主要表现为小动脉、小静脉和毛细血管内皮肿胀、脱落和管壁的纤维素样坏死。尸检时可查见全身皮肤和各脏器广泛出血。肾上腺髓质、脑垂体前叶和右心房、右心耳内膜下大片出血通常恒定出现，有病理诊断意义。

2. 组织学特征性改变　肾、肾上腺、下丘脑和垂体的出血、血栓形成和坏死。

3. 典型病程分期　发热期、低血压休克期、少尿期、多尿期和恢复期。

（1）约2/3以上病例：病情较轻，主要表现为发热和上呼吸道感染症状，肾脏损害轻微。

（2）1/3以下的重症病例：发病急骤，有高热、头晕、烦躁、全身极度乏力等明显的中毒症状，眼结膜、咽部等充血，皮肤黏膜出血点，常伴"三痛"（头痛、腰痛、眼眶痛）和"三红"（颜面、颈和上胸部潮红），呈醉酒貌。继而重要脏器进行性出血、休克、肾衰竭。

第七节　性传播疾病

一、淋病

1. 淋病是由淋球菌引起的急性化脓性炎，是最常见的性传播疾病（STD）。人类是淋球菌的唯一宿主。淋球菌主要侵犯泌尿生殖系统，对柱状上皮和移行上皮有特别的亲和力。

2. 男性的病变从前尿道开始,可逆行蔓延到后尿道,波及前列腺、精囊和附睾。女性的病变累及外阴和阴道腺体、子宫颈内膜、输卵管及尿道。少部分病例可经血行播散引起身体其他部位的病变。

二、尖锐湿疣

1. 病因　尖锐湿疣是由人乳头瘤病毒(HPV)(主要是HPV 6型和11型)引起的STD。最常发生于20~40岁。

2. 传播途径　主要通过性接触传播,也可通过非性接触的间接感染而致病。

3. 临床特点　潜伏期常为3个月。好发于潮湿温暖的黏膜和皮肤交界的部位。男性常见于阴茎冠状沟、龟头、系带、尿道口或肛门附近。女性多见于阴蒂、阴唇、会阴部及肛周。亦可发生于身体的其他部位如腋窝等。

4. 病理变化

(1)肉眼观:初起为小而尖的突起,逐渐扩大。淡红或暗红,质软,表面凹凸不平,呈疣状颗粒。有时较大呈菜花状生长,顶端可有感染溃烂,触之易出血。

(2)镜下观:表皮角质层轻度增厚,几乎全为角化不全细胞,棘层肥厚,有乳头状瘤样增生,表皮钉突增粗延长,偶见核分裂。表皮浅层凹空细胞出现有助于诊断。凹空细胞较正常细胞大,核增大居中,圆形、椭圆形或不规则形,染色深,可见双核或多核,核周胞质空化或有空晕。真皮层可见毛细血管及淋巴管扩张,大量慢性炎症细胞浸润。

5. 免疫组化检查　可检测HPV抗原,用原位杂交、PCR和原位PCR技术可检测HPV DNA,有助于诊断。

三、梅毒

1. 病因　梅毒螺旋体是梅毒的病原体,体外活力低,不易生存。对理化因素的抵抗力极弱,对四环素、青霉素、汞、砷、铋剂敏感。

2. 传播途径　95%以上通过性交传播,少数可因输血、接吻、医务人员不慎受染等直接接触传播(后天性梅毒)。梅毒螺旋体还可经胎盘感染胎儿(先天性梅毒)。梅毒患者为唯一的传染源。

3. 发病机制

(1)机体在感染梅毒后第6周血清出现梅毒螺旋体特异性抗体及反应素,有血清诊断价值,但可出现假阳性。

(2)随抗体产生,机体对螺旋体的免疫力增强,病变部位的螺旋体数量减少,以至早期梅毒病变有不治自愈的倾向。

(3)不治疗或治疗不彻底者,体内的螺旋体常难以完全消灭,即为复发梅毒和晚期梅毒发生的原因。

(4)少数人感染梅毒螺旋体后,在体内可终身隐伏(血清反应阳性而无病变和临床症状），或在二、三期梅毒时局部病变消失而血清反应持续阳性，均称为隐性梅毒。

4. 基本病理变化

（1）闭塞性动脉内膜炎：指小动脉内皮细胞及纤维细胞增生，使管壁增厚、血管腔狭窄闭塞。

（2）小动脉周围炎：指围管性单核细胞、淋巴细胞和浆细胞浸润。浆细胞恒定出现是本病的病变特点之一。

（3）树胶样肿：又称梅毒瘤，是梅毒的特征性病变。树胶样肿可发生于任何器官，最常见于皮肤、黏膜、肝、骨和睾丸。仅见于三期梅毒。

1）肉眼观：病灶灰白色，大小不一。质韧而有弹性，如树胶。

2）镜下观：①病变结构颇似结核结节，中央为凝固性坏死，形态类似干酪样坏死，但坏死不如干酪样坏死彻底，弹力纤维尚保存。弹力纤维染色可见组织内原有血管壁的轮廓。②坏死灶周围肉芽组织中富含淋巴细胞和浆细胞，而上皮样细胞和朗汉斯巨细胞较少，且必有闭塞性小动脉内膜炎和动脉周围炎。③树胶样肿后期可被吸收、纤维化，最后使器官变形，但绝少钙化。

5. 临床病理类型

（1）后天性梅毒

1）一期梅毒：梅毒螺旋体侵入人体后3周左右，形成下疳，下疳表面可发生糜烂或溃疡，溃疡底部及边缘质硬，乃称硬性下疳。病变多见于阴茎冠状沟、龟头、子宫颈、阴唇，亦可发生于口唇、舌、肛周等处。镜下可见闭塞性小动脉内膜炎和动脉周围炎。下疳出现后1~2周，局部淋巴结肿大，呈非化脓性增生性反应。

2）二期梅毒：传染性大，下疳发生后7~8周，可见全身皮肤、黏膜广泛的梅毒疹和全身性非特异性淋巴结肿大。镜下呈典型的血管周围炎改变，病灶内可找到螺旋体。梅毒疹可自行消退。

3）三期梅毒：传染性小，常发生于感染后4~5年，病变累及内脏，特别是心血管和中枢神经系统，形成特征性的树胶样肿。由于树胶样肿纤维化、瘢痕收缩引起严重的组织破坏、变形和功能障碍。三期梅毒的受累部位及其表现，见表17-5。

表 17-5 三期梅毒的受累部位及其表现

受累部位	表现
主动脉	梅毒性主动脉炎、主动脉瓣关闭不全、主动脉瘤等。梅毒性主动脉瘤破常是患者猝死的主要原因
中枢神经及脑脊髓膜	麻痹性痴呆和脊髓痨
肝脏	肝呈结节性肿大，继而纤维化、瘢痕收缩，以致肝呈分叶状
骨和关节	马鞍鼻，长骨、肩胛骨与颅骨亦常受累

> **ⓘ 提示**
>
> 　　一、二期梅毒称早期梅毒,有传染性。三期梅毒又称晚期梅毒,传染性小,因常累及内脏,故又称内脏梅毒。

（2）先天性梅毒

1）早发性先天性梅毒:指胎儿或婴幼儿期发病的先天性梅毒。

2）晚发性先天性梅毒:患儿发育不良,智力低下。可引发间质性角膜炎、神经性耳聋及楔形门齿,并有骨膜炎及马鞍鼻等体征。

第八节　深部真菌病

一、概述

由真菌感染引起的疾病称真菌病。真菌一般不产生内外毒素,其致病作用与真菌在体内繁殖引起的机械性损伤以及所产生的酶类、酸性代谢产物有关。真菌及其代谢产物具有弱抗原性,可引起变态反应而导致组织损伤。根据病变部位分类如下。

1. 浅部真菌病　主要侵犯含有角质的组织,如皮肤、毛发和指甲等处,引起各种癣病。

2. 深部真菌病　侵犯皮肤深层和内脏,危害较大。

二、病理变化

真菌病常见的病理变化有轻度非特异性炎、化脓性炎、坏死性炎和肉芽肿性炎。上述病变可单独存在,也可同时存在。

三、常见深部真菌病

1. 假丝酵母菌病　①常由白假丝酵母菌(俗称白念珠菌)引起,常发生于婴儿及消耗性疾病患者口腔,糖尿病妇女的阴道、会阴等处;也可发生于健康妇女,尤其是孕妇和口服避孕药者。②病变常在皮肤和黏膜表面形成不规则的片状白色膜状物。膜状物由假菌丝和纤维素性炎性渗出物组成,易脱落形成糜烂或表浅溃疡。

2. 曲菌病　由曲菌引起。可在身体许多部位引起病变,以肺病变最常见,表现为支气管炎或支气管肺炎。极少数严重免疫抑制患者,可引起播散性曲菌病,常累及心瓣膜、肾、脑等。

3. 毛霉菌病　由毛霉菌引起。本病几乎全为继发性。常见的三个原发部位是鼻窦、肺和胃肠道。

4. 隐球菌病　是新型隐球菌引起的一种亚急性或慢性真菌病,多数为继发性。病变以中枢神经系统最常见。隐球菌多首先通过吸入定位于肺,以后播散至其他部位,对中枢神经系统有特殊的亲和力,常引起脑膜炎。

第九节 寄 生 虫 病

一、阿米巴病

1. 概述

（1）阿米巴病是由溶组织内阿米巴原虫感染人体引起的,该原虫主要寄生于结肠,亦可经血流运行或偶尔直接侵袭到达肝、肺、脑和皮肤等处,引起相应部位的阿米巴溃疡和阿米巴脓肿。

（2）溶组织内阿米巴生活史一般分包囊期和滋养体期。成熟的四核包囊是阿米巴的传染阶段,而滋养体是致病阶段。可能的致病机制包括机械性损伤和吞噬作用、接触溶解侵袭作用、免疫抑制和逃避。

2. 肠阿米巴病

是由溶组织内阿米巴寄生于结肠,引起肠壁损害的炎症性疾病。因临床上常出现腹痛、腹泻和里急后重等痢疾症状,故常称为阿米巴痢疾。

（1）病变部位:主要在盲肠和升结肠,其次为乙状结肠和直肠,严重病例整个结肠和小肠下段均可受累。

（2）基本病变:为组织溶解液化为主的变质性炎,以形成口小底大的烧瓶状溃疡为特点。

（3）急性期病变

1）肉眼观:①早期肠黏膜表面可见多数隆起的灰黄色针头大小的点状坏死或浅溃疡,周围有充血出血带包绕。②病变进展时,坏死灶增大,呈圆形纽扣状。黏膜下层坏死组织液化脱落后,形成口小底大的烧瓶状溃疡,边缘呈潜行性,有诊断意义。③溃疡间黏膜正常或仅表现轻度卡他性炎症。病灶继续扩大,可形成边缘潜行的巨大溃疡。④少数溃疡严重者可累及肠壁肌层,甚至浆膜层造成肠穿孔,引起腹膜炎。

2）镜下观:特征为液化性坏死。在溃疡边缘与正常组织交界处及肠壁的小静脉腔内可找到阿米巴滋养体。

3）典型表现为腹痛、腹泻,大便量增多、呈暗红色果酱样,伴腥臭。粪检时可找到溶组织内阿米巴滋养体。

（4）慢性期病变:由于新旧病变共存,坏死、溃疡和肉芽组织增生及瘢痕形成反复交错发生,导致黏膜增生形成息肉,最终肠黏膜完全失去正常形态。肠壁增厚变硬,肠腔狭窄。有时可形成阿米巴肿,多见于盲肠。

（5）并发症:肠穿孔、肠出血、肠腔狭窄、阑尾炎及阿米巴肛瘘等,可见肝、肺、脑等肠外器官的病变。

3. 肠外阿米巴病

以阿米巴肝脓肿最常见。

（1）阿米巴肝脓肿

1）肉眼观:脓肿大小不等,脓肿内容物呈棕褐色果酱样,脓肿壁呈破絮状外观。

2）镜下观:脓腔内为液化坏死淡红色无结构物质。脓肿壁有尚未彻底液化坏死的组织,在坏死组织与正常组织交界处可查见阿米巴滋养体。慢性脓肿周围可有肉芽组织及纤维组织包绕。

3）脓肿以单个者为多见,且多位于肝右叶。临床常表现为长期不规则发热,伴右上腹痛及肝大和压痛,全身消耗等症状。若治疗不及时,脓肿可扩大并向周围组织穿破,引起相应病变。

（2）阿米巴肺脓肿:少见。脓肿多位于右肺下叶,常单发,肺脓肿常与肝脓肿互相连通。脓肿腔内含咖啡色坏死液化物质,如破入支气管,坏死物质被排出后形成空洞。

（3）阿米巴脑脓肿:极少见。由肝或肺脓肿内的阿米巴滋养体经血道进入脑而引起。

> 阿米巴肝脓肿是肠阿米巴病最常见的并发症。

二、血吸虫病

1. **概述** 血吸虫病是由血吸虫寄生于人体引起的一种寄生虫病,人通过皮肤接触含尾蚴的疫水而感染,主要病变是由虫卵引起肝与肠的肉芽肿形成。我国只有日本血吸虫病流行。

2. **病因及感染途径** 日本血吸虫的生活史可分为不同阶段(图 17-2)。血吸虫传播必须具备 3 个条件,即带虫卵的粪便入水,钉螺的孳生,以及人体接触疫水。

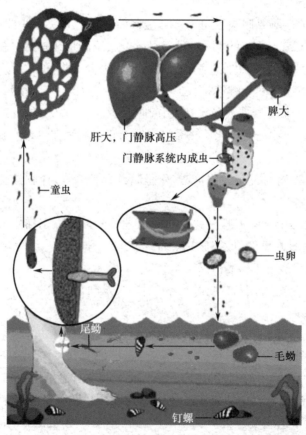

图 17-2 日本血吸虫的生活史

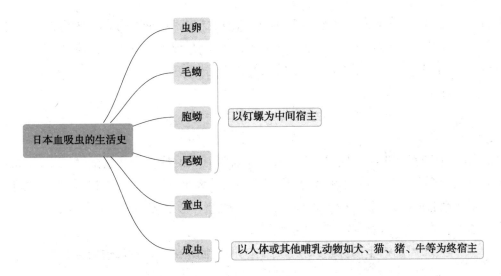

3. <u>基本病理变化</u> 在血吸虫感染过程中,尾蚴、童虫、成虫以及虫卵等均可对宿主造成损害,但以<u>虫卵</u>引起的病变<u>最严重</u>,对机体的危害<u>最大</u>。造成损害的原因和机制主要是不同虫期血吸虫释放的抗原诱发宿主的免疫反应所致。

(1)不同虫期引起的损害(表 17-6)

表 17-6 不同虫期引起的损害

虫期	主要损害	病理	临床表现
尾蚴	<u>尾蚴性皮炎</u>	真皮充血、水肿及出血,初为中性粒细胞及嗜酸性粒细胞浸润,以后主要为单核细胞浸润	入侵局部瘙痒的小丘疹,数日后可自然消退
童虫	<u>血管炎和血管周围炎</u>	肺组织充血、水肿、点状出血及白细胞浸润,病变一般轻微而短暂	<u>以肺组织受损最明显</u>
成虫	<u>静脉内膜炎及静脉周围炎</u>	肝、脾内的单核巨噬细胞增生,并常吞噬有黑褐色血吸虫色素,为成虫吞噬红细胞后,在蛋白酶作用下分解血红蛋白而形成的一种血红素样色素	较轻
虫卵	<u>急性虫卵结节</u>	由成熟虫卵引起的一种急性坏死、渗出性病灶,可形成<u>嗜酸性脓肿</u>	<u>虫卵沉着所引起的损害是最主要的病变</u>
	<u>慢性虫卵结节</u>	可形成<u>假结核结节</u>	

(2)虫卵沉着部位:<u>主要为乙状结肠、直肠和肝</u>,也可见于回肠末段、阑尾、升结肠、肺和脑等处。

(3)沉着的虫卵分类

1)未成熟卵:毛蚴不成熟,无毒液分泌,引起病变轻微。

2)成熟卵:含成熟毛蚴,卵内毛蚴通过分泌可溶性虫卵抗原(SEA),致敏 T 淋巴细胞,释放各种淋巴因子,引起淋巴细胞、巨噬细胞、嗜酸性粒细胞、浆细胞等积聚于虫卵周围,形成特征性虫卵结节(血吸虫性肉芽肿)。SEA 也可刺激 B 细胞产生相应抗体,形成抗原 – 抗体复合物,在虫卵周围形成嗜酸性、红染的放射状火焰样物质。

（4）急性虫卵结节

1）肉眼观:为灰黄色,粟粒至绿豆大的小结节。

2）镜下观

a. 结节中央常有 1~2 个成熟虫卵,虫卵表面附有放射状火焰样嗜酸性物质,即抗原 – 抗体复合物,其周围可见无结构的颗粒状坏死物质及大量嗜酸性粒细胞浸润,状似脓肿,故也称为嗜酸性脓肿。其间可见菱形或多面形屈光性蛋白质晶体,即 Charcot–Leyden 结晶,系嗜酸性粒细胞的嗜酸性颗粒互相融合而成。

b. 随后虫卵周围产生肉芽组织层,其中有淋巴细胞、巨噬细胞、嗜酸性粒细胞(主要)等浸润。

c. 随病程发展,肉芽组织层逐渐向虫卵结节中央生长,并出现围绕结节呈放射状排列的上皮样细胞层,嗜酸性粒细胞显著减少,构成晚期急性虫卵结节。

（5）慢性虫卵结节

1）卵内毛蚴死亡,病灶内坏死物质逐渐被巨噬细胞清除,虫卵崩解、破裂。

2）随后病灶内巨噬细胞变为上皮样细胞和少量异物巨细胞,病灶周围淋巴细胞浸润和肉芽组织增生,故称为假结核结节,即慢性虫卵结节。

3）最后,结节纤维化玻璃样变,中央的卵壳碎片及钙化的死卵可长期存留。

4. 主要器官的病变及其后果

（1）结肠

1）急性期,虫卵沉着在结肠黏膜及黏膜下层,形成急性虫卵结节。肉眼可见肠黏膜充血水肿及灰黄色细颗粒状扁平隆起的病灶,直径 0.5~1cm。继之,病灶中央可发生坏死脱落,形成大小不一、边缘不规则的浅表溃疡,虫卵可随之脱落入肠腔,在粪便中可查见虫卵。临床可有腹痛、腹泻等痢疾样症状。

2）随病变发展,虫卵结节逐渐纤维化,虫卵逐渐死亡及钙化。肠黏膜发生溃疡和肠壁纤维化,肠壁增厚变硬、肠腔狭窄,甚至肠梗阻。由于肠壁结缔组织增生及瘢痕形成,虫卵难于排入肠腔,晚期粪便中不易查见虫卵。

3）部分病例肠黏膜萎缩,皱襞消失,部分呈息肉状增生,少数病例可并发管状或绒毛状腺瘤甚至腺癌。

（2）肝脏:虫卵引起的病变主要在汇管区,以左叶更明显（表 17–7）。

（3）脾脏

1）早期:脾略肿大,主要由于成虫的代谢产物引起的单核巨噬细胞增生所致。

2）晚期:脾进行性肿大,可形成巨脾,主要由门静脉高压引起的脾淤血所致。

3）临床可出现贫血、白细胞减少和血小板减少等脾功能亢进症状。

表 17-7　血吸虫病肝脏的病理变化

表现	急性期	慢性期
肉眼观	肝脏肿大,表面及切面可见灰白或灰黄色、粟粒或绿豆大小的结节	肝内可见慢性虫卵结节和纤维化。切面上,增生的结缔组织沿门静脉分支呈树枝状分布,故称为干线型或管道型肝硬化
镜下观	汇管区附近见许多急性虫卵结节,肝细胞受压萎缩,可有变性及小灶性坏死	汇管区有大量慢性虫卵结节,伴多量纤维组织增生,肝小叶破坏不严重,不形成明显假小叶。由于虫卵沉积于汇管区,大量纤维组织增生和虫卵压迫导致窦前性门静脉高压症

（4）异位血吸虫病

1）肺血吸虫病:常见,多在肺内形成急性虫卵结节,X 射线检查类似血行播散性肺结核。

2）脑血吸虫病:主要见于大脑顶叶,表现为不同时期的虫卵结节形成和胶质细胞增生,临床可见脑炎、癫痫发作和疑似脑内肿瘤的占位性症状。

3）近年来还发现由血吸虫感染引起的血吸虫病肾小球肾炎,属于Ⅲ型变态反应引起的免疫复合物肾炎。

5. 临床病理联系　急性血吸虫病可有畏寒、发热、肝脾大和荨麻疹等。慢性血吸虫病有腹泻及脓血便表现;伴肝脾大。巨脾、腹腔积液及水肿、侏儒症等对晚期血吸虫病的诊断有意义。

三、棘球蚴病

1. 概述　棘球蚴病也称包虫病,是人类感染棘球绦虫的幼虫(棘球蚴)所致的疾病。寄生于人体的棘球蚴主要有细粒棘球绦虫及多房(或泡状)棘球绦虫两种。人因摄入棘球绦虫卵而感染,棘球蚴主要侵犯肝脏,其次是肺脏,是一种人畜共患病。本节重点介绍细粒棘球蚴病。

2. 基本病理变化

（1）棘球蚴由囊壁和囊内含物组成,囊壁外有宿主的纤维组织包膜。

（2）囊壁分内、外两层,外层为角皮层,呈白色半透明状,如粉皮,镜下为红染平行的板层状结构;内层为生发层,有显著的增殖能力。

（3）囊内含物包括囊液(即棘球蚴液)、原头蚴、生发囊、子囊及孙囊等。生发囊内含多个原头蚴。生发囊脱落后变成子囊,囊内可生长出原头蚴、生发囊及与子囊结构相似的孙囊。囊液所含的蛋白质具有抗原性,囊壁破裂后可引起周围组织发生局部过敏反应,严重时发生过敏性休克。

3. 器官病变　棘球蚴在人体可寄生于任何部位,但以肝最常见,其次为肺。近年来,肌肉的感染有增多趋势。

◦ 经 典 试 题 ◦

（研）1. 下列病变中,属于原发性肺结核病的是

    A. 干酪性肺炎　　　　　　　　　B. 浸润性肺结核

    C. 肺门淋巴结结核　　　　　　　D. 结核球

（执）2. 日本血吸虫病的临床分型不包括

    A. 急性血吸虫病　　　　　　　　B. 异位血吸虫病

    C. 晚期血吸虫病　　　　　　　　D. 肝硬化型血吸虫病

    E. 慢性血吸虫病

（执）3. 不会出现肉芽肿性病变的疾病是

    A. 结节病　　　　　　　　　　　B. 细菌性痢疾

    C. 结核病　　　　　　　　　　　D. 血吸虫病

    E. 伤寒

（研）（4~5 题共用备选答案）

    A. 巨噬细胞　　　　　　　　　　B. 淋巴细胞

    C. 多核巨细胞　　　　　　　　　D. 浆细胞

    4. 构成伤寒肉芽肿的主要细胞是

    5. 构成梅毒肉芽肿的主要细胞是

【答案与解析】

1. C。解析:原发性肺结核病的病变特点包括 Ghon 灶和原发综合征。肺的原发病灶、淋巴管炎和肺门淋巴结结核称为原发综合征,胸部 X 射线检查呈哑铃状阴影。故选 C。

2. D　3. B　4. A　5. D

◦ 温 故 知 新 ◦

结核病
├─ 肺结核病
│ ├─ 原发性肺结核病
│ │ ├─ 病变特点
│ │ │ ├─ Ghon灶 — 以结核性肉芽肿形成为特点，病灶中央可见干酪样坏死
│ │ │ └─ 原发综合征 — 指肺的原发病灶、淋巴管炎和肺门淋巴结结核，胸部X射线呈哑铃状阴影
│ │ ├─ 病变起始部位 — 上叶下部，下叶上部近胸膜处
│ │ ├─ 主要播散途径 — 经淋巴道或血道传播
│ │ └─ 病程 — 短，大多可自愈
│ └─ 继发性肺结核病
│   ├─ 病变起始部位 — 肺尖处
│   ├─ 主要播散途径 — 经支气管传播
│   ├─ 病变特征 — 病变多样，新旧病变并存，较局限，常见空洞形成
│   ├─ 局灶型肺结核 — 病变以增生为主，中央为干酪样坏死 【属非活动性结核病】
│   ├─ 浸润性肺结核 — 病变以渗出为主，是临床最常见的活动性、继发性肺结核
│   │   急性空洞经久不愈，可发展为慢性纤维空洞性肺结核
│   ├─ 慢性纤维空洞性肺结核 — 病变空洞与支气管相通，成为结核病的传染源，故此型又称开放性肺结核
│   ├─ 干酪性肺炎 — 镜下主要为大片干酪样坏死灶 【病情危重】
│   ├─ 结核球 — 即纤维包裹的孤立的境界分明的干酪样坏死灶 【有时需与肺癌鉴别，故临床多采取手术切除】
│   └─ 结核性胸膜炎 — 包括干性、湿性结核性胸膜炎
└─ 肺外结核病
   ├─ 肠结核病
   │ ├─ 溃疡型 — 较多见。典型溃疡多呈环形，其长轴与肠腔长轴垂直
   │ └─ 增生型 — 以肠壁大量结核性肉芽组织形成和纤维组织增生为特征
   ├─ 结核性腹膜炎
   │ ├─ 感染途径 — 以腹腔内结核灶直接蔓延为主
   │ ├─ 湿性 — 以大量结核性渗出为特征
   │ └─ 干性 — 可因纤维素性渗出物机化而引起腹腔脏器的粘连
   ├─ 结核性脑膜炎 — 病变以脑底最明显。在脑桥、脚间池、视神经交叉及大脑外侧裂等处的蛛网膜下腔内，有多量灰黄色混浊的胶冻样渗出物积聚等
   ├─ 肾结核病
   │ ├─ 结核分枝杆菌来自肺结核病的血道播散
   │ └─ 肾脏病变产生的干酪样坏死物随尿下行，常使输尿管和膀胱感染
   ├─ 生殖系统结核病
   │ ├─ 男性 — 病变器官有结核结节和干酪样坏死形成
   │ └─ 女性 — 以输卵管结核最多见
   └─ 骨与关节结核病
      ├─ 骨结核 — 脊椎结核最常见
      └─ 关节结核 — 以髋、膝、踝、肘等关节结核多见，多继发于骨结核

病因　致病菌为伤寒杆菌

传染源及传染途径　伤寒患者或带菌者，经消化道传播

炎症性质　是以巨噬细胞增生为特征的急性增生性炎

特征性病变　伤寒细胞形成的伤寒肉芽肿或伤寒小结

肠道病变

集合淋巴小结溃疡的长轴与肠的长轴平行

髓样肿胀期（以集合淋巴小结病变最显著）、坏死期、溃疡期和愈合期

其他　可累及肠系膜淋巴结、肝、脾及骨髓，心肌纤维，肾小管，皮肤（玫瑰疹）等

胆囊　无明显病变，但伤寒杆菌可在胆汁中大量繁殖，有的患者可成为慢性带菌者或终身带菌者

病理变化

并发症　肠出血、肠穿孔、支气管肺炎等

伤寒

感染性疾病

病因　致病菌为痢疾杆菌（福氏、宋内、鲍氏和志贺菌）

传染源及传染途径　菌痢患者和带菌者，经消化道传播

好发部位　主要为大肠，以乙状结肠和直肠为重

急性菌痢　①急性卡他性炎→假膜性炎和溃疡形成→愈合

②阵发性腹痛、腹泻等，里急后重和排便次数增多，稀便混有黏液→黏液脓血便

慢性菌痢　①肠黏膜溃疡、息肉，肠壁不规则增厚、变硬、肠腔狭窄

②以福氏菌感染者居多，腹痛、腹胀、腹泻等，可见慢性菌痢急性发作，少数成为慢性带菌者及传染源

中毒性菌痢　①一般为卡他性炎，可呈滤泡性肠炎改变

②起病急骤、全身中毒症状严重，肠道病变和症状轻微，多见于2~7岁儿童，发病后数小时即可出现中毒性休克或呼吸衰竭而死亡

病理变化及临床病理联系

细菌性痢疾

临床表现　高热、头痛、全身酸痛和显著的腓肠肌痛、表浅淋巴结肿大、眼结膜充血、皮疹等；以黄疸出血型最严重

病理变化　病变主要累及全身毛细血管，引起循环障碍和出血，实质器官变性、坏死

钩端螺旋体病

致病菌　为汉坦病毒

基本病变　为全身小血管的出血性炎症

组织学特征性改变　肾、肾上腺、下丘脑和垂体的出血、血栓形成和坏死

典型病程分期　发热期、低血压休克期、少尿期、多尿期和恢复期

流行性出血热

性传播疾病

- 淋病
  - 是最常见的STD
  - 病因　是由淋球菌引起的急性化脓性炎
  - 好发部位　主要侵犯泌尿生殖系统，对柱状上皮和移行上皮亲和力高

- 尖锐湿疣
  - 病原体　人乳头瘤病毒（HPV）
  - 传播途径　主要为性接触传播
  - 好发部位　潮湿温暖的黏膜和皮肤交界的部位
  - 病理变化
    - 肉眼观　初起为小而尖的突起，呈疣状颗粒，有时较大呈菜花状生长
    - 镜下观　表皮浅层凹空细胞出现有助于诊断

- 梅毒
  - 病原体　梅毒螺旋体
  - 传播途径
    - 95%以上通过性交传播，少数可因输血、接吻等直接接触传播（后天性梅毒）
    - 经胎盘感染胎儿（先天性梅毒）
  - 病理变化
    - 闭塞性动脉内膜炎和小动脉周围炎
    - 树胶样肿
      - 仅见于三期梅毒
      - 病变结构颇似结核结节，中央为凝固性坏死，形态类似干酪样坏死，但坏死不如干酪样坏死彻底；坏死灶周围肉芽组织中富含淋巴细胞和浆细胞　} 为特征性病变
  - 后天性梅毒
    - 有传染性
    - 早期梅毒
      - 一期梅毒
        - 表现　阴茎冠状沟、子宫颈等可见硬性下疳；局部淋巴结肿大，呈非化脓性增生性反应
        - 镜下观　闭塞性小动脉内膜炎和动脉周围炎
      - 二期梅毒
        - 表现　全身皮肤、黏膜广泛的梅毒疹（可自行消退），全身性非特异性淋巴结肿大
        - 镜下观　呈典型的血管周围炎改变，病灶内可找到螺旋体　} 传染性大
    - 晚期梅毒
      - 三期梅毒　病变累及内脏，特别是心血管和中枢神经系统，形成特征性的树胶样肿　} 传染性小

病原体 溶组织内阿米巴原虫

阿米巴病

肠阿米巴病
- 病变部位 主要在盲肠和升结肠，其次为乙状结肠和直肠
- 基本病变 为组织溶解液化为主的变质性炎
- 临床表现
  - 以形成口小底大的烧瓶状溃疡为特点
  - 常为阿米巴痢疾，出现腹痛、腹泻和里急后重等痢疾症状
- 并发症 肠穿孔、肠出血、肠腔狭窄、阑尾炎及阿米巴肛瘘等，可见肠外器官的病变

肠外阿米巴病 以阿米巴肝脓肿最常见，脓肿以单个者为多见，多位于肝右叶，脓腔内为液化坏死淡红色无结构物质

寄生虫病

血吸虫病

病原体 血吸虫 } 我国只有日本血吸虫病流行

主要病变 由虫卵引起肝与肠的肉芽肿形成

传播条件
- 带虫卵的粪便入水
- 钉螺的孳生
- 人体接触疫水 } 人通过皮肤接触含尾蚴的疫水

基本病理变化
- 尾蚴 → 尾蚴性皮炎 } 局部瘙痒的小丘疹
- 童虫 → 血管炎和血管周围炎 } 以肺组织受损最明显
- 成虫 → 静脉内膜炎及静脉周围炎 } 病变较轻
- 虫卵
  - 急性虫卵结节
    - 肉眼观 为灰黄色，粟粒至绿豆大的小结节
    - 镜下观
      - 虫卵表面有抗原-抗体复合物
      - 虫卵周围可见嗜酸性脓肿
      - 其间可见Charcot-Leyden结晶等
  - 慢性虫卵结节
    - 虫卵崩解、破裂，形成假结核结节，即慢性虫卵结节
    - 最后，结节纤维化玻璃样变，死卵钙化

主要器官的病变
- 结肠
  - 急性期 可见急性虫卵结节，肠黏膜浅表溃疡 } 腹痛、腹泻等，粪便可查见虫卵
  - 慢性期 虫卵结节纤维化，虫卵死亡及钙化，肠壁增厚变硬、肠腔狭窄 } 可有肠梗阻，不易查见虫卵
- 肝脏
  - 急性期 汇管区附近可见许多急性虫卵结节
  - 慢性期
    - 不形成明显假小叶，可致窦前性门静脉高压症
    - 汇管区有大量慢性虫卵结节，可见干线型或管道型肝硬化
- 脾脏 早期脾略肿大，晚期可形成巨脾
- 异位血吸虫病 肺血吸虫病（常见）、脑血吸虫病等

棘球蚴病
- 病原体 为棘球蚴，多寄生于肝，其次是肺
- 基本病理变化 棘球蚴由囊壁和囊内含物组成，囊壁外有宿主的纤维组织包膜
- 是一种人畜共患病

第十八章

疾病的病理学诊断和研究方法

一、大体、组织和细胞病理学技术

1. 大体观察　主要运用肉眼或辅以放大镜、量尺和磅秤等工具,对大体标本的病变性状进行细致的剖检、观察、测量、记录和取材,必要时可摄影留作资料。

2. 组织病理学观察　将肉眼确定为病变的组织取材后,以甲醛(福尔马林)溶液固定和石蜡包埋制成组织切片,经不同的方法染色后用光学显微镜观察。组织切片最常用的染色方法是苏木素－伊红(HE)染色。若仍不能作出诊断或需要进一步研究时,则可辅以组织化学染色、免疫组织化学和其他观察技术。

3. 细胞病理学观察　采集病变处的细胞,涂片染色后进行观察和诊断。细胞的来源:病变部位脱落的细胞;自然分泌物、体液及排泄物中的细胞;经内镜采集的细胞及通过细针穿刺所吸取的细胞。

4. 液体活检技术　是指通过采集患者外周血等样本进行可反映肿瘤分子谱特征的检测技术。临床液体活检的主要研究对象为循环肿瘤细胞与循环肿瘤 DNA。液体活检技术对肿瘤的早期诊断,疗效监测、预后评估及个体化治疗具有重要的临床意义。

 提示

> 循环肿瘤 DNA 是特征性的肿瘤生物标记物。

二、组织化学与免疫组织(细胞)化学技术

1. 组织化学　一般称为特殊染色,通过应用某些能与组织或细胞的化学成分进行特异性结合的显色试剂,显示病变组织、细胞的特殊化学成分(如蛋白质、酶类、糖类、脂类等),同时又能保存组织原有的形态改变,达到形态与代谢的结合。

2. 免疫组织化学(IHC)与免疫细胞化学(ICC)　利用抗原－抗体的特异性结合反应以检测和定位组织或细胞中的某种化学物质。IHC 的敏感性和特异性较高,可对被检测物质进行定量分析。

(1) IHC 染色方法:有很多种。IHC 按标记物性质可分为荧光法、酶法、免疫金银法等;按染色步骤可分为直接法和间接法。

（2）IHC 检测系统：最常用的检测显示系统是辣根过氧化物酶（HRP）–二甲基联苯胺（DAB）系统，阳性信号呈棕色细颗粒状。

（3）IHC 染色技术的应用

1）IHC 广泛应用于各种蛋白质或肽类物质表达水平的检测、细胞属性的判定、淋巴细胞的免疫表型分析、激素受体和耐药基因蛋白表达的检测、细胞增殖和凋亡、细胞周期和信号转导的研究等。

2）IHC 还可用于疑难肿瘤的诊断与鉴别诊断、有些组织特异性抗原的检测辅助肿瘤组织来源的判断、内分泌系统肿瘤的功能分类、肿瘤预后的评估以及指导临床对靶向治疗药物适用病例的筛选等。

3）IHC 技术在组织芯片上的应用使染色效率明显提高，与激光扫描共聚焦显微术的结合使阳性信号的定位识别更加精确，并可实现定性与定量的结合。

三、电子显微镜技术

1. 电镜技术使病理学对疾病的认识从组织、细胞水平深入到超微结构水平，观察到了细胞膜、细胞器和细胞核的细微结构及其病理变化，并由此产生了超微病理学。

2. 电镜样本的处理和超薄切片的制作技术比光镜制片更精细和复杂。电子显微镜技术是病理学诊断和研究的基本技术之一，应用领域广泛，但也有其局限性，如样本制作较复杂、样本取材少、观察范围有限等。

四、显微切割技术

1. 显微切割技术的特点是能够从构成复杂的组织中切割下几百个、几十个某一特定的同类细胞，甚至单个细胞，再进行后续相关的研究。尤其适用于肿瘤的分子生物学研究，如肿瘤的克隆性分析、肿瘤发生和演进过程中细胞基因改变的比较研究等。

2. 用于显微切割的组织切片可以是冷冻切片、石蜡包埋的组织切片或细胞涂片。

五、激光扫描共聚焦显微技术

1. 激光扫描共聚焦显微镜（LSCM） 是将光学显微镜、激光扫描技术和计算机图像处理技术相结合而形成的高技术设备，具有高分辨率、深度识别能力及纵向分辨率。

2. LSCM 的主要功能 ①细胞、组织光学切片。②三维立体空间结构重建。③对活细胞的长时间动态观察。④细胞内酸碱度及细胞离子的定量测定。⑤细胞间通讯、细胞骨架构成、生物膜结构等的研究。⑥细胞膜流动性测定和光活化技术等。

3. 用于 LSCM 的样本 最好是培养细胞样本，也可以是冷冻组织切片。石蜡包埋组织切片不适用于该技术。LSCM 主要使用直接或间接免疫荧光染色和荧光原位杂交技术。

六、核酸原位杂交技术

原位杂交（ISH）是将组织化学与分子生物学技术相结合以检测和定位核酸的技术。ISH 是用标记了的已知序列的核苷酸片段作为探针，通过杂交直接在组织切片，细胞涂片或培养细胞爬片上检测和定位某一特定靶 DNA 或 RNA 的存在。

1. 探针的选择和标记　用于 ISH 的探针长度一般以 50~300bp 为宜，用于染色体 ISH 的探针可为 1.2~1.5kb。探针标记物有放射性和非放射性之分。

2. ISH 的主要程序　ISH 的实验材料可以是石蜡包埋组织切片，冷冻组织切片、细胞涂片和培养细胞爬片等。主要程序包括杂交前准备、预处理、杂交，杂交后处理、清洗以及杂交体的检测等。

3. 荧光原位杂交（FISH）　可以用直接法或间接法进行 FISH。直接法 FISH 是以荧光素直接标记已知 DNA 探针，所检测的靶序列为 DNA。间接法 FISH 是以非荧光标记物标记已知 DNA 探针，再桥连一个荧光标记的抗体。

4. ISH 技术的应用

（1）细胞特异性 mRNA 转录的定位，可用于基因图谱、基因表达的研究。

（2）受感染组织中病毒 DNA/RNA 的检测和定位。

（3）癌基因、抑癌基因等在转录水平的表达及其变化的检测。

（4）基因在染色体上的定位。

（5）染色体数量异常和染色体易位等的检测。

（6）分裂间期细胞遗传学的研究，如遗传病的产前诊断和某些遗传病基因携带者的确定等。

七、原位聚合酶链反应（PCR）技术

1. 原位 PCR 技术　是将 PCR 的高效扩增与原位杂交的细胞及组织学定位相结合，在冷冻切片或石蜡包埋组织切片、细胞涂片或培养细胞爬片上检测和定位核酸的技术。

2. 原位 PCR 技术的主要程序　包括组织固定、预处理、原位扩增及扩增产物的原位杂交和检测等。

3. 应用　原位 PCR 技术可对低拷贝的内源性基因进行检测和定位，在完整的细胞样本上能检测出单一拷贝的 DNA 序列，可用于基因突变、基因重排等的观察和研究；还可用于外源性基因的检测和定位，如对感染性疾病病原基因的检测等；在临床上还可用于对接受了基因治疗的患者体内导入基因的检测等。

八、流式细胞术

1. 流式细胞术（FCM）　是一种可对细胞或亚细胞结构进行快速测量的新型分析技术和精确的分选技术。FCM 测量速度快，每秒可计测数万个细胞，可进行细胞理化性质的多参

数测量。

2. FCM 的应用　①分析细胞周期,研究细胞增殖动力学。②分析细胞的增殖与凋亡。③分析细胞分化、辅助鉴别良恶性肿瘤。④快速进行细胞分选和细胞收集。⑤细胞多药耐药基因的检测,分析药物在细胞中的含量分布及作用机制等。

九、图像采集和分析技术

1. 病理图像采集

(1)数字切片:又称虚拟切片,是指系统通过计算机控制自动显微镜移动,对观察到的病理切片(或图像)进行全自动聚焦扫描,逐幅自动采集数字化的显微图像,高精度、多视野、无缝隙,自动拼接成一幅完整切片的数字图像。

(2)数字切片的优点:高清晰度、高分辨率、色彩逼真,操作便捷、易于保存、便于检索及教学管理等。在病理科信息管理、病理学教学、远程会诊和病理学科研中都有重要的应用。

2. 病理图像分析　包括定性和定量两个方面。目前一种基于二维切片观察而准确获得组织、细胞和亚细胞三维形态定量特征的方法——体视学,已广泛应用于图像分析技术中,其优势在于以三维定量数据来表达特征结构信息。

十、比较基因组杂交技术(CGH 技术)

1. CGH 技术是通过单一的一次杂交可对某一肿瘤全基因组的染色体拷贝数量的变化进行检查。通过检测染色体上显示的肿瘤组织与正常对照组织不同的荧光强度,可反映整个肿瘤基因组 DNA 表达状况的变化,再借助于图像分析技术对染色体拷贝数量的变化进行定量研究。

2. CGH 实验所需样本 DNA 量较少,该方法适用于外周血、培养细胞、新鲜组织样本、石蜡包埋组织样本的研究。

十一、生物芯片技术

1. 基因芯片　又称 DNA 芯片,是指将大量靶基因或寡核苷酸片段有序、高密度地排列在硅片、玻璃片、尼龙膜等载体上,形成 DNA 微点阵,即基因芯片。应用基因芯片技术要求实验材料是从新鲜组织或培养细胞中提取的 mRNA。

2. 蛋白质芯片　又称蛋白质微阵列,是在一个载体上高密度地点布不同种类的蛋白质,用荧光标记的已知抗体或配体和待测样本中的抗体或配体一起同芯片上的蛋白质竞争结合,利用荧光扫描仪测定芯片上各点阵的荧光强度,经计算机分析出待测样本的结果。蛋白质芯片尤其适合于蛋白表达的大规模、多种类筛查,还可用于多种感染因素的筛查和肿瘤的诊断。

3. 组织芯片　又称组织微阵列,是将数十个至数百个小的组织片整齐地排列在某一载体上(通常是载玻片)而成的微缩组织切片。组织芯片的制作流程主要包括组织筛选和定位、阵列蜡块的制作和切片等步骤。组织芯片体积小、信息含量大,可根据不同的需求进行组合,能高效、快速地进行各种组织学的原位研究和观察,并有较好的内对照及实验条件可比性。

十二、第二代测序技术

1. 第二代 DNA 测序(NGS)技术 具有大规模、高通量、短时间、低成本等特点,一次能对高达几百万条的 DNA 分子进行测序。

2. NGS 技术的应用 包括疾病的诊断,发病机制的研究,为临床提供突变特征、药物靶点的选择等综合信息,辅助肿瘤个体化治疗的实施。

十三、生物信息学技术

1. 生物信息学是一门新兴的交叉学科,它以计算机、网络为工具,以数据库为载体,建立各种计算模型,对大量的生物学数据进行收集、存储、集成、查询、处理及分析,揭示蕴含在数据中的丰富内涵,从而掌握细胞、器官和个体的发生、发育、病变等复杂生命现象的规律。

2. 生物分子信息处理流程(图 18-1)

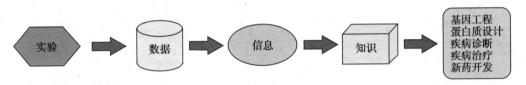

图 18-1 生物分子信息处理流程

十四、人工智能技术

1. 人工智能(简称 AI) 是研究解释和模拟人类智能、智能行为及其规律的一门学科。AI 是计算机科学的一个重要分支和计算机应用的广阔的新领域。

2. AI 的应用 AI 不仅用于病理形态数据的分析,还可以整合免疫组织化学、分子检测数据和临床信息,得出综合的最后病理诊断报告,为患者提供预后信息和精准的药物治疗指导。